针 意

赵京生 著

人民卫生出版社

图书在版编目（CIP）数据

针意／赵京生著. -- 北京：人民卫生出版社，
2019

ISBN 978-7-117-28514-8

Ⅰ.①针… Ⅱ.①赵… Ⅲ.①针灸学 Ⅳ.①R245

中国版本图书馆 CIP 数据核字（2019）第 095807 号

人卫智网	www.ipmph.com	医学教育、学术、考试、健康，
		购书智慧智能综合服务平台
人卫官网	www.pmph.com	人卫官方资讯发布平台

针　意

著　　者：赵京生
出版发行：人民卫生出版社（中继线 010-59780011）
地　　址：北京市朝阳区潘家园南里 19 号
邮　　编：100021
E - mail：pmph @ pmph.com
购书热线：010-59787592　010-59787584　010-65264830
印　　刷：北京画中画印刷有限公司
经　　销：新华书店
开　　本：850×1168　1/32　　**印张**：10.5　**插页**：1
字　　数：245 千字
版　　次：2019 年 6 月第 1 版　2020 年 4 月第 1 版第 2 次印刷
标准书号：ISBN 978-7-117-28514-8
定　　价：52.00 元

打击盗版举报电话：010-59787491　E-mail：WQ @ pmph.com
（凡属印装质量问题请与本社市场营销中心联系退换）

前　言

　　针灸,在理法、观念、语言等方面的独特性和历史性,决定了对其理解认识是个渐进的过程,需要反复体悟,不断诠释。本书所汇集的,是笔者在近十余年研究中形成的一些思考与认识,以多个不同角度的线索,将零散的研究成果进行贯穿,升华为相对宏观的反思与论证。

　　翻检、归纳这些年的研究,主题涉及腧穴的竟然过半,这一偏倾与近些年的研究体会却是相合的。针灸理论性内容,主要集中在经络和腧穴方面,此前的研究,多围绕经络理论,随着逐渐深入与具化,研究的关注点也自然就延展向腧穴理论的范畴。针灸疗法包含两个要素,施治处和施术法,腧穴作为其一,其意义与地位早已在《灵枢》的篇目安排中显现,首篇《九针十二原》,继篇《本输》,提示了穴与针在针灸疗法中的权重。概言之,针灸理论的基点在腧穴,而经脉,更多的是由此衍生的原理性思辨的产物,理解二者,需要明白其间的关联与互动。因此,本书将腧穴类内容编排于首位。

　　本书各篇正文之前,以分节题目,提示内容纲要。于梳理分析中,以史观为基点,兼以还原的理念与多元的视角,从原文语境和学术源流,推求本义,阐发旨意,思考和探索针灸的古今发展理路。

　　本书成稿后,姜姗博士对全书层次编排和分类题目等,提出了中肯的建议,并手绘了书中插图,在此致以谢意。本书的出版,还要感谢人民卫生出版社编辑的辛勤工作。

赵京生

2016 年 12 月

2019 年 2 月修

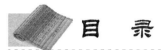

目　录

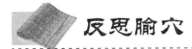

反思腧穴

1. 反思腧穴

腧穴的早期称谓与基本含义
“俞”的初步分析
腧穴概念内涵

腧穴概念，传世文献最早见于《黄帝内经》，后人的理解和解释源自于此。研究腧穴概念内涵及其术语，须首先弄清经典理论的认识。

腧穴的早期称谓与基本含义

在针灸疗法形成发展过程中，对针灸的施治处，其中指称腧穴范畴的术语有所演变，初时名称多样而含义各异，渐渐趋向基本一致。《黄帝内经》的指称有多种，主要有刺、痏、穴、骨空、溪谷、会（穴会）、节、俞（输、腧）、穴俞、俞髎、俞窍、气穴等十几种。

以针刺治疗热病的“五十九”穴之名的演变为例，即有五十九刺、五十九痏、五十九穴、五十九俞的不同。

《灵枢·热病》：热病三日，而气口静、人迎躁者，取之诸阳，五十九刺……

热病身重骨痛，耳聋而好瞑，取之骨，以第四针，五十九刺，骨病不食，啮齿耳青，索骨于肾，不得索之土，土者脾也……

所谓五十九刺者,两手外内侧各三,凡十二痛;五指间各一,凡八痛,足亦如是;头入发一寸傍三分各三,凡六痛;更入发三寸边五,凡十痛;耳前后口下者各一,项中一,凡六痛;巅上一,囟会一,发际一,廉泉一,风池二,天柱二。

《灵枢·四时气》:温疟汗不出,为五十九痛。

《素问·刺热》:热病先胸胁痛,手足躁,刺足少阳,补足太阴,病甚者为五十九刺……热病先身重骨痛,耳聋好暝,刺足少阴,病甚为五十九刺。

《素问·刺疟》:温疟汗不出,为五十九刺。

《素问·气穴论》:脏俞五十穴,腑俞七十二穴,热俞五十九穴,水俞五十七穴……

《素问·水热穴论》:帝曰:夫子言治热病五十九俞,余论其意,未能领别其处,愿闻其处,因闻其意。岐伯曰:头上五行行五者,以越诸阳之热逆也。大杼、膺俞、缺盆、背俞,此八者,以泻胸中之热也。气街、三里、巨虚上下廉,此八者,以泻胃中之热也。云门、髃骨、委中、髓空,此八者,以泻四支之热也。五脏俞傍五,此十者,以泻五脏之热也。凡此五十九穴者,皆热之左右也。

其中:

1)《灵枢·热病》《素问·刺热》《素问·刺疟》诸篇皆称"五十九刺",前两篇有的条文基本相同。

2)《灵枢·四时气》《素问·刺疟》的条文相同,只是对所刺"五十九"内容,前者称"痛",后者称"刺"。据考,《灵枢·四时气》内容较杂,多见于他篇,部分文字明显是解释性质。

3)《灵枢·热病》和《素问·水热穴论》分别详述针刺"五十九"内容,后者的语气明显是解释,且具体部位或腧穴也与前者明显有别,问以"俞"而答以"穴",二字相互为用,说明在这里的所指是一样的。

这些对针刺"五十九"的不同称谓,反映出:

1)同一概念的术语名有多个,且有先后,尽管这个先后顺序尚不能准确确定,似乎是"五十九刺"较早,后为"五十九痏""五十九穴"或"五十九俞"。

2)以"刺""痏""穴""俞"等不同用字构成的术语,实际所指是一样的。

3)对"腧穴"赋予的特殊性,是后人在认识上的一种限定意义,而不是其实际的差异或特殊性。所以,《黄帝内经》后才会出现长时段的以"孔穴"为首选术语的情况。

诸术语基本含义:

刺、痏、穴、骨空、溪谷、会(穴会)、节、俞(输、腧)、穴俞、俞髎、俞窍、气穴等,是前人对一类针灸施治处的不同表述,反映了不同角度的认识,而从《黄帝内经》为汇编性著作来考虑,则是不同医家、不同地域、不同阶段的腧穴概念。其中:

1)刺、痏,是从针刺手段及所致肌肤创损(出针后遗留的创痕)角度。

2)穴、骨空、溪谷、会(穴会)、节,是从体表组织形态结构角度。

3)俞(输、腧)、穴俞、俞髎、俞窍、气穴,如果按照一般的理解,则是从与气(血)关系的角度。照此划分,前两类尚属具象,第三类则已走向义理之抽象。

"俞"的初步分析

无论是《黄帝内经》,还是现代,都以称"腧(俞、输)"为多,对腧穴含义的理解也由此而来。然而,究为何义,恐怕还是需要探讨的。

(1)一般解释

俞(输),有传输、聚之义。《黄帝内经》中的俞(输),用其

3

传输之义,一般如《灵枢·五癃津液别》:"水谷入于口,输于肠胃。"《素问·金匮真言论》:"东风生于春,病在肝,俞在颈项。"与经脉气血相关者,如《素问·经脉别论》:"脉气流经,经气归于肺,肺朝百脉,输精于皮毛。"《灵枢·卫气失常》:"夫百病变化,不可胜数,然皮有部,肉有柱,血气有输,骨有属……皮之部,输于四末……血气之输,输于诸络,气血留居,则盛而起。"《灵枢·动输》:"营卫之行也,上下相贯,如环之无端……其脉阴阳之道,相输之会,行相失也,气何由还?""夫四末阴阳之会者,此气之大络也。四街者,气之径路也。故络绝则径通,四末解则气从合,相输如环。"而作为"俞"穴意义的直接说明,未见明确论述。

从腧穴角度的解释,较早者为杨上善,如对五输穴之输,杨注:"输,送致聚也。《八十一难》曰:五脏输者,三焦行气之所留止。故肺气与三焦之气送致聚于此处,故名为输也。"严格说来,《难经》所论是针对原穴。对"是谓五脏六腑之输,五五二十五输,六六三十六输。"杨注:"心不受邪,手少阴无输,故五脏各输有二十五输。依《明堂》手少阴有五输,总有三十输。六腑有原输,故有三十六输。皆是脏腑之气,送致聚于此,穴故名为输也。"(《太素·本输》)《黄帝内经灵枢注证发微·本输》马莳注:"输、俞、腧三字,古通用。输者,以其脉气之转输也。"

输的聚之义项,出现较晚。《广雅·释诂三》"输,聚也。"其与运输、传输并不同,也难说是引申而来。

此外,俞,也用为应对(应答)之辞。《尔雅·释言第二》:"俞、俞,然也。"

(2)或早出现

1)以石刺俞:俞,出现不晚,可能属于早出者。《灵枢·痈疽》载:"发于内踝,名曰走缓,其状痈也,色不变,数石其输,而止其寒热,不死。"刺痈取输,《灵枢·刺节真邪》亦有记载,可参,如"诸阴阳过痈者,取之其输泻之"。《灵枢·寒热病》还论及痈的发生部位与输的关系,如"身有五部:伏兔一;腓二,腓者腨也;背三;五脏之腧四;项五。此五部有痈疽者死"。《灵枢·官针》载有专用于治痈的刺法,如"赞刺者,直入直出,数发针而浅之出血,是谓治痈肿也"。但对《灵枢·痈疽》所论,笔者一直存有疑问,因砭石是早于金属针的外治工具,主要用于痈疽割刺排脓,尽管二者曾有较短的并用之时,但以砭石施治仍属较早时期方法,提示这段文字内容来源较早,而其中以砭石刺激"输",说明"输"的出现以及指施治处也是较早的。杨上善从腧穴解释:"石其输者,以冷石熨其所由之输也。"(《太素·痈疽》)

2)俞与脉(动):(2012年)新出土的成都老官山汉墓《脉死候》[1]简文有:"脉绝如食[顷],不过二日则死,烦心与腹张(胀)具则死,其脉、输、郄,皆不盛曰死。"论诊脉及死候,"输"与"脉""郄"一并出现,表现为"皆不盛"。这是目前见到有关"输"的最早医学文献记载。虽然其上下文的更多内容尚未得见,但从"脉绝""盛"及诊断意义,可体会其与脉(动)直接相关。

对(经)脉的搏动的诊察,张家山《脉书》[2]有"夫脉固有动者,骭之少阴,臂之大阴、少阴,氏主动,疾则病"。而这类脉动处("脉之常动者"),《黄帝内经》中即被称作"动输",只是涉及的经脉,手少阴变为足阳明,如"经脉十二,而手太阴、足少阴、阳明独动不休"(《灵枢·动输》)。

《脉死候》简文"其"字之前的内容,也见于《足臂十一脉灸经》所载的死候之中,记于六足经之后,文字略有异:"温(脉)绝

[1] 成都文物考古研究所,荆州文物保护中心.成都市天回镇老官山汉墓[J].考古,2014(7):59-70.

[2] 张家山二四七号汉墓竹简整理小组.张家山汉墓竹简[二四七号墓](释文修订本)[M].北京:文物出版社,2006:127,125.

如食顷,不过三日死。烦心,有<又>腹张(胀),死。"

郄,指腘窝部,是常用刺灸处,多用于放血。早在马王堆帛书《脉法》[1]中即有:"气出胳(郄)与肘,□一久(灸)而□。"张家山《脉书》[2]作:"气壹上壹下,当胳(郄)与胕(跗)之脉而砭(砭)之。"《黄帝内经》中有更多记述,如《素问·刺疟》:"热止汗出,难已,刺郄中出血。""不已,刺郄中盛经出血。""先腰脊痛者,先刺郄中出血。"《素问·刺腰痛》:"足太阳脉令人腰痛,引项脊尻背如重状,刺其郄中。""刺解脉,在郄中结络如黍米,刺之血射以黑,见赤血而已。""刺足太阳郄中出血。"《素问·刺禁论》:"刺郄中大脉,令人仆脱色。"等等。

据此,老官山汉墓《脉死候》之"输"的部位,当在四肢,具体来说应在下肢膝关节以下。而《灵枢·痈疽》"数石其输"之痈"发于内踝"。以上皆提示,俞的出现,应该是较早的。

(3)俞的特指

上述老官山汉墓《脉死候》和《灵枢·痈疽》有关记述提示,"输"在四肢尤其下肢膝关节以下为多,指某一类部位,而非具体指称。随着针灸经验的丰富,发现、认识的腧穴逐渐增多,就有了进一步区分的要求。《灵枢·官针》论述不同病位层次的针刺方法,病在皮肤、分肉、经络者取"病所",而对病在脉、五脏者却要取"井荥分输"。即"病在皮肤无常处者,取以镵针于病所,肤白勿取。病在分肉间,取以员针于病所。病在经络痼痹者,取以锋针。病在脉,气少当补之者,取以鍉针于井荥分

---

[1] 周祖亮,方懿林.简帛医药文献校释[M].北京:学苑出版社,2014:61.

[2] 张家山二四七号汉墓竹简整理小组.张家山汉墓竹简[二四七号墓](释文修订本)[M].北京:文物出版社,2006:127,125.

输……病在五脏固居者,取以锋针,泻于井荥分输"。五输穴,《灵枢》称作"本输(腧)",如"故本腧者,皆因其气之虚实疾徐以取之"(《灵枢·邪客》),方法合于《灵枢·官针》所论刺腧。

《灵枢·官针》中的九刺,也是如此,且表述更为规范,对这种取五输穴之法则以"输刺"称之。见表1。

表1　《灵枢·官针》九刺部分内容对照

刺法(九刺)	所刺部位	备注
一曰输刺	刺诸经荥输脏腧也	五输穴
二曰远道刺	病在上,取之下,刺腑腧也	下合穴
三曰经刺	刺大经之结络经分也	结络
四曰络刺	刺小络之血脉也	血脉
五曰分刺	刺分肉之间也	分肉间

据上,"井荥分输"之"分输",应是对"输"之细分后(不同称谓)而言,即井、荥、输、经、合等之五输。

输、五输的这种特殊性,还可以从《素问》两篇腧穴专论体会。《素问·气府论》的内容是腧穴归经(主要为阳经"脉气所发"),对腧穴的记述,一般都一一言明穴名,唯肘膝至指趾节段之穴皆略称作"各六俞"(即五输穴加原穴),说明这六穴及其与经脉关系为其时所熟悉的内容,不言自明。也就是说,五输穴与经脉的关系(归经)完成在前,"脉气所发"实际是对五输以外之穴进一步归经。《素问·气穴论》记穴,散在与分类(部分归经)并存,如"脏俞五十穴,腑俞七十二穴,热俞五十九穴,水俞五十七穴,头上五行行五,五五二十五穴;中𦚠两傍各五,凡十穴;大椎上两傍各一,凡二穴;目瞳子浮白二穴……"其中五输穴("脏俞五十穴,腑俞七十二穴")已经出现,是为佐证。又,《素问·骨空论》"治巨阳少阴荥",井、荥之五输,与"巨阳"这种早期经

7

脉名并见,也提示五输出现较早。又如《灵枢·厥病》:"头痛不可取于腧者,有所击堕,恶血在于内,若肉伤,痛未已,可则刺,不可远取也。""心痛不可刺者,中有盛聚,不可取于腧。"从头痛之"不可远取",知其"不可取于腧"是指四肢远道穴。心痛也是这样(参见本书《四肢远端穴》)。所以,后人对"输"的理解,多从五输之四肢穴的角度。如对"是故虚邪之中人也,始于皮肤……留而不去,则传舍于络脉……留而不去,传舍于经……留而不去,传舍于输,在输之时,六经不通"(《灵枢·百病始生》),杨上善注:"输,谓五脏二十五输,六腑三十六输……输在四肢,故四肢痛也。"(《太素·邪传》)

腧穴概念内涵

(1)经典阐释

对腧穴概念,《黄帝内经》已开始有理论上的阐述,如"欲以微针通其经脉,调其血气,营其逆顺<u>出入之会</u>""节之交,<u>三百六十五会……所言节者,神气之所游行出入也,非皮肉筋骨也</u>"(《灵枢·九针十二原》);"节之交三百六十五会者,<u>络脉之渗灌诸节者也</u>"(《灵枢·小针解》);"人有大谷十二分,小溪三百五十四名,少十二俞,此皆<u>卫气之所留止,邪气之所客也,针石缘而去之</u>"(《素问·五脏生成》)。即赋予"腧穴"的特殊内涵:气出入处(包括正气——神气、经脉血气、卫气,邪气),针刺施治处。因而称作"气穴",就要求"刺此者,必中气穴,无中肉节"(《灵枢·邪气脏腑病形》)。由此,腧穴具有了理论上的规定性,为机体组成部分及病症诊察处,故《素问·方盛衰论》说:"诊有十度,度人脉度、脏度、肉度、筋度、俞度。"

后世据此定义腧穴,明确强调腧穴与经脉气血的关系。如《备急千金要方》:"必通十二经脉,知三百六十孔穴,荣卫气行"(卷一第三),"凡孔穴在身,皆是脏腑荣卫血脉流通,表里往来各有所主"(卷二十九第六);《千金翼方》:"凡孔穴者,是经络所行往来处"(卷二十八第九)。他如吴崑:"人身孔穴,皆气所居";张志聪:"经气所注之穴";等等。

（2）作为施治处的意义

根据《灵枢·官针》所作归纳,针刺治病,不仅取腧穴,还有"以痛为输",结络、血脉、分肉之间等等。也就是说,针灸疗法的施治处有多种,腧穴是其中之一,极重要但不是唯一。另一方面,"气穴"因为被赋予特殊意义,使之成为诸针灸施治处的代表,甚至其理论形式亦被仿效,如气穴有三百六十五个(以应一岁)、孙络亦有三百六十五穴会/三百六十五脉。然而,"血脉者,盛坚横以赤,<u>上下无常处</u>"(《灵枢·血络论》),因此,实际操作时却是"见而泻之,无问所会"。见《素问·气穴论》:"余闻气穴三百六十五,以应一岁""孙络三百六十五穴会,亦以应一岁,以溢奇邪,以通荣卫。荣卫稽留,卫散荣溢,气竭血著,外为发热,内为少气,疾泻无怠,以通荣卫,见而泻之,无问所会""孙络之脉别经者,其血盛而当泻者,亦三百六十五脉"。

（3）术语使用

俞,在使用过程中所指逐渐宽泛,例如前述热病针刺"五十九",用"刺""痏""穴"等表达,也可用"俞"表达。尽管《黄帝内经》中称"俞(输、腧)"很多,但后世直至宋代,曾多以"孔穴"相称,如皇甫谧《针灸甲乙经》类编三部黄帝书,其中腧穴专书即称《明堂孔穴针灸治要》,以及魏晋唐宋重要中医针灸医著,以致对"输"穴称谓需要加以解释。见《医心方·诸家取背输法》:"今呼输者是孔穴也。"也就是说,腧穴概念的称谓存在历史演变。

———————

综上可见,腧穴的术语,多来自针刺这种治疗手段及所刺之处的特点,一般为具体所指,有明确抽象内涵的是"气穴"。腧穴(气穴)之归经、与气的关系、为施治处,虽是其特点,却非本质特征。归属经脉、气出入处,是对腧穴意义的说明。作为施治处的性质,是区别于一般部位。《素问·阴阳应象大论》所说"气穴所发,各有处名",即固定的部位与名称。但指称穴位的名称,并不反映本质区别。因此,腧穴的本质特征,应是体表有特殊意义的固定施治部位。这是腧穴规定性的基础,并区别于针灸其他种类施治处。这种针灸施治的固定部位的获得,是经验性的(包括术者、受术者和病症),因而存在一定范围内的差异性。

2. 类穴

腧穴理论重心

腧穴是针灸疗法的重要因素(一类施治部位),对其特性认识的总结提升,形成了腧穴理论。了解古人有关针灸治疗经验和规律性认识,特别是相关于治疗部位方面,就必须了解、研究腧穴理论。

腧穴基本内容,主要包括穴名、定位、数量、作用、归经、类别、主治等,尽管各有其意义,但主要的理论形式,是将腧穴按照不同的特性进行分类,形成众多的"类穴"。作为针灸施治之处,腧穴的最重要价值在于能用于治疗哪些病症,而对腧穴的分类,就是依据腧穴的主治病症及所在部位,所以,腧穴在主治和部位上的特殊性,即为腧穴特性。类穴理论的意义也就在于彰显每类穴的主治及部位的规律。

研究表明,腧穴的主治与其部位相关(参见本书《部位:腧穴主治的规律》)。可以说,腧穴的部位决定腧穴的主治,部位相同或相近,则主治相同或近似。组成类穴的腧穴,都有部位上的一致性,其中以四肢部腧穴为主,且肘膝以下部位腧穴最多。如四肢部的五输穴、络穴、下合穴、原穴、郄穴、八脉交会穴等,躯干部的背俞、募穴,颈项部穴等。对这些内容,古人以各种理论说明其作用原理或治疗意义,或从经络联系,或以气血流注,或是原气三焦,但不论何种说法,内在规律则都是基于部位共性而具有主治共性。

因此,无论理论形式还是临床应用,腧穴理论内容的重心无疑是在类穴范畴。

五 输 穴

关于四时针刺

关于五输穴

五输穴是类穴之一,《黄帝内经》中有专篇论述,理论相对完整,应用也最广泛,并且涉及诸多针灸理法,因此是研究和认识腧穴的重要内容。四时针刺方法,首见于《黄帝内经》,产生于天人合一观念,是因时制宜方法在针灸治疗中的具体体现,因而颇受重视,论述较多。这种依年节律选穴针刺方法的意义,实际上更多地体现于理论原则而非临床实用,但其中部分内容所涉及的选穴原则和类穴应用,对了解和认识五输穴等具有价值,虽然各篇所论不尽相同,甚至有些混乱,却是腧穴研究中不能绕过的。

关于四时针刺

《黄帝内经》论述四时针刺,有完整四季内容的即有八九篇之多,但以解释为主,角度不同,先后不一,欲从中发掘前人有价值的认识,须先梳理这些篇章内容的相互关系。

(1)《灵枢·寒热病》

诸篇之中,《灵枢·寒热病》有关内容的加工痕迹最少,尚无问答形式,尤其是数见"臂太阴""臂阳明"之古经脉名称。如:

腋下动脉,臂太阴也,名曰天府。

臂阳明有入𬧶遍齿者,名曰大迎,下齿龋取之。

臂太阴可汗出。

第一条原文在《灵枢·本输》中已改作:

腋内动脉,手太阴也,名曰天府。

这些明显的早期文献特征,表明形成《灵枢·寒热病》的文献较早,篇中的四时针灸内容当更近原貌,在《黄帝内经》有关诸篇中应列于首位。其原文如下:

春取络脉,夏取分腠,秋取气口,冬取经输,凡此四时,各以时为齐。络脉治皮肤,分腠治肌肉,气口治筋脉,经输治骨髓五脏。

所选四时针刺治疗之处,意在层次深浅以合于四时之气特性为准。其基本观念是"春生夏长,秋收冬藏,是气之常也,人亦应之"(《灵枢·顺气一日分为四时》),故提出"四时之气,各有所在,灸刺之道,得气穴为定"(《灵枢·四时气》)的要求。其内容按照文义分为前后两小部分——选穴原则和解释选穴。所谓"秋取气口,冬取经输",前人的注解中以张介宾尚可取:"气口者,脉之大会,故治筋脉。经输连脏,故治骨髓。按此言经输者,总言经穴也。"(《类经·针刺类·十八、四时之刺》)但张介宾以"经输"为概指经脉之腧穴,欠妥。经输,指已经归类的腧穴,实际主要是五输穴(详见后)。"经输连脏"而对应深层之气,合于冬气伏藏(即《素问·四时刺逆从论》所说"冬气在骨髓中""冬者盖藏,血气在中,内著骨髓,通于五脏")。气口,并不专指手太阴经穴,乃泛指既是诊脉处也是施治处的脉动部位,这些部位多演变为腧穴。概之,春夏浅取而秋冬深取。对此,《灵枢·终始》虽有概括:"春气在毛,夏气在皮肤,秋气在分肉,冬气在筋骨,刺此病者各以其时为齐。"但以分肉为深层对应秋,

反思腧穴

而筋与骨皆对应冬季,持论与上述有所差异。

(2)《灵枢·本输》

本篇为较早的解释性文字,原文如下:

春取络脉诸荥大经分肉之间,甚者深取之,间者浅取之。夏取诸腧孙络肌肉皮肤之上。秋取诸合,余如春法。冬取诸井诸腧之分,欲深而留之。此四时之序,气之所处,病之所舍,藏之所宜。

本篇是系统记述五输穴的最重要篇目,对四时针刺内容亦皆以五输穴加以发挥。其五输穴与四季的对应,以冬季为基准而安排。在文字上,对《灵枢·寒热病》分置前后两层的内容,部分地拼合,如将"春取络脉,夏取分腠"与"络脉治皮肤,分腠治肌肉",合为"春取络脉诸荥大经分肉之间……夏取诸腧孙络肌肉皮肤之上"。在方法上,冬取五输穴之井、腧,考虑的是:井穴,为气血由体内出体表之处(由阴出阳),在五输穴中"气"源最深,如张介宾所说"脉气由此而出,如井泉之发,其气正深也"(《类经·经络类·十四·井荥经合数》);腧穴,在阴脉即五脏原穴。所以,井穴、腧穴都合于《灵枢·寒热病》"经输治骨髓五脏"的用意。据此玩味"欲深而留之","欲深"二字表达的是取穴用意在深,具体刺法为留针。对此,杨上善已有领悟(尽管以《素问·水热穴论》释之欠妥):"冬时足少阴气急紧,足太阳伏沉,故取诸井以下阴气,取荥以实阳气,皆深为之者也。"(《太素·本输》)而非如马莳所代表的理解:"冬则取此诸井诸输之分,但比他时所刺则深而留之。"秋取合穴,是按照四时与五输穴二者气之深浅特性而对应的,即合穴为气血由体表入体内之处(由阳入阴),但后来转从"合治内腑"角度解释,渐失本义。

《灵枢·顺气一日分为四时》所论,较为特殊,内容繁复:

黄帝曰:善。余闻刺有五变,以主五输,愿闻其数。岐伯曰:

13

人有五脏，五脏有五变，五变有五输，故五五二十五输，以应五时。黄帝曰：愿闻五变。岐伯曰：肝为牡脏，其色青，其时春，其音角，其味酸，其日甲乙。心为牡脏，其色赤，其时夏……脾为牝脏，其色黄，其时长夏……肺为牝脏，其色白，其音商，其时秋……肾为牝脏，其色黑，其时冬……是为五变。黄帝曰：以主五输奈何？岐伯曰：脏主冬，冬刺井；色主春，春刺荥；时主夏，夏刺输；音主长夏，长夏刺经；味主秋，秋刺合。是谓五变，以主五输。黄帝曰：诸原安合以致六输？岐伯曰：原独不应五时，以经合之，以应其数，故六六三十六输。黄帝曰：何谓脏主冬，时主夏，音主长夏，味主秋，色主春？愿闻其故。岐伯曰：病在脏者，取之井；病变于色者，取之荥；病时间时甚者，取之输；病变于音者，取之经；经满而血者，病在胃及以饮食不节得病者，取之于合。故命曰味主合。是谓五变也。

在相关诸篇中，唯此篇注意到五输穴完整对应四时问题，解释了何以阳脉原穴未予涉及的原因；四时中加入长夏而成五时（同《素问·四时刺逆从论》），以应合五输穴之经穴的运用；将冬季置于季节首位，以便井荥输经合的依序排列。在季节因素上，又加入天干五行五音五脏诸多成分。这些都体现出，作者力图以周全地符合其时各种认识观念的方式，来机械安排医学知识，构建理论形式。以这种方法形成的理论，形式多属"完善"，却往往会背离原本认识，脱离实践基础。井荥输经合各穴对应一季，看似特性分明，合理有序，但已经不是原本提出四时选穴方法的认识与用意。更"妙"的是，以四时代指病位，四时选穴就转变为据不同病位选取五输穴，谓之"五变"（《太素》中称"变输"）。但是在《难经》中，全从五行学说出发，五输穴与五时五脏的对应安排又有改变，井荥输经合依次对应春夏长夏秋冬（曰"经言"，似有所据）。说见《难经·七十四难》：

经言春刺井,夏刺荥,季夏刺俞,秋刺经,冬刺合者,何谓也?然。春刺井者,邪在肝;夏刺荥者,邪在心;季夏刺俞者,邪在脾;秋刺经者,邪在肺;冬刺合者,邪在肾。

若不加辨析,仅依上述《黄帝内经》《难经》四时选穴的论说形式而径作五输穴主治(原则),岂不谬哉。

(3)《灵枢·四时气》

四时针刺内容位于《灵枢·四时气》篇首:

故春取经血脉分肉之间,甚者深刺之,间者浅刺之。夏取盛经孙络,取分间绝皮肤。秋取经腧,邪在腑,取之合。冬取井荥,必深以留之。

其全篇涉及《灵枢·本输》《灵枢·邪气脏腑病形》《灵枢·九针十二原》等篇的有关内容,其中的六腑病针刺治疗,明显是对《邪气脏腑病形》篇相应内容的解释和丰富;本篇在论述四时针刺后,有针刺转筋的内容,而《灵枢·本输》也是这种情况。此外,篇中除"孙络"之常见称谓外,还有少见的"小络"之谓,二者虽然都指所刺血络,却是不同用字习惯,表明来自不同文献。所以,《灵枢·四时气》的内容来源较杂,疑其通篇都属于解释性文字。

从文字、句式和内容看,《灵枢·四时气》所论四时针刺与《灵枢·本输》很相像,也部分地合于《灵枢·寒热病》,应该是综合二者的解释。"取经腧",由《灵枢·寒热病》中的冬季扩展至秋冬,并已将对应秋季的气口作腧穴理解。"邪在腑,取之合"是对"秋取经腧"的解释,表明作者既不知"秋取经腧"所指,也不明"秋取诸合"的原意,及至《灵枢·顺气一日分为四时》释作"味主秋,秋刺合",《素问·通评虚实论》曲解为"秋亟治六腑",或即其影响,已是本义尽失。"经腧"与"井荥"并列,则"经腧"也已非《灵枢·寒热病》中的含义。井荥,原本冬季取刺于腧穴即体现"深"之意,至此已经被曲解为井荥深刺。原与春季对应的络脉,在本篇作血脉,这就难以认识"治皮肤"的原意,而更易体会为放血,《素问·诊要经终论》就是从这个角度解释:

> 故春刺散俞,及与分理,血出而止,甚者传气,间者环也。夏刺络俞,见血而止,尽气闭环,痛病必下。秋刺皮肤,循理,上下同法,神变而止。冬刺俞窍于分理,甚者直下,间者散下。

其中"秋刺皮肤",显然出于肺合皮毛的认识,与论四时针刺的诸篇皆不合。"冬刺俞窍",与《灵枢·寒热病》"冬取经输"有关,所指实同。而"散俞""络俞",不过是相对"俞窍"的称谓。王冰注:"散俞,谓间穴。"义不甚明。《素问绍识》云:"按散俞对本输而言,譬若太阴肺经,除少商、鱼际、太渊、经渠、尺泽之外,共为间散之穴,谓之散俞……盖春气始生之际,邪气入浅,故其刺亦不欲深,故刺间散之穴也。"明确与五输穴区别。

《素问》中与《灵枢·寒热病》冬刺认识相关的还有《四时刺逆从论》篇,主要原文为:

> 是故春气在经脉,夏气在孙络,长夏气在肌肉,秋气在皮肤,冬气在骨髓中。帝曰:余愿闻其故。岐伯曰:春者,天气始开,地气始泄,冻解冰释,水行经通,故人气在脉。夏者,经满气溢,入孙络受血,皮肤充实。长夏者,经络皆盛,内溢肌中。秋者,天气始收,腠理闭塞,皮肤引急。冬者盖藏,血气在中,内著骨髓,通于五脏。

文中只论原理而不明确论及针刺,这种冬季伏藏的认识,至《素问·通评虚实论》演化为冬季治疗以药物为主而少用针刺的主张:

> 春亟治经络;夏亟治经俞;秋亟治六腑;冬则闭塞,闭塞者,用药而少针石也。

而"经输"与季节的对应,则由冬季(《灵枢·寒热病》),演变为秋冬(《灵枢·四时气》),直至夏季(《素问·通评虚实论》)。

《素问·水热穴论》也是解释性篇目,涉及《素问·骨空论》《灵枢·四时气》《灵枢·热病》等篇的有关内容。所释四时针刺的文献,与《灵枢·寒热病》同源,并参考《灵枢·四时气》,原文为:

帝曰:春取络脉分肉何也? 岐伯曰:春者木始治,肝气始生,肝气急,其风疾,经脉常深,其气少,不能深入,故取络脉分肉间。帝曰:夏取盛经分腠何也? 岐伯曰:夏者火始治,心气始长,脉瘦气弱,阳气留溢,热熏分腠,内至于经,故取盛经分腠,绝肤而病去者,邪居浅也。所谓盛经者,阳脉也。帝曰:秋取经俞何也? 岐伯曰:秋者金始治,肺将收杀,金将胜火,阳气在合,阴气初胜,湿气及体,阴气未盛,未能深入,故取俞以泻阴邪,取合以虚阳邪,阳气始衰,故取于合。帝曰:冬取井荥何也? 岐伯曰:冬者水始治,肾方闭,阳气衰少,阴气坚盛,巨阳伏沉,阳脉乃去,故取井以下阴逆,取荥以实阳气。故曰:冬取井荥,春不鼽衄。此之谓也。

"络脉""分腠"等用语同《灵枢·寒热病》,而"盛经""绝肤"同《灵枢·四时气》,但却是转从脏腑、五行解释。此外,文中的"巨阳",为只见于《素问》的古经脉名。《素问·四时刺逆从论》论四时针刺后,提到三部九候脉法内容:"故刺不知四时之经……必审九候……"这种脉法不仅只见于《素问》,而且《素问·八正神明论》有"三部九候为之原,九针之论不必存也"的说法,并还提及《针经》,有不少解释今本《灵枢》(《官能》《九针十二原》等篇)及《素问》他篇的文字。因此,总体上,《素问》论四时刺法的内容晚于《灵枢》,是对《灵枢》相关文献的解释,在认识观念上存有派别之异。见表2。

表2 《黄帝内经》四时针刺之处

篇目	（冬）	春	夏	（长夏）	秋	冬
《寒热病》		络脉	分腠		气口	经输
《终始》		毛	皮肤		分肉	筋骨
《本输》		荥、络脉 大经分肉	输、孙络 肌肉皮肤		合	井输
《四时气》		经血 脉分肉	盛经孙 络皮肤		经腧,合	井荥
《水热穴论》		络脉分肉	盛经 分腠		经腧,合	井荥
《顺气一日 分为四时》	井	荥	输	经	合	
《通评虚实论》		经络	经输		六腑	用药而 少针石
《诊要经终论》		散俞	络俞		皮肤	俞窍
《四时刺 逆从论》		经脉	孙络	肌肉	皮肤	骨髓

关于五输穴

（1）主旨演变

《黄帝内经》论四时针刺,观念是天人合一,方法是因时制宜,体现于选取的针刺之处不同。对针刺之处的选择,决定于其层次深浅。《灵枢·寒热病》中的层次深浅,实际包括部位与腧穴:皮肤(包括显现的络脉)肌肉筋脉等组织部位的深浅,与针刺深浅直观对应,用之于春夏;井荥等腧穴由其经脉内联脏腑而气属深层,与针刺深浅为无形层次相合,用之于秋冬。这是针刺深浅"各以时为齐"方法内容的原旨。有关的解释,主要从两个角度展开,一是《灵枢·四时气》为代表,春夏仍以部位对应,秋冬则以部分五输穴对应；一是《灵枢·本输》为代表，以五输穴对应四时，深浅皆以井荥输经合为主来体现。运用的理论虽然都是阴阳五行，但有偏重。两者初起都以阴阳理论为主，五行理论则是逐渐渗入。前者偏重从阴阳理论解释深浅，仅《素问·水热穴论》有五行理论的成分；而后者因为突出以五输穴对应四时深浅，数目与五行密切，五行角度的解释在《灵枢·顺气一日分为四时》中已很明显，至《难经》则成为主导。

《黄帝内经》《难经》之后，对四时刺法，《针灸甲乙经》仅主要节选《灵枢·本输》《素问·诊要经终论》及《素问·水热穴论》，归入"针灸禁忌"类；《太素》则分置于腧穴、病证等类中，二书均未专设类项。唐代《备急千金要方》以五输穴为手足三阴三阳腧穴流注法，其中将"春取荥，夏取输，季夏取经，秋取合，冬取井"，作为"灸刺大法"（见卷第二十九《针灸上》），遵循的是《灵枢·顺气一日分为四时》；而宋代《铜人腧穴针灸图经》同样论及经络流注孔穴，却是选择《难经》五时刺五输之说。总体上，四时针刺提出之初的因时制宜主旨，由于解释的角度不同，深浅由层次为主转为腧穴（五输穴）为主，渐变为五输穴的选用原则。

随着四时针刺法主旨的演变，其内容的主观成分在增加，实践经验含量在减少。因此，记载相关论述的不同文献，对今人认识刺法和腧穴的理论及指导实践的价值并不一样，尚近四时针刺原义的较早文献是《灵枢·寒热病》，次为《灵枢·本输》与《灵枢·四时气》，而《灵枢·顺气一日分为四时》《难经》等有关文献的论述已是扭曲的形态。

（2）腧穴所指

四时针刺法中最有价值的是有关腧穴的部分。以上分析提示，对这部分内容的研究须从《灵枢·寒热病》入手。经考查，在腧穴内容上,《灵枢·官针》与《灵枢·寒热病》有密切关系。

《灵枢·寒热病》中将针刺深浅分"络脉治皮肤,分腠治肌肉,气口治筋脉,经输治骨髓五脏"四层。这种区分也见于刺法专篇《灵枢·官针》,不过对应的不是四季而是针具:

> 病在皮肤无常处者,取以镵针于病所,肤白勿取。病在分肉间,取以员针于病所。病在经络痼痹者,取以锋针。病在脉,气少当补之者,取以鍉针于井荥分输……病在五脏固居者,取以锋针,泻于井荥分输,取以四时。

这段文字的内容是以《灵枢·九针十二原》中九针之序排列的,圆针之后应为鍉针,故"病在经络痼痹者,取以锋针"一句不当出现于此,《太素·九针所主》(卷二十二)亦无此句,疑属取自《灵枢·九针论》锋针的注文。而句末"取以四时"四字,与上文不相贯属,也应属注文,但透露出此节内容与四时刺法存在关联。此外,篇中九刺的部分内容,如:

> 三曰经刺;经刺者,刺大经之结络经分也。四曰络刺;络刺者,刺小络之血脉也。五曰分刺;分刺者,刺分肉之间也。

所云"大经""络脉""小络""分肉之间"等,也见于《灵枢》论四时针刺的《本输》和《四时气》篇。

值得注意的是,《灵枢·官针》首节文字化裁于简帛医书《脉书》《脉法》论砭石刺法的文字。如前所述,《灵枢·寒热病》也有简帛医书中的古经脉名"臂太阴""臂阳明",其中"臂阳明"称谓只见于该篇。提示《灵枢·官针》是从刺法、针具的角度对有关文字内容的再整理与利用,针刺深浅的划分及其与四时对应方法的形成可能较早。

以上种种联系为研究四时刺法中的腧穴问题提供了有价值的线索。《灵枢·官针》诸刺法中,唯独对病在脉、病在五脏者刺腧穴,且明确限于五输穴,或为井荥,或为荥输("输刺者,刺诸经荥输脏腧也"），这与《灵枢·寒热病》"气口治筋脉，经输治骨髓五脏"是一致的，而《灵枢·本输》"冬取诸井诸腧之分"、《灵枢·四时气》"秋取经腧……冬取井荥"、《素问·水热穴论》"冬取井荥，春不鼽衄"等普遍反映了这种秋冬取腧穴的认识及应用。对此，也早有前人指出，如《针灸甲乙经·针灸禁忌第一(上)》注："冬刺井，病在脏取之井。二者正同，于义为是。又曰：冬取经俞治骨髓五脏。五脏则同，经俞有疑。"但后来少有关注与探究者。

为什么对"经输"以五输穴解释且多为其中的井、荥、输？《黄帝内经》有关记载表明，这不是一种解释角度的主观选择，而是其时腧穴运用的客观反映。如《灵枢·五乱》论针刺治疗气乱于心、肺、肠胃、头、臂足之五乱，所取腧穴几乎都是荥输。原文如下：

黄帝曰：五乱者，刺之有道乎？……岐伯曰：气在于心者，取之手少阴、心主之输。气在于肺者，取之手太阴荥、足少阴输。气在于肠胃者，取之足太阴、阳明；不下者，取之三里。气在于头者，取之天柱、大杼；不知，取足太阳荥输。气在于臂足，取之先去血脉，后取其阳明、少阳之荥输。

由于治病取荥穴输穴在当时是普遍的方法，因此被归纳上升为用穴的原则、规律。以下论述所体现和强调的正是这种情况：

通其荥输，乃可传于大数。大数曰：盛则徒泻之，虚则徒补之……（《灵枢·禁服》。按"荥"原作"营"，据《针灸甲乙经》《太素》改）

审其所在，寒热淋露，荥输异处，审于调气……明于五输，徐疾所在，屈伸出入，皆有条理。（《灵枢·官能》。按"荥"原作"以"，据《太素》改）

必先明知阴阳表里荣输所在,四海定矣。(《灵枢·海论》)

经言气之盛衰,左右倾移,以上调下,以左调右,有余不足,补泻于荣输,余知之矣。(《素问·离合真邪论》)

这些荣输称谓,本是实指荣穴、输穴,因为是最为常用的五输穴,所以也就起着五输穴代称的作用(也代表着五输穴的运用),甚至《黄帝内经》用以指称经脉之腧穴的概念术语,实际也多是五输穴或即是荣输及井。如《素问·缪刺论》所称"经俞",篇中说外邪侵犯人体的一般路径与层次是由皮毛而孙脉、络脉,而经脉、五脏,"如此则治其经焉";若外邪"不得入于经,流溢于大络,而生奇病也。夫邪客大络者,左注右,右注左,上下左右,与经相干,而布于四末,其气无常处,不入于经俞,命曰缪刺"。"经俞"谓四肢类穴,即五输穴,其中使用最为悠久的主要是井、荣、输。

————

四时针刺的取刺之处,经历了由部位加腧穴(包括一般腧穴和类穴)向腧穴(五输穴)的转变。转变的原因复杂,有相当一部分内容并不反映原本的腧穴运用,而是某种理论观念的发挥,甚或是曲解。对这些不同文献的价值不加区分,疏于系统考查分析,致解释的歧义迭出,给本已不易的理解更增难度,造成混乱在所难免。

四时针刺方法产生较早,相应地四肢类穴认识的形成也是较早的。认识过程的踪迹,隐现于多样的记载、表述形式之中。"经俞(输、腧)"是四肢类穴,实指五输穴,而非泛指经脉之腧穴。五输穴主要用于深层病位之内脏病症;除输穴外,井、荣等穴也用于脏病。在原则性论述中,"荣输"指代五输穴。形成这些概念的共同基础是,四肢肘膝以下为针灸疗法的主要施术部位,由此发现和总结的治疗规律,构成《黄帝内经》中经脉和腧

穴理论的基本内涵。发掘五输穴内容,是针灸基本理论的本源
追溯与内涵认识所必须。

下 合 穴

> 腑病主治穴及其形成
>
> 腑病主治穴的理论化
>
> 经穴主治规律及其阳脉特点

下合穴内容,不仅有概念术语的理解认识问题,相关理论也
欠清晰。尽管其理论较简单,却涉及面广,牵扯问题颇复杂,正
因于此,整体剖析有关下合穴的各个方面,也可深化对经脉和腧
穴理论的认识。

腑病主治穴及其形成

(1)足三里

对腹部病痛的治疗,初时未分胃病、肠病,概取足三里穴,在
《黄帝内经》中有不少用例,且集中在《灵枢》。如《四时气》:"肠
中不便,取三里,盛泻之,虚补之";《五乱》:"气在于肠胃者,取之
足太阴、阳明;不下者,取之三里";《卫气失常》:"其气积于胸中
者,上取之;积于腹中者,下取之……积于上,泻人迎、天突、喉
中;积于下者,泻三里与气街……"等等。这有足三里穴主治范
围广泛的因素,也有以胃乃至脾胃功能涵盖大小肠、肠病归于脾
胃认识的影响,如《灵枢·五邪》所论"邪在脾胃,则病肌肉
痛……热中善饥……寒中肠鸣腹痛……有寒有热。皆调于三
里"。所以,《灵枢·九针十二原》提出的"阴有阳疾者,取之下陵
三里",阳疾指腑病而实以胃概之,对应腑病的腧穴即是足三里。

在主治腑病的六穴中,足三里最早出现于类穴中,如"根溜
注入"中的"足阳明……注于下陵"。本类穴作为用穴经验的理

论提升,属五输穴的前期形态。不仅如此,足三阳脉"根溜注入"在下肢位置最高者多是下"入"穴,唯独足阳明脉以"注"穴下陵(即足三里)的位置最高,提示本穴特殊之处和被关注的程度。直至上下巨虚等穴发现后,这种影响仍在延续,如《灵枢·邪气脏腑病形》对大肠病治疗仍"与胃同候"而取上巨虚一穴,《灵枢·四时气》注解此内容时显现的用穴经验是配伍足三里("……邪在大肠,刺肓之原、巨虚上廉、三里"),都反映了这一点。现代有联用三里和上下巨虚三穴治疗肠梗阻[1]的报道。所以,有关胃的认识,对在足阳明胃经下肢循行带上发现治疗腹部病症的大小肠腧穴,及其形成归经共识,不能不有所影响;腹部病痛区别大肠、小肠而分别取穴(上下巨虚)施治,也有个渐进过程。

基于上述分析再审视《灵枢》中的三条资料,就能体会其间的密切关联,由《热病》篇"中有寒,取三里",《五邪》篇"邪在肝,则两胁中痛,寒中,恶血在内,行善掣,节时肿[2],取之行间以引胁下,补三里以温胃中",至《官能》篇"大寒在外,留而补之;入于中者,从合泻之",则概念上形成以"合"治腑病,应是始于足三里用穴经验。

《黄帝内经》对膝关节附近腧穴与内脏病治疗关系的认识,还有"疾高而内者,取之阴之陵泉;疾高而外者,取之阳之陵泉也",此虽与"阴有阳疾者,取之下陵三里"并置《九针十二原》篇,但表示脏腑的用字一以"内外"、一以"阴阳",提示来源不同。这说明对足阳脉膝关节附近腧穴主治腑病作用的认识是有

[1] 陈彤云.燕山医话[M].北京:北京科学技术出版社,2000:377-378.

[2] 郭霭春.黄帝内经灵枢校注语译[M].天津:天津科学技术出版社,1999:190.

多方经验而逐渐成熟的。

（2）上下巨虚

上下巨虚穴的出现，说明对腹部病痛已区分胃病、肠病而治。

《素问》的两个论穴专篇《气穴论》《气府论》，都涉及下合穴内容，其中《气穴论》篇记有大量尚未归经之穴，包括巨虚上下廉、委阳，而五输穴已是"脏俞五十穴，腑俞七十二穴"的类穴形式。《气府论》篇中诸阳脉腧穴以归经形式记述，肘膝以下穴皆简称"六俞"，唯足阳明脉称"八俞"，所多二穴，后人认为当是巨虚上下廉，如杨上善注"井荥等六输及巨虚上下廉……巨虚上廉，足阳明与大肠合；巨虚下廉，足阳明与小肠合，故左右合有十六也"（《太素·气府》）；而足太阳脉中无委阳穴。《灵枢·本输》记述情况与之类似，上下巨虚穴记于足阳明脉，委阳穴则记于手少阳脉而不是足太阳脉。这些记述特点提示，五输穴、上下巨虚及委阳三穴的出现，以及上下巨虚与足阳明脉关系的共识都较早，而五输穴似产生在前；上下巨虚及委阳三穴与五输穴各属不同经验总结，初时不应混见于五输穴系统中。

上下巨虚与冲脉的关联，见《灵枢·海论》："冲脉者为十二经之海，其输上在于大杼，下出于巨虚之上下廉。"冲脉较手足十二脉晚出，之所以位于足阳明脉的上下巨虚穴又归于冲脉，盖因冲脉的分布与足阳明脉有所重叠，尤其是下肢，故病候及治疗取经也有相同（表3）。至于冲脉腹部的循行，《灵枢·卫气》说："腹气有街……气在腹者，止之背腧，与冲脉于脐左右之动脉者。"冲脉之所起、在躯干部体表循行及其腧穴，主要在腹部，如《素问》诸篇所论："冲脉起于关元，随腹直上……"（《举痛论》），"冲脉者，起于气街，并少阴之经，侠脐上行，至胸中而散"

(《骨空论》),"冲脉气所发者二十二穴:侠鸠尾外各半寸至脐寸一,侠脐下傍各五分至横骨寸一,腹脉法也"(《气府论》)。

表3 《灵枢》冲脉与足阳明脉相关性比较

比较	冲脉	足阳明脉	备注
循行	《逆顺肥瘦》:其前者,伏行出跗属,下循跗入大指间,渗诸络而温肌肉	《经脉》:下循胫外廉,下足跗,入中指内间……其支者,别跗上,入大指间,出其端	
病候	《逆顺肥瘦》:故别络结则跗上不动,不动则厥,厥则寒矣	《邪气脏腑病形》:两跗之上脉坚若陷者,足阳明病,此胃脉也《阴阳二十五人》:足阳明之下……足善寒……善痿厥足痹《百病始生》:厥气生足悗,悗生胫寒,胫寒则血脉凝涩,血脉凝涩则寒气上入于肠胃,入于肠胃则䐜胀	"坚若"原作"竖",据《针灸甲乙经》《太素》改
治疗		《寒热病》:寒厥,取足阳明、少阴于足,皆留之《癫狂》:厥逆为病也,足暴清,胸若将裂,肠若将以刀切之,烦而不能食,脉大小皆涩,暖取足少阴,清取足阳明	冲脉为足少阴脉的支脉

　　冲脉的下肢循行,在小腿前有一分支(见《灵枢·逆顺肥瘦》),①此实为足阳明经及支脉(见《灵枢·经脉》),之所以又以冲脉表述,乃因冲脉概念基于腹主动脉及股动脉,"伏冲之脉者,揣之应手而动,发手则热气下于两股,如汤沃之状"(《灵枢·百病始生》);其脉动明显而血流盛大的特点,表达为"冲脉者,经脉之海也,主渗灌溪谷"(《素问·痿论》),诚如张介宾所云乃体现冲脉气血旺盛的全身意义,"故凡十二经之气血,此皆

受之以荣养周身,所以为五脏六腑之海也,又冲为血海"(《类经·经络类·二十七、任冲督脉为病》)。而足阳明脉被认为在十二脉中气血最盛,故二者有一致的特性。②故足背脉动异常、下肢寒厥痿痹,从足阳明脉病而论。这些是立论的临床基础。

上下巨虚位于小腿足阳明脉,主治范围上在腹部,下在胫足,后被用以表述冲脉部分循行和病候,而后者正可助我们进一步了解前者。此外,治热病五十九俞中,以上下巨虚、足三里及气街穴泻胃热,"气街,三里,巨虚上下廉,此八者,以泻胃中之热也"(《素问·水热穴论》);此四穴,在《气府论》篇全归足阳明脉,在《海论》篇中则足阳明脉与冲脉各占一半,即反映出这些腧穴与冲脉的关系实基于足阳明脉。

关于小肠之下巨虚穴主治症,《邪气脏腑病形》篇的记载是:

小肠病者,小腹痛,腰脊控睾而痛,时窘之后,当耳前热,若寒甚,若独肩上热甚,及手小指次指之间热,若脉陷者,此其候也,手太阳病也,取之巨虚下廉。

主症特点为小腹痛而牵引腰脊和睾丸,此为后人所称之小肠疝。张介宾已指出:"愚按本经诸篇所言疝证不一……有小肠疝者,如《邪气脏腑病形》篇曰'小肠病者,小腹痛,腰脊控睾而痛,时窘之后'者,亦疝之属也。"(《类经·疾病类·七十、六经痹疝》)故在《素问·至真要大论》中表述为"少腹控睾引腰脊,上冲心痛"。依《黄帝内经》所论,小肠主要功能是受盛而化物出,异常则主要表现腹痛、泄泻或便秘,总属水谷运化范围。因此,本篇下巨虚主治症,不能说是小肠病的主症或代表症,乃属前阴病,而前阴病的主治经脉是足厥阴。所以《灵枢·四时气》释《邪气脏腑病形》篇小肠病证治,从肝论而取足厥阴,即"小腹控睾、引腰脊,上冲心,邪在小肠者,连睾系,属于脊,贯肝

27

肺,络心系。气盛则厥逆,上冲肠胃,熏肝,散于肓,结于脐。故取之肓原以散之,刺太阴以予之,取厥阴以下之,取巨虚下廉以去之"。后世所论下巨虚主治症,逐渐转为水谷运化失常方面,原因当在于此,如《针灸甲乙经》载下巨虚的新见主治症皆无关前阴,如"少腹痛,泄出糜,次指间热,若脉陷寒热身痛,唇渴不干,汗出,毛发焦,脱肉少气,内有热,不欲动摇,泄脓血,腰引少腹痛,暴惊,狂言非常,巨虚下廉主之"(卷八第一下);而《铜人腧穴针灸图经》卷下仅录其中腹部主治症,如"下廉二穴,一名下巨虚……治少腹痛,飧泄……胃中热不嗜食,泄脓血,胸胁少腹痛……"注意,原"腰引少腹痛"已变作"胸胁少腹痛"。小肠疝的针刺治疗,则是取足厥阴经穴。如金代张子和《儒门事亲》卷二第十九对此有专论,即"岂知诸疝,皆归肝经""故为疝者,必本之厥阴";认为《灵枢·四时气》"虽言邪在小肠,至其治法,必曰取厥阴以下之,乃知诸疝关于厥阴,可以无疑""又尝遍阅《铜人》俞穴……其在足六经者,足厥阴穴十名,言疝者七,谓大敦、行间、太冲、中封、蠡沟、中都、曲泉;足少阳穴十四名,言疝者一,谓丘墟穴也;足太阴穴十一名,言疝者一,谓阴陵泉也;足阳明穴十五名,言疝者一,谓阴市穴也;足少阴穴十名,言疝者五,谓然谷、大溪、照海、交信、筑宾也;足太阳穴十八名,言疝者二,谓金门、合阳也。由是言之,惟厥阴言疝独多,为疝之主也。其余经穴,虽亦治疝,终非受疝之地,但与足厥阴相连耳"。元代《洁古云岐针法·洁古刺诸痛法》:"小肠疝痛,足厥阴太冲。"《马丹阳天星十二穴并治杂病歌》:"太冲足大指,节后二寸中……七疝偏坠肿,眼目似云朦。亦能疗腰痛,针下有神功。"《针灸大全》之《通玄指要赋》:"稽夫大敦,去七疝之偏坠。"

对小肠与前阴的关联,《素问·至真要大论》及宋臣林亿从小肠属太阳解释,张介宾据《素问·阴阳别论》亦持此说(见《类经·疾病类·六、阴阳发病》），恐非原义。《邪气脏腑病形》所论在穴，下巨虚穴在足阳明脉上，所以或与足阳明脉与宗筋（前阴）联系的认识有关。《素问·痿论》说："阳明者，五脏六腑之海，主润宗筋……冲脉者……与阳明合于宗筋，阴阳揔宗筋之会，会于气街，而阳明为之长……故阳明虚则宗筋纵。"《灵枢·经筋》认为："经筋之病，寒则反折筋急，热则筋弛纵不收，阴痿不用。"篇中与前阴联系的经筋，除足三阴外，阳脉经筋中唯有足阳明；足阳明经筋病候中的"㿗疝"，原本属足厥阴脉病候（自简帛脉书至《灵枢·经脉》）。前阴与足厥阴脉和足阳明脉的关系，实属两种不同认识，并见于《素问·痿论》，即"思想无穷，所愿不得，意淫于外，入房太甚，宗筋弛纵，发为筋痿，及为白淫。故《下经》曰：筋痿者，生于肝，使内也"。后出文献《素问·至真要大论》试图融合二者。

综上，《黄帝内经》下巨虚主治症不在小肠主要病变范围，或因于认识基点的不同，而不完全是该穴运用经验的反映。

（3）委中与委阳

这两穴都在腘窝，部位靠近，因此主治病症就有关联。大量的用例是治疗腰背及头项痛（亦即足太阳经脉病候），而用于膀胱病小便病候只见于《灵枢·邪气脏腑病形》所论下合穴。迟迟未归属足太阳经脉的委阳穴，虽然有关运用的记载很少，却早用于治疗小便病候。这些内容并见于《素问·刺腰痛》："足太阳脉令人腰痛，引项脊尻背如重状，刺其郄中。太阳正经出血""解脉令人腰痛，痛引肩，目䀮䀮然，时遗溲，刺解脉，在膝筋肉分间郄外廉之横脉出血，血变而止。解脉令人腰痛如引带，常如折腰状，善恐，刺解脉，在郄中结络如黍米，刺之血射以黑，见赤血而已"。所称"解脉"，治疗部位在腘窝区域，其中"膝筋肉分间郄外廉""郄中"应即后来委阳、委中的原始表达。腘横纹中央为委中,古称郄中,属足太阳脉,"古《中诰》以腘中为太阳之郄""郄中者以经穴为名,委中处所为名,亦犹寸口脉口气口,皆同一处尔"(见《素问》"刺腰痛""刺禁论"篇王冰注);皆仅以刺络出血为法,这是早见于金属针出现之前的主要刺治方法。提示该文献载述的是较早情形。治疗"时遗溲"经验的理论化形式是,以委阳为三焦下合穴,主要见于《灵枢》中的两篇:

《本输》:三焦下腧,在于足太阳(笔者按:太阳原作大指,据《太素》《针灸甲乙经》改)之前,少阳之后,出于腘中外廉,名曰委阳,是太阳络也。手少阳经也。三焦者,足少阳太阴(一本作阳)之所将,太阳之别也,上踝五寸,别入贯腨肠,出于委阳,并太阳之正,入络膀胱,约下焦,实则闭癃,虚则遗溺,遗溺则补之,闭癃则泻之。

《邪气脏腑病形》:三焦病者,腹气满,小腹尤坚,不得小便,窘急,溢则水,留即为胀,候在足太阳之外大络,大络在太阳少阳之间,亦见于脉,取委阳。

《本输》篇之遗尿、闭癃,纯为下焦病,与膀胱病实无区别。《邪气脏腑病形》篇增"腹气满""溢则水"等三焦病症状。也就是说,委阳穴主治涉及三焦和膀胱。而早期主要用于腰痛治疗的委中,在《邪气脏腑病形》篇中却是作为膀胱病小便不利的主治穴。

这些内容涉及的认识主要有以下三方面:

其一,三焦与膀胱。《黄帝内经》载三焦功能,以"三焦"之名而论者多属下焦功能,明确概括为"水道",且归结至膀胱及肾,如"三焦者,中渎之腑也,水道出焉,属膀胱"(《灵枢·本输》),"肾合三焦膀胱"(《灵枢·本脏》)。《本输》篇所说委阳主治遗尿、闭癃,称"三焦下腧",并直接从足太阳络来说明经脉及脏腑联系,合于这种认识。《针灸甲乙经》中"三焦下腧……

太阳络也"三十字直接置于足太阳经穴内,与此不无关系。三焦功能之"气"的特点,《黄帝内经》尚无总体概括,只是以上焦或中焦论及(参见《灵枢》"决气""痈疽"篇),病变表现有"三焦胀者,气满于皮肤中,轻轻然而不坚"(《灵枢·胀论》)。至《难经》始高度概括为"三焦者,水谷之道路,气之所终始也"(《三十一难》)。值得注意的是,《黄帝内经》中唯《灵枢·经脉》将三焦与气对应,即"三焦手少阳之脉……是主气"。《邪气脏腑病形》篇所说委阳主治症,含有这种认识。所以,委阳虽作为三焦下合穴,其主治症原与膀胱经合穴委中并无明显不同,《邪气脏腑病形》篇之二穴分别,是一定认识观念影响下的修正表达,意义在于建立二穴与腑明确对应关系的理论形式。

其二,合穴与手三阳脉下合穴。前已述及,大量证据表明类穴中五输穴的形成较早且有广泛共识。《气穴论》及《本输》篇的上下巨虚和委阳穴记载特点提示,手三阳经下合穴认识的产生当在阳经合穴之后。位于足太阳脉循行区域且同在腘横纹上的委中和委阳二穴,有基本相同的主治范围——腰背病痛及小便病候,而委中作为早已归经的足太阳脉腧穴,在融入脏腑理论的经脉联系上,具有与膀胱的"合理"对应关系;委阳穴的主治作用,在其时三焦认识指导下,被作为三焦的主治穴,表达为"三焦下腧""太阳络""足太阳之外大络"。也就是说,从用穴经验的记载看,委阳更偏于主治表现为小便不利之膀胱病,却归为三焦病主治穴;而委中更偏于主治腰背痛,却归为膀胱病之小便不利主治穴。这或许可以解释,《灵枢·四时气》释《邪气脏腑病形》六腑病内容,何以小便病候只从三焦(也即委阳穴)论而不释膀胱病;《灵枢·胀论》述"六腑胀",何以"三焦胀"症状中不见小便病候。《灵枢识·四时气》:"简案:本节三焦,即指膀胱。上文列六腑之病而不及膀胱,知是三焦为膀胱明矣。

《千金》云:三焦名中清之腑,别号玉海,水道出,属膀胱是也。"

其三,小便病候主病经脉的转变。《黄帝内经》载小便病候的针灸治疗,主治经脉正由足厥阴向足少阴太阳转变,包括理论和运用,如足少阴络穴大钟治闭癃(《灵枢·经脉》),阴跷(足少阴之别)治癃(《灵枢·热病》);而足太阳脉委中穴,早已入五输穴。下合穴委阳的认识处于这个时期,其主治小便病候机制从足太阳脉论,当在明确认识足太阳脉与小便病候关系之后,相对较晚。

其四,委阳穴专有的与经络关系论述,在《灵枢·本输》中显得突兀,如"……太阳之别也,上踝五寸,别入贯腨肠,出于委阳,并太阳之正,入络膀胱,约下焦"。其中"太阳之正",是经别理论的概念,与"太阳之别"相对,《黄帝内经》中除《灵枢·经别》外使用"某某之正"的仅此一处。其由"别"而并入"正","正"直接"入络膀胱",这与《经别》篇("足太阳之正,别入于腘中,其一道下尻五寸,别入于肛,属于膀胱")之以"别"而入"属于膀胱"有所不同,却与《经脉》篇足太阳脉("膀胱足太阳之脉……其直者,从巅入络脑,还出别下项,循肩髆内,挟脊,抵腰中,入循膂,络肾,属膀胱;其支者,从腰中下挟脊,贯臀,入腘中")以直行之脉连系肾一致。表明,这部分文字内容为后出(在《经别》篇之后)。

手阳脉的三个下合穴中,只有委阳未见归经,至《针灸甲乙经》始见归入足太阳经穴,原因与上述因素也有关,其"太阳之别也……入络膀胱,约下焦"及虚实病症的表述形式,与十五络脉/穴、跷脉等属同一类型,即有名称,有脉的循行,有与循行部位相应的病候,以脉行说明腧穴主治。上下巨虚并没有这类内容(《邪气脏腑病形》篇的"此阳脉之别入于内,属于腑者也",乃统而言之)。

腑病主治穴的理论化

（1）主治腑病类穴的概念认识

对各穴主治经验的积累和归纳，是认识主治共性的基础，按照主治范围或某种特性分类腧穴，就形成类穴认识。随着针灸治疗经验的积累丰富和理性认识发展，在原本的类穴之中可能又发现新的主治规律，归结出新的类穴形式，这种情况并不是个别的，如根溜注入中含有络穴，以及后来的八脉交会穴中有属五输穴及络穴等。但各种类穴一般都有不同称谓，而像主治腑病六穴这样，部分与五输穴重叠，名称也与五输穴混用的类穴，是很特殊的。何以如此？笔者认为，这因于并且反映了腑病主治穴的认识产生较晚，以及阳脉与内脏关系认识的转变。

在内容和结构方面，《本输》篇所载五输穴，井、荥、腧、经、合五类穴是一个独立的完整系统，而足阳脉之足三里、阳陵泉、委中为其中"合"穴。五输穴中虽然包含五脏原穴，但篇中除统言"是谓五脏六腑之腧"外，并没有特别指出与五脏相关的具体腧穴，而上下巨虚和委阳三穴则言明与腑的关系，这不符脏与腑的主次关系，亦不合各经脉之文例，委阳穴甚至还未归经。提示：前三穴是先被归经和分类（五输穴）的，而后三穴的认识较晚、文字当属后出；这六穴作为一体的类穴概念，出现于五输穴之后。

在阳脉与内脏关系方面，对经脉与内脏之间的关系，早期认识到的是阴脉与内脏病有关，出土医学文献显示，阴脉主内脏病而阳脉主肢体病，所谓"凡三阳，天气也，其病唯折骨裂肤一死。凡三阴，地气也，死脉也，腐藏烂肠而主杀"（《阴阳脉死候》）。《黄帝内经》中虽然仍有这种经验性认识，如"帝曰：痹，其时有死者，或疼久者，或易已者，其故何也？岐伯曰：其入脏者死，其留连筋骨间者疼久，其留皮肤间者易已"（《素问·痹论》），但阳脉与内脏已经建立联系，并在《灵枢·经脉》中有明确载述。足阳脉上的多数下合穴早有运用记载,多治疗腰痛、头项痛、疟疾等病症,如"足太阳脉令人腰痛,引项脊尻背如重状,刺其郄中。太阳正经出血……少阳令人腰痛,如以针刺其皮中,循循然不可以俯仰,不可以顾,刺少阳成骨之端出血,成骨在膝外廉之骨独起者……阳明令人腰痛,不可以顾,顾如有见者,善悲,刺阳明于胻前三痏,上下和之出血"(《素问·刺腰痛》)。这些尚无穴名的针刺部位所对应的后来腧穴,明确者为委中、足三里,接近者或为阳陵泉、巨虚上下廉诸穴[1]。而足三里等穴早用于胃肠病的治疗(见前)。阳脉从主治体表、肢体病痛,到主治内脏病症的作用探寻和经验总结,不是一步完成的,在这个过程中,已有类穴出现如五输穴等,部分先获认识的腧穴如足三里等足阳脉腧穴已被纳入五输穴系统。

所以,在较早归类的经穴中,即以五输穴之"合"来统指治腑病的数个阳脉腧穴,其后认识的主治腑病三穴也沿用此称。这样,在表达形式上,主治腑病六穴的类穴名称未能与五输穴完全分别。所以说,下合穴内容呈现的特殊面貌(不完善形式),正与阳脉与内脏关系认识的转变有关。

此外,阴脉主治脏病与阳脉主治腑病腧穴的发现途径、方式或机会,可能因以下特点而有所不同:五脏原穴与下合穴二者的部位差异很大,虽然都是四肢穴,但五脏原穴在腕踝关节附近,基本皆位于内侧,肌肉相对浅薄而多有明显脉动,按照经脉发现与脉动关系的认识,这些经由诊脉处转变为刺治处之"经脉穴",出现较早[2];下合穴则在下肢膝关节附近,位于外侧,肌

[1] 龙伯坚,龙式昭.黄帝内经集解素问[M].天津:天津科学技术出版社,2004:526-527.
[2] 黄龙祥.从《五十二病方》"灸其泰阴、泰阳"谈起——十二"经脉穴"源流考[J].中医杂志,1994,35(3):152-153.

肉丰厚,多无明显脉动,引起关注可能较迟。这种差异及其与取穴关系,《医学入门·附杂病穴法》有概括性说明:"阳穴以骨侧陷处按之酸麻者为真,阴穴按之有动脉应手者为真。"可参。

下合穴的出现是一个标志,即从用穴实践角度表明阳脉与内脏病也有关;对足阳脉膝关节附近腧穴主治六腑病的作用,以经络循行说明其机制(尽管较简单);表达阳脉与内脏关系的经脉名称、经脉联系、腧穴归经、主治病症及应用等诸要素相应合,阴阳经脉与内脏关联的认识达至较完整的层次,从而基本构建起手足经脉与脏腑关系的理论框架。

然而,术语不分带来混乱,这在《黄帝内经》中已经出现。如《灵枢·顺气一日分为四时》之五输穴主治,以五脏五输应五时,其中"味主秋,秋刺合",且五输穴主病的具体内容为"病在胃及以饮食不节得病者,取之于合。故命曰味主合"。其"合"穴内容,按该篇主旨当应肺应秋,但主病显然不符,亦非阴阳经脉所有合穴的主病,所以只是与腑病关系的反映;独言胃者,因胃乃六腑的代表(所谓"胃者,六腑之海"(《素问·逆调论》)。这种表达,使五输穴和下合穴在一定程度上相混。所以,两类合穴概念混淆,根在阳脉与内脏关系认识的转变,而术语不分也是其结果。顺便提一下,属五输穴体系自身的主治内容,见《难经·六十八难》,其中"合主逆气而泄"。但需注意,其形成,如宋代虞庶所说"法五行,应五脏",推论成分居多;其范围,如三国吴人吕广所说"合者,水。水主肾,肾主泄也"(《难经集注·六十八难》),仅限于阴脉五输穴。

(2)形成用穴原则

主治腑病的类穴概念形成,使人们能够直接认识和把握腧穴主治共性,促进形成用穴原则,对临床用穴产生强大指导作用。《黄帝内经》针灸治疗腑病的资料中,积累阶段的具体用经验和用穴原则并见,在一定程度上体现了这种实践指导作用的强度和速度。受上述诸因素影响,后人对下合穴用穴原则的理解和诠释,与其本义尚有距离。

1)荥输治外经,合治内腑:有关下合穴应用的重要原则是"荥输治外经,合治内腑"。此句看似直接明了,实则不然,一般解释多未切合原义,甚至误释。

首先,所指仅限足阳脉,注家多能注意到前后文的语境限定,但在具体解释时又往往忽略而仅着眼于"内外",泛作五输穴主治范围之误者也非个别。

其次,言"荥输",主要是其时表述习惯使然,体现一种普遍用穴情况,《黄帝内经》中不乏其例:

通其荥输,乃可传于大数。大数曰:盛则徒泻之,虚则徒补之……(《灵枢·禁服》。按:"荥"原作"营",据《针灸甲乙经》《太素》改)

审其所在,寒热淋露,荥输异处,审于调气……(《灵枢·官能》。按:"荥"原作"以",据《太素》改)

经言气之盛衰,左右倾移,以上调下,以左调右,有余不足,补泻于荥输。(《素问·离合真邪论》)

原因在于其时荥输为常用穴,以致用来代表腧穴,实际主要是肘膝以下之五输穴(如《灵枢·厥病》:"厥心痛……肾心痛也,先取京骨、昆仑,发狂不已,取然谷……胃心痛也,取之大都、太白……脾心痛也,取之然谷、太溪……肝心痛也,取之行间、太冲……肺心痛也,取之鱼际、太渊")。《灵枢·海论》中即明确用以概指腧穴,即"必先明知阴阳表里荥输所在,四海定矣",且回答"定之奈何"时说:"胃者水谷之海,其输上在气街,下至三里。冲脉者为十二经之海,其输上在于大杼,下出于巨虚之上下廉。膻中者为气之海,其输上在于柱骨之上下,前在于人迎。脑为髓之海，其输上在于其盖，下在风府。"其中既有四肢穴，也有头身穴，却统以"荥输所在"概括。晋代葛洪《抱朴子内篇·杂应》用以指代类穴名，如"……令人以针治病，其灸法又不明处所分寸，而但说身中孔穴荥输之名"。这一表述习惯甚至被一些注家模仿，如杨上善解释"寸口大于人迎一倍……紧则为痹"为"紧有痹痛，先以痛为输荥，针刺已，然后于其刺处灸之"（《太素·人迎脉口诊》），其"以痛为输荥"即是说以痛处为腧穴。甚至对五输穴的表述，也因其影响而成"荥输井原经合"（《黄帝内经明堂·序》）的形式。实际上，上述经文中荥输多指阴脉而言。阳脉五输之"合"以下诸穴主要治疗"内腑"以外的体表、肢体病（即外经病）。如《素问·骨空论》载有用例："膝痛不可屈伸……连骺若折，治阳明中俞髎；若别，治巨阳少阴荥。"（少阴，《太素·骨空》作"少阳"）对这些腧穴仍以习用的"荥输"来表达，在文辞上也与"合"相对。所以，"荥输治外经"之"荥输"实概指阳脉"合"之前诸穴，不仅限荥输二穴。也就是说，不能解释为荥穴、输穴主治外经病，也不是阳经腧穴中只有荥输二穴才能治外经病。至于张志聪释九刺之"一曰输刺，刺五脏之经输，所谓'荥输治外经'也"（《黄帝内经灵枢集注·官针》），更是错上加错。

第三，作为主治范围，"荥输治外经，合治内腑"之前后两层内容，后者才是该篇论述重点所在，前者实际起映衬、突出后者的作用。

2）治脏取输，治腑取合：基于上述分析，可知"五脏有俞，六腑有合"（《素问·痹论》）、"治脏者治其俞，治腑者治其合"（《素问·咳论》）的俞合所指，即五输穴之"输"和下合穴。这里，五脏与六腑之对举基于同属内脏，那么在主治内脏病这一意义上等同者，即五输穴之输与下合穴。五输穴之输即五脏原穴，

五脏原穴主治脏病,《九针十二原》篇于此有专论也有类穴形
式——"十二原"。《素问》以输、合对举,而不是原与合,显然是
从五输穴角度。而《邪气脏腑病形》篇以"合"统称主治六腑的
六穴,不顾其中半数穴非五输之合,亦是站在五输穴的角度。后
世提出更简明的主治原则,如《医学入门·针灸·子午八法》即
云:"脏病针输,腑病针合。"但内容却是五输穴。《针灸聚英·
铜人指要赋》所载"脏病取原,腑病取合"最为准确。

　　又,因阳脉也有原穴,对下合穴与六腑关系理解不透者,常
会以阳脉原穴与五脏原穴对应。马莳对"十二原"的议论就属
这种情况,如"按:本篇止言五脏之原,而不言六腑,乃以鸠尾、
脖胦足之。《难经·六十六难》则五脏之外,言少阴之原出于兑
骨,胆之原出于丘墟,胃之原出于冲阳,三焦之原出于阳池,膀胱
之原出于京骨,大肠之原出于合谷,小肠之原出于腕骨,则始于
十二原为悉耳"(《黄帝内经灵枢注证发微·九针十二原》)。于
此不可不辨。

经穴主治规律及其阳脉特点

　　如上所述,下合穴对六腑的意义,相当于原穴对五脏的意
义。这两类同为主治内脏病的腧穴,所在部位的特点颇值得思
考,虽然同在四肢,却一在上下腕踝,一仅在下之膝部。这与两
类腧穴所属经脉相关内脏的体腔内上下位置相合:手足脉之五
脏在胸腹;足脉之六腑仅在腹(其中的三焦,从主治症看主要指
下焦而实同膀胱,从上中下三焦看,中下二焦都在腹部)。胸腔
和腹腔以横膈为界,而经脉的手足之分,就经脉与内脏的主要关
系而言是以横膈为界。宋代丁德用已指出:"人膈以上者,手三
阴三阳所主也,即通于天气;膈以下,足三阴三阳所主也,即通于
地气。"(《难经集注·一难》)如果将上下肢经穴对身体主
干——躯干部的这种远治作用放大到全身的整体划分来看,则

是两个区域的近部作用：膈以上之躯干、上肢和头的区域，膈以下之躯干和下肢的区域。这两个区域，在手足着地姿势时，可更明显看出为全身的前后两个对称节段。《灵枢·终始》所说"从腰以上者，手太阴阳明皆主之；从腰以下者，足太阴阳明皆主之"，即是基于这一规律，不过是以人体活动形态上更易直观分辨的腰为分界。

对经穴主治规律，从经脉腧穴的表达，转换为人体结构的部位表达，《黄帝内经》已经这样做了，如"十二原出于四关，四关主治五脏"（《灵枢·九针十二原》）。又如，委中、委阳都位于腘窝，所治腰痛、小便病候的相应脏腑为肾与膀胱，故《灵枢·邪客》从五脏角度说"肾有邪，其气留于两腘"，归纳出了内脏与体表部位之间的一种特定关系，体现于临床运用则主要是足太阳经穴对膀胱病症的主治作用。

下合穴所在部位，较之五脏原穴更靠近作用部位。按照中医的病理层次划分，五脏最深，六腑其次，那么，病位越深则四肢主治穴位距之越远，病位越浅则四肢主治穴位距之越近。五脏功能复杂，涉及范围广，病变不限于形脏；六腑功能相对简单，病症较局限，病位多是脏器所在。病症越局限，则主治腧穴越靠近；反之，病症范围越广大，则主治腧穴越远。甚至上巨虚、下巨虚的位置上下，也体现大肠小肠病症范围与主治穴远近的对应。

———————

阳脉腧穴主治内脏病的整体认识形成较晚，五输穴先于下合穴概念的形成，这是主治腑病类穴在五输穴框架内论述，以"合"来指称的原因。主治腑病六穴没有形成专门术语，手阳脉三腑主治腧穴实际部位与经脉脏腑配属关系不相一致，提示其理论未完成自洽形态。这些都影响后人对其概念的清晰认识。

下合穴为阳脉与内脏关联的重要标志和实践价值的具体体

现,总属经脉与脏腑关系认识范围。阳脉与内脏关系的认识有一个大跨度的转变,下合穴是这一转变的主要临床基础之一;针灸理论的多方面内容,与此转变有关。深入认识这个转变,具理论和应用的多方面意义。

八脉交会穴

- 文献载述
- 理论本质
- 理论意义
- 理论缺陷
- 引发思考

八脉交会穴,是《黄帝内经》之后出现的新腧穴理论,内容完整而特点鲜明,包括腧穴的部位、取法,主治病证及其特性归纳与原理说明,应用方法等全面内容,其腧穴主治的详细具体(包括数量统计),前所未见;后人对其应用发展,如灵龟八法、飞腾八法、主治补充、方法阐发等,除五输穴外也无同类可比,堪称八脉交会穴系统,为经典针灸理论之后腧穴理论建构的典型代表,对了解前人总结腧穴主治规律、形成理性认识的思路方法,有"样本"价值,富有启发意义。这里主要就其理论内容的本质、意义、问题及启发等试做分析。

文献载述

八脉交会穴内容出元代窦汉卿撰《针经指南》,集中于《定八穴所在》,包括八穴之名称、归经、定位及取法,每穴主治证及数量,每对穴配合用法。《针经指南》最早由元代窦桂芳与其他三书以《针灸四书》刊印,今只存残本。明代《普济方·针灸门》几乎收录《针经指南》全部内容,在《定八穴所在》之前有《八穴交会》,言明八穴所通奇经(关系),以及每对穴共同主治的脏器与部位,即"公孙(通冲脉),内关(通阴维),合于胃心胸……"

有关八穴与奇经的关系,其实在元代王国瑞编撰的《扁鹊神应针灸玉龙经》中即有明确载述,如在《六十六穴治证》节分别言及列缺通任脉、后溪通督脉、内关通阴维、外关通阳维、临泣通带脉、公孙通冲脉、照海通阴跷、申脉通阳跷;在《一百二十六玉龙歌》节注云:"内关……名阴维穴,禁灸。应照海穴。"明代刘纯《医经小学》卷三有《经脉交会八穴》,以歌诀形式表达这些内容,即"公孙冲脉胃心胸,内关阴维下总同……"后被徐凤《针灸大全》收录于《窦文真公八法流注》专卷(卷四),称《八脉交会八穴歌》。李鼎认为,窦汉卿在撰写《标幽赋》时"已完全确定八穴与八脉的结合"[1]。

综上,窦汉卿《针经指南》中应已言明八穴与奇经关系。

理论本质

(1)以奇经概括和说明正经腧穴主治特性及原理

经脉在针灸临床上的意义,是根据经脉的循行联系部位和器官、所主病候,来辨别病证所关涉经脉,指导选经用穴,说明治疗原理。八穴通奇经,临床意义也是如此,只不过在腧穴与经脉的关系上更加复杂,即正经之穴从与本经的关系,进而到与某一奇经的关联。通过这种与奇经的联系,概括、说明腧穴的主治范围、规律特点。所以,八脉交会穴理论的本质特点是,借助奇经来论说正经腧穴的主治特性及其原理。吴崑谓"其分主八脉而该乎十二经也"(《针方六集》卷二)。

那么,正经十二与奇经八脉之间怎样建立对应联系?其理论建构的思路,古文献几乎没有说明。八穴之中,申脉、照海二

---

[1] 王罗珍,李鼎.《奇经八脉考》校注[M].上海:上海科学技术出版社,1990:146-147,156.

穴为阴阳跻脉所生,这在《针灸甲乙经》中已经明确;所余六穴,
有四穴原本为络穴,李鼎即从其络脉循行解释与奇经的联系,而
临泣、后溪二穴则从正经循行解释与奇经的联系[1]。分析八穴
的经脉关系,古人可能还有其他方面的考虑(表4)。

表4 八脉交会穴的经脉关系

八穴	所属正经	所通奇经	合治(部位、脏器)	经脉类属	
				奇经	属性
临泣	足少阳	带脉	目锐眦、耳后、颊、颈、肩、缺盆、胸膈	躯干脉	阳脉
外关	手少阳	阳维		四肢脉	
后溪	手太阳	督脉	内眦、颈、项、耳户、膊、小肠、膀胱	躯干脉	
申脉	足太阳	阳跻		四肢脉	
列缺	手太阴	任脉	肺及肺系、喉咙、胸膈	躯干脉	阴脉
照海	足少阴	阴跻		四肢脉	
公孙	足太阴	冲脉	胸、心、胃	躯干脉	
内关	手厥阴	阴维		四肢脉	

注:按照主治部位的上下,将首对穴公孙和内关移至最后。

表4清楚显示:①每对穴所通奇经都是由一条躯干脉和一
条四肢脉(参见本书《经脉系统重构》)组成。②所及经脉的阴
阳属性,为两对阳脉穴和两对阴脉穴。③两对手足阳脉皆为同
名经,而两对手足阴脉则不同;所及经脉的分布区域,前者(少
阳、太阳)偏外侧(阳),后者(太阴、厥阴、少阴)偏内侧(阴)。

[1] 李鼎.针灸学释难(增订本)[M].上海:上海中医药大学出版社,
1998:95-96.

④对穴合治的部位及脏器偏于身半以上。提示两个方面,一方面,四对穴的经脉关系相当严整,八脉交会穴的理论结构是颇具匠心的建构结果;另一方面,不够"规整"之处(如第3点,分析详后)或有另外因素。

其理论结构关系中还有明显"硬伤"。如阳脉穴临泣所通之带脉,于腰腹"回身一周"而横跨阴阳两个区域,本无阴阳偏性,但在这里显然是作为阳(脉)之属性。因临泣穴归属足少阳经脉,而奇经之带脉的交会穴(侧腰腹部之维道、五枢、带脉)都属足少阳经脉,这应是其主要依据。尽管这主要为了说明临泣穴主治胁腰胯部病痛,但是,与一般对带脉特性的认识并不一致,如《灵枢》中带脉作为足少阴之经别循行所及("足少阴之正,至腘中,别走太阳而合,上至肾,当十四椎,出属带脉"),杨玄操释带脉功能(特点)为"带之为言束也,言总束诸脉,使得调柔"(《难经集注·二十八难》)等。临泣穴的主治病证,《针经指南》以外经病为主,此与带脉病证以腰腹、前阴和妇科病为主的认识,如《难经》"带之为病,腹满,腰溶溶若坐水中",《脉经》中带脉诊候"左右绕脐腹腰脊痛,冲阴股也"(卷二《平奇经八脉病》)、"苦少腹痛引命门,女子月水不来,绝继复下止,阴辟寒令人无子,男子苦少腹,拘急或失精也"(卷十《手检图三十一部》),以及《标幽赋》概括于阴脉范围内及所主内脏病特点"阴跷阴维任带冲,去心腹胁肋在里之疑"等,也不尽相合(《扁鹊神应针灸玉龙经·注解〈标幽赋〉》从阴脉解释:"带脉起于季胁下一寸八分,周回一身,与任脉同治阴脉之海也")。因此,八脉交会穴作为经典理论之后罕有的对腧穴主治的规律总结、理论提升,所论八穴与奇经关系也不无牵强之处。

以通八脉解释八穴主治,对奇经这种用法的本质意义,极少见有探讨。实际上,八脉在这里只是概念借用,并不完全是其本身临床特性的直接体现和理论运用。

（2）提示腧穴部位与主治相关的规律

八脉交会穴为十二经脉在手足腕踝部的八个穴,分作四对,每对穴为上下肢各一穴。这些腧穴的所在部位或经脉,呈现上下对称或对应的特点。具体来说,阳脉穴是两对同名经穴,即后溪与申脉为手足太阳经,外关与临泣为手足少阳经。阴脉穴虽然不是同名经穴,但列缺在桡骨茎突部、照海在内踝部,二穴部位明显对称;公孙所属足太阴经在足部分布于足厥阴、足少阴之间,与内关之手厥阴经的居中分布特点是一致的(参见本书《对称》)。所以,四对穴中,临泣与外关、后溪与申脉为同名阳经,公孙与内关实为对应区域性质(实属同名阴经分布特点),照海与列缺为对称部位。

每对上下肢穴之间相关性的另一体现,是所主治的病证大多相同或相近。而这种(腧穴)主治共性的基础,就是上下肢对穴所在之处的对称或对应。因此,八脉交会穴反映了腧穴的部位与主治之间存在极其密切的关系,是对新经验认识的一种理论提升形式。

综上,八脉交会穴在十二经脉腧穴通奇经的理论形式下,以上下肢腧穴的主治病证相关和对穴配伍用法,体现了对称或对应部位腧穴具有主治上的共性,揭示了腧穴主治与部位相关的规律。对认识、发现和总结腧穴主治规律,有重大价值。

理论意义

（1）腧穴理论建构的创新贡献

腧穴按照某种共性分类,即为类穴。这种共性主要为腧穴在主治作用或病证(特点)上的一致性,也就是说,类穴是具有某种主治共性的一类腧穴。对其共性的原理说明,形成一种腧穴理论,其中蕴含着对某种腧穴主治规律的理性认识。因此,类穴是前人对腧穴主治规律性的理性认识和表达形式。大多数类穴形成于《黄帝内经》，此后不仅数量少，而且大多缺乏理论性内容，如《难经》之八会穴、《针灸甲乙经》之郄穴、《备急千金要方》之十三鬼穴，以及华佗夹脊穴、四关穴等。唯有《针经指南》之八脉交会穴，建立了相应理论。可见，对腧穴主治经验的理论提升，主要集中于《黄帝内经》，此后，首推八脉交会穴。

对八穴与奇经的关系，窦汉卿以"交经""交会"表达，李鼎认为其源在交会穴[1,2,3]。《针灸甲乙经》载有大量交会穴，绝大多数都位于躯干和头项，极少在四肢。这些穴与数条经脉都有关联。八穴与此不同的是，皆在四肢，除照海、申脉外并不在穴位处与奇经交会。腧穴与经脉的关系，《针灸甲乙经》所称头身部腧穴与经脉"之会"，如中脘穴为手太阳少阳、足阳明脉之会等，对其主治胃肠病、三焦病具有说明意义。八穴通奇经之说的意义与其相似，如果说前后二者之间有所关联，应该主要在这层启发意义上。

八脉交会穴的理论构建，方法上虽然仍是基于腧穴与经脉之间的联系，却突破了腧穴的经脉归属关系，而将奇经与正经腧穴联系起来，以奇经说明正经腧穴主治的特性及其原理。这种前所未见的理论形式，后人怎样认识？这可从有关称谓上略见一斑，如王国瑞在《扁鹊神应针灸玉龙经·一百二十穴玉龙歌》

［1］ 李鼎.针灸学释难(增订本)[M].上海:上海中医药大学出版社,1998:95-96.

［2］ 李鼎,王罗珍,李磊.子午流注针经 针经指南合注[M].上海:上海科学技术出版社,1998:187.

［3］ 李鼎.针灸学释难(重修版)[M].上海:上海中医药大学出版社,2006:112.

中注解内关穴"名阴维穴";徐凤《针灸大全》始称"八脉交会八穴",李梴《医学入门》中则径称"奇经八穴"。从针灸学术发展角度看,八脉交会穴标志着腧穴理论建构的一种突破出新,而另一方面,以经脉循行联系说明腧穴主治的这种理论建构方式,至此也已是绝唱。

(2)选穴配穴原则方法的丰富发展

对腧穴"配伍",初时主要从《难经》五输穴五行生克关系着眼,元代杜思敬辑《洁古云岐针法》(《济生拔粹》卷二)有《经络腧穴配合法》,角度即是如此。

八脉交会穴,在运用方法上,有左病取右、右病取左之部位对应的影子,八穴则扩展至上下肢对应部位,丰富和发展了选穴配穴的原则方法,为后人所称道。如李梴《医学入门·子午八法》:"此八穴配合定位刺法之最奇者也,是故头病取足,而应之以手;足病取手,而应之以足;左病取右,而应之以左;右病取左,而应之以右。"吴崑《针方六集·窦太师标幽赋吴注》:"窦公所指八法,开针家一大法门,能统摄诸病,简易精绝。"

八穴作为配穴运用方法的影响,最早在元代《扁鹊神应针灸玉龙经》中有较全面反映,也有所发展,如《穴法相应三十七穴》(参见本书《对称》);在该书中还有更多反映,如《天星十一穴歌诀》也是配穴,以及后来的《拦江赋》等[1]。

理论缺陷

对于腧穴主治来说,经脉理论和腧穴理论是一个问题的两个面,前者主要关涉主治的说明,后者主要关涉产生主治的基础。八脉交会穴理论,只说明了八穴主治特性及原理(奇经联

---

[1] 王罗珍,李鼎.《奇经八脉考》校注[M].上海:上海科学技术出版社,1990:146-147,156.

系),没有解释八穴的部位与主治的内在关系。

所建立的八穴通八脉理论,各穴所通奇经并不同,而每对穴有共同的主治,也就是说,对同一主治,二穴是以不同奇经解释的,如内关以阴维、公孙以冲脉来解释主治胃心胸的特性(具体病证,如内关主治食膈不下食、泄泻滑肠,公孙主治食膈不下、泄泻不止)。以此来看,八穴与八脉的对应关系,有较强的某种主观规定性。此外,照海和申脉,本属跷脉,后归入足少阴、足太阳经,对这种一穴同属二经的性质缺乏适用理论范畴的清晰界定,在八穴理论中实际是利用其同属两经的性质,说理不免随意。这些都影响奇经作为对穴相同主治经脉基础的理论严谨性。

上述分析,并非苛求古人,而是为了能较全面认识八脉交会穴理论,清楚了解其解决的及尚未解决的问题,在针灸理论建设中有所借鉴。

引发思考

八脉交会穴有别于此前的尤其经典理论的特性,也使我们有了一个观照经络腧穴理论的新视角,启发思考新问题。

(1)关于腧穴、经脉的特异性及经与穴的关系

1)腧穴主治范围的扩大,以致借助奇经说明之,从腧穴主治作用的角度来看,亦即腧穴特异性愈来愈不明显。例如,列缺、照海的主治病证已经超出其所在经脉的循行分布及主病范围。那么,怎样认识以主治范围反映的腧穴特异性? 是否普遍存在?

2)以奇经解释正经腧穴主治机制,是否反映出十二经脉对其腧穴主治的说明作用有所局限? 即随着针灸临床腧穴主治发展,八个正经经穴的主治证超出了正经主病范围,十二经脉在解释经穴治疗原理上力有不逮,原有说理方式不足以说明新经验,因而另辟蹊径,引入奇经予以说明。比如内关、公孙都是络穴,

各自主治胸腹病证,本有络脉循行说明之,而八脉交会穴代之以冲脉、阴维脉,提示(至少其理论创建者)认为此前的经脉联系不能完全适用于新增主治。

3)经脉建立在腧穴基础上,如果腧穴特异性有疑,那么,腧穴与经脉之间的关系就不稳定了。合理的解释、推论是:经脉理论(循行分布、脏器联系等)、经脉与腧穴关系(如归经等)的产生,基于、适于当时的腧穴治疗经验及规律内容,即这些理论本身有其适用范围,具有一定的历史性,不一定能完全涵盖、用于后来发现的一些腧穴主治特点和规律,也就是并不具有普适性。《黄帝内经》之后的腧穴分类归纳,就基本上离开了经脉角度。这或许有助于理解这样一个事实:在经络和腧穴方面,经典之后针灸的丰富发展主要在腧穴及其主治病证的增扩,而经络理论陷于停滞。针和穴是后世针灸医籍内容的主要丰富方面。

所以,八穴通八脉之说,提示了十二经脉理论的意义有自身限域,不应无限放大其理论统摄性。那种认为所有针灸治疗规律都能以既有经脉理论涵盖和解释的认识是肤浅的,应该认真研究、着力搞清不同经脉理论的解释对象、适用范围。

(2)关于传统针灸理论形式与科学内涵

怎样才能科学认识、正确解读传统理论形式下的本质内涵,发掘所蕴含的针灸治疗规律?

1)以奇经解释上下肢二穴的配伍原理,仍有以经脉循行联系说明机制的影响,反过来,也可以从中体会到经脉循行联系的实际/本质意义,是以之说明腧穴主治的特性、原理。就以"脉"释穴这一点而言,八脉交会穴理论的说明形式与十五络脉/穴类似。如果今天的认识仍止步于"理清"、阐发、完善八穴的正经奇经联系,满足基于此的"机制",就颠倒了认识方法,不能深入本质所在。

2)上下肢二穴的主治共性和配伍用法,提示的是腧穴主治与腧穴部位之间关系的规律,这是其科学价值所在。古人如何思考和表达这类经验感知的共性? 其中的一个重要思维方法就是"同气相求"。这种思维由来已久,如《周易》:"同声相应,同气相求";《庄子·渔父》:"同类相从,同声相应,固天之理也。"张介宾在《类经·阴阳类·一、阴阳应象》中说:"盖阴阳之道,同气相求。"手足经脉的四组对应腧穴的经验积累、规律总结,当有这种思维方式的内在影响。《医学入门·附杂病穴法》曾指出:"其八穴亦肘膝内穴。又皆以阴应阴,以阳应阳。"四对穴之同名经、对应部位/位置或区域,以本经和奇经表达出来。今人归纳窦汉卿八穴理论和《标幽赋》所论,"将八穴分属阴阳,分主表里,分治经络与脏腑"[1]。

———————

《黄帝内经》《难经》经典之后,具有理论形态的腧穴治疗经验总结,首推八脉交会穴,在学术发展史上有标志性意义,但又是一个特例。作为类穴之一,其特别之处主要有三:①为上下肢配穴;②以奇经解释十二经腧穴的主治规律;③由原理和运用构成,具理论指导临床的较完善形式,为类穴理论中所仅见。八脉交会穴的学术贡献主要有二:一是总结上下肢对应部位腧穴具有共同主治的规律;二是建立以奇经解释这种规律的理论而指导运用。对今天深入思考经脉和腧穴在理论及实践上的本质意义,启发总结腧穴主治规律等,有着多方面的价值。

———————

[1] 黄建军.窦默的穴法理论特色探析[J].中国针灸,1995,15(1):44-45.

3. 部位:腧穴主治的规律

四肢远端穴

结构分析

内容认识

启发意义

对腧穴主治的经验积累和规律性认识,是经脉与腧穴理论的形成基础。反之,深入研究经脉和腧穴理论,则是理解既有腧穴主治规律认识的前提。由此形成的互动关系,决定了对前人认识腧穴主治规律的研究,需要多角度的综合方法。《黄帝内经》中由头痛、心痛,到厥头痛、厥心痛的有关内容演变,对我们认识腧穴主治规律、把握此类问题研究方法等方面,颇具启发性和代表性。

结构分析

厥头痛和厥心痛的针刺治疗,载于《灵枢·厥病》。本篇不仅内容重要,而且体例结构具有特点,先明了其结构,才能正确理解内容。为方便分析与理解,现将《灵枢·厥病》有关原文引录如下:

厥头痛,面若肿起而烦心,取之足阳明、太阴。厥头痛,头脉痛,心悲善泣,视头动脉反盛者,刺尽去血,后调足厥阴。厥头痛,贞贞头重而痛,泻头上五行,行五,先取手少阴,后取足少阴。厥头痛,意善忘,按之不得,取头面左右动脉,后取足太阴。厥头痛,项先痛,腰脊为应,先取天柱,后取足太阳。厥头痛,头痛甚,耳前后脉涌有热(一本云有动脉),泻出其血,后取足少阳。

真头痛,头痛甚,脑尽痛,手足寒至节,死不治。头痛不可取于腧者,有所击堕,恶血在于内,若肉伤,痛未已,可则刺,不可远取也。头痛不可刺者,大痹为恶,日作者,可令少愈,不可已。

头半寒痛,先取手少阳、阳明,后取足少阳、阳明。

厥心痛,与背相控,善瘛,如从后触其心,伛偻者,肾心痛也,先取京骨、昆仑,发狂不已,取然谷。厥心痛,腹胀胸满,心尤痛甚,胃心痛也,取之大都、太白。厥心痛,痛如以锥针刺其心,心痛甚者,脾心痛也,取之然谷、太溪。厥心痛,色苍苍如死状,终日不得太息,肝心痛也,取之行间、太冲。厥心痛,卧若徒居,心痛间,动作痛益甚,色不变,肺心痛也,取之鱼际、太渊。

真心痛,手足清至节,心痛甚,旦发夕死,夕发旦死。心痛不可刺者,中有盛聚,不可取于腧。肠中有虫瘕及蛟蛔,皆不可取以小针。心肠痛,愀作痛肿聚,往来上下行,痛有休止,腹热,喜渴涎出者是蛟蛔也,以手聚按而坚持之,无令得移,以大针刺之,久持之,虫不动,乃出针也。

所论厥病,包括厥头痛和厥心痛两种;全篇内容相应地分为两大部分。全部内容的论述顺序为:

厥头痛论治,真头痛论治,"头痛不可刺者";

厥心痛论治,真心痛论治,"心痛不可刺者"。

其层次结构,厥头痛和厥心痛各分为同样的两层,即病症之一般与危重、论治之可治与不可治。虽然厥头痛和厥心痛是两种不同的病症,但编者显然认为二者有着某些相似性,因而放在一篇之中并以同样的体例结构论述。其相似性应该主要有二:同为痛症,有同类的针刺注意问题。具体而言,头痛,有一般头痛,尽管表现多样,但总属可以针刺而缓解的;有性质完全不同的"真头痛",头痛势重,表现为全头痛,伴手足发凉,预后不良,

51

治亦无效。还有些头痛,非针刺的适应证,不主张治以针刺。心痛与此类似,一般心痛,要根据不同的表现进行针刺治疗;有性质完全不同的"真心痛",心痛剧烈,"旦发夕死,夕发旦死",属不治之症。还有的心痛,其实是寄生虫引起的腹痛,不以针刺治疗。除上述内容结构相同外,对病症分类称谓、针刺治疗方法表述等,也是相似的,如"厥头痛""真头痛""头痛""头痛不可刺者","厥心痛""真心痛""心痛""心痛不可刺者"等。

由这些相同和相似行文体例结构的分析入手,有助于我们认识篇中的针刺治疗方法,以及一些文句潜藏的深层意义。

内容认识

(1)辨证方法

篇中对厥头痛的针刺,基于经脉理论的辨证。根据厥头痛的特点、部位、兼症等,按照经脉循行或经脉病候进行辨证归经,涉及的经脉基本为足六经,故也可说是足六经辨证。如厥头痛伴项背腰脊痛,其伴见症状及部位为足太阳经脉的循行和主病范围,故病在足太阳。厥头痛伴有面肿,面部为足阳明经分布区域,而属足阳明病。厥头痛伴心悲善泣,因足厥阴经病变有"喜悲"(见《灵枢·根结》),而病在足厥阴,等等。

对厥心痛的针刺,基于脏腑理论的辨证。根据厥心痛的特点、兼症等,按照脏腑功能特点和病变辨别所病脏腑。例如,厥心痛而有腹胀胸满等胃腑症状,属胃心痛;心痛而面现苍色,因苍色属肝木,故为肝心痛,等等。

所以,在疾病的辨识上,厥头痛和厥心痛各有不同的认识角度,理论观念有别,致辨证方法不同。

(2)治疗方法

由不同辨证方法引出的治疗方法也就有所差异。以经脉辨证的厥头痛,针刺治疗方法更合经脉理论。取治之处,分为两类,一类在头项,多称"脉",且多用放血方法,总属局部取穴,如"视头动脉反盛者,刺尽去血""耳前后脉涌有热,泻出其血";一类为经脉名,其具体所指,从行文方式看,凡治疗既取局部又取经脉名者,指明取刺之处的皆为头项之局部,那么以经脉名出现的取刺之处当为四肢之远道部位,如"厥头痛,项先痛,腰脊为应,先取天柱,后取足太阳";又,"头痛不可取于腧者,有所击堕,恶血在于内,若肉伤,痛未已,可则刺,不可远取也"。根据前后文意,"不可远取"相对"可则刺"而言,即"不可取于腧",谓可刺外伤所致头痛的局部,而不取远道四肢腧穴。此句明示,与厥头痛之局部取穴相对的为远取。上文与取局部相对的经脉名,指远取的方法。下文厥心痛取刺之处,皆为四肢腧穴,亦可佐证。因此,本篇的厥头痛针刺治疗选穴方法,多数是(四肢与头项部腧穴)远近配合。

以脏腑辨证的厥心痛,针刺治疗方法更合于脏腑理论。针刺治疗取治之处皆直接以腧穴出现,几乎都在腕踝以下,而且是同一经脉取二穴,其中包括了除心以外的五脏原穴;所取治的经脉,为足三阴脉、手太阴脉及足太阳脉,重在阴脉、足脉。

(3)文句考辨

综合观之,不难看出,篇中的厥头痛和厥心痛,二者在辨证、治疗方法及表达方式上实际有很大差异,相同或相似的主要是体例结构。这提示,厥头痛和厥心痛两部分内容原本不是同源文献,从针灸理论发展过程看,以经脉辨证的厥头痛内容出现在前,而以脏腑辨证的厥心痛内容出现在后,厥心痛部分乃是仿照厥头痛内容的行文方式撰写而成,二者编入同一篇文献。如果将厥心痛与《灵枢·杂病》记载的心痛相比较,可以更清楚地认识这部分内容的形成(表5)。

表5 《灵枢》厥心痛相关原文比较

序号	《灵枢·杂病》	《灵枢·厥病》
1	心痛引腰脊，欲呕，取足少阴	厥心痛，与背相控，善瘈，如从后触其心，伛偻者，肾心痛也，先取京骨、昆仑，发狂不已，取然谷
2	心痛，腹胀啬啬然，大便不利，取足太阴	厥心痛，腹胀胸满，心尤痛甚，胃心痛也，取之大都、太白
3	心痛引背不得息，刺足少阴；不已，取手少阳	厥心痛，痛如以锥针刺其心，心痛甚者，脾心痛也，取之然谷、太溪
4	心痛引小腹满，上下无常处，便溲难，刺足厥阴	厥心痛，色苍苍如死状，终日不得太息，肝心痛也，取之行间、太冲
5	心痛，但短气不足以息，刺手太阴	厥心痛，卧若徒居，心痛间，动作痛益甚，色不变，肺心痛也，取之鱼际、太渊

　　两篇有关心痛的内容，针刺治疗涉及的经脉一致，症状的特点、性质相同或密切相关，而且顺序也是一样的，表明这两部分内容有内在联系。以先后论，《灵枢·杂病》在前而《灵枢·厥病》在后，后者保留前者的整体顺序，对原以经脉名表达的取治之处一律改作相应经脉的腧穴，并按照不同的辨证方法进行了加工。

　　以下两条原文的变化原因即在于此。按两篇的原文顺序（参见表5），第3条原文：《灵枢·厥病》厥心痛辨证为"脾心痛"，却取足少阴经的然谷、太溪穴，证与治不合，而《灵枢·杂病》心痛正是"刺足少阴"。因为，此条在《灵枢·杂病》中以经脉辨证为足少阴脉证治，《灵枢·厥病》将经脉名换为该经的腧穴，但出于脏腑辨证的需要，将原此条位置的病症改作病在脾；又将《灵枢·杂病》本为足太阴脉证治的第2条原文，作病在胃腑,而仍取足太阴经穴。这样,两篇各有两条相同的证或治,《灵枢·杂病》为足少阴脉(第1、3条),《灵枢·厥病》中变为中焦之脾和胃(第2、3条)。此又暗合《素问·厥论》中心痛主病只见于足少阴、足太阴二脉的情况。至于为何原本足太阴证治变为胃腑证治,深层原因还与经脉与脏腑关系、脏腑理论的演变有关。早期的经脉理论,经脉所关系的内脏中尚无脾,足太阴脉联系的是胃(如《阴阳十一脉灸经》),直到《灵枢·经脉》中足太阴脉病候仍以胃为主[1]。对脏腑的认识,胃先于脾,后来脾入五脏而代替胃,但仍时常脾胃并称。《黄帝内经》中这种痕迹还见于脏腑辨证时,对病症的五脏分型常伴有胃的证型,而成五加一的六个证型,如疟疾的脏腑辨证为五脏疟和胃疟(《素问·刺疟》)。厥心痛的五脏分型中,并见胃心痛、脾心痛,是上述脾胃关系演变的反映之一。若将《灵枢·杂病》和《灵枢·厥病》中的心痛内容集中在一篇中,就如同《素问·刺疟》一样,既有经脉证型又有脏腑证型。因此,对胃心痛治以足太阴经穴,也就不能从"胃与脾为表里,当取脾经之大都、太白以刺之"(马莳《黄帝内经灵枢注证发微·厥病》)这类角度去解释。而脾心痛取足少阴之然谷、太溪穴,也不是出于脾肾的五行生克关系(杨上善注),更非足太阴经穴漏谷、天溪之形误(张志聪注)。

基于以上分析,下列文句方可获解。"头痛不可取于腧者",其"腧"指经脉名所代表的四肢远道穴,相对头痛之局部取穴,故下文特别说明"不可远取"而可刺头痛部位。但是,"心痛不可刺者,中有盛聚,不可取于腧"之句,因为该篇厥心痛内容来自《灵枢·杂病》所代表的文献,表达用语亦承袭而来,论治

[1] 赵京生.针灸经典理论阐释(修订本)[M].上海:上海中医药大学出版社,2003:48.

则变为只取远道穴,故此句中的"腧"实谓针刺施治,是说不可用针治之,下句"肠中有虫瘕及蛟蛔,皆不可取以小针"就是补充解释,"不可取以小针"即指上句中"不可取于腧"。后人多不识这两句的关系,将"中有盛聚"与"虫瘕"视作二证,以为小针仅指针具,而又释以大针刺腹的方法。其实杨上善早已指出:"心痛甚取输无益者,乃是肠中有虫瘕蛟蛔……可以手按,用大针刺之,不可用小针。"(《太素·厥心痛》)

此外,以《灵枢·厥病》的成文方式及文字所在位置分析,篇中的"头半寒痛,先取手少阳、阳明,后取足少阳、阳明"一句,与其上文恐非同源。

启发意义

(1)认识经脉名与四肢远端穴的内在关系

对《黄帝内经》中大量以经脉名形式出现的针灸施治内容,古代注家已经从四肢腧穴解释。如对《灵枢·厥病》"厥头痛……先取天柱,后取足太阳。"杨上善注曰:"先取足太阳上天柱之穴,后取足太阳下输穴。"(《太素·厥头痛》)黄龙祥结合新材料的考证,提出"经脉穴"[1]概念,认为这类经脉名主要是腕踝附近的原穴,为这个问题的解决提供了新视角。笔者一直有种隐约的感觉,以经脉名出现的施治内容,所指似乎不限于该脉的单个穴。经重新梳理有关材料,逐渐发现了一些线索,其中《灵枢·厥病》及其与《灵枢·杂病》展现的厥心痛针刺施治内容的关系与演变,是其中之一。心痛,从《灵枢·杂病》取经脉,到《灵枢·厥病》取该经的两个腧穴,是经脉名与四肢远端穴之间关系及其表达方式演变过程的一个典型呈现。这表明至少在《黄帝内经》有关篇章成文时,对这类经脉名表示的刺治之处,

---

[1]　黄龙祥.经络学说的由来[J].中国针灸,1993,13(5):47-50.

理解为该经脉的四肢远端一定节段内的腧穴,或者说这类经脉名指特定区域中的数个腧穴。这为我们清晰认识经脉与腧穴关系,经脉病候与腧穴主治关系等,从而正确解读经典针灸理论,提供了新的依据。

(2)认识四肢远端邻近腧穴的主治关系

《灵枢·厥病》治疗厥心痛,一经取二穴,皆位于腕踝手足,两穴邻近,如足少阴脉的然谷、太溪,足厥阴脉的行间、太冲。无论两个穴是并用还是选用,都表明四肢邻近腧穴有相同主治。这些邻近腧穴之间的距离有远有近,远者如京骨与昆仑、然谷与太溪;近者如大都与太白、行间与太冲。引人思考的是,怎样认识四肢腧穴部位与主治的关系? 在多大范围内的四肢腧穴,其主治具有同一性?《黄帝内经》的有关记载提示,四肢远端相邻腧穴的主治相同或相似,且越近远端,邻近腧穴主治的同一性越高。这个远端的界线,基本在腕踝关节。所谓邻近腧穴有相同主治病症,邻近的范围限于腕踝以内的腧穴。如《灵枢·五乱》对厥逆于头的头重眩仆的针刺治疗方法,近同于《灵枢·厥病》中足太阳厥头痛,且更为具体,试比较这两段原文:

厥头痛,项先痛,腰脊为应,先取天柱,后取足太阳。(《灵枢·厥病》)

乱于头,则为厥逆,头重眩仆……气在于头者,取之天柱、大杼;不知,取足太阳荣输。(《灵枢·五乱》)

言荣输,实际已明具体腧穴。参考对心痛的论治,由《灵枢·杂病》到《灵枢·厥病》,经脉名演变为具体腧穴,阴脉所取腧穴皆为荣穴、输穴(参见表5),佐证和体现了上述腧穴主治规律。如果将腧穴主治的同一性,从具体病症放大到病证类别,则四肢远端腧穴的邻近范围就可以放大到肘膝关节之内,涉及的有代表性的一类腧穴就是众所周知的五输穴。

经脉病候与腧穴主治

> 阳经五官联系与病候
>
> 阳经五官病候与治疗用穴关系
>
> 以阳经之络脉、经筋反映的五官病候与治疗用穴关系

　　针灸文献中,经脉、腧穴与病症的关联,先见于经脉病候形式,《黄帝内经》后则主要以腧穴主治形式,前者有明显阶段性,后者为连续性,二者究为何种关系? 何以如此?

　　经络与五官联系密切而复杂,手足阳脉尤其明显,而经脉腧穴理论中的大量内容与此相关。五官病症的针灸治疗用穴,始见于《黄帝内经》,丰富于《针灸甲乙经》,所呈现的前人用穴经验、方法和思路,除了直接提供针灸临床应用外,还有助于理解经脉病候与腧穴主治之间的关系,进而探索经脉腧穴理论所蕴涵的规律性认识。

阳经五官联系与病候

　　头面部是人体中除内脏以外重要器官最为集中之处,居人体最高位置,为经脉体表循行的最上端,因而是经脉循行、经脉病候、腧穴主治等经脉腧穴理论关涉的重要内容。纵观经脉的形成发展过程,经脉与头面五官的联系出现很早,集中于手足阳脉,联系的形式为相应经脉循行及其病候,至《灵枢·经脉》所代表的经脉理论成熟时,这种联系更趋密切和复杂。

　　《足臂十一脉灸经》(以下简称《足臂》)中的脉行与病候几乎完全对应。足三阳脉与五官的联系较手阳脉广泛且区分明确。三脉在头部的分布:足太阳脉位在上,分布于头面的前、中、侧部,联系目、鼻、耳;足少阳脉位在中,分布于头面的侧部(其病候有明显的部位描述,如"耳前痛,目外渍痛"),联系耳、目;足阳

明脉位在下,分布于头面的中部,联系口、鼻。其中以足太阳脉在头面的分部最广而与五官的联系最多(从这个角度看,足太阳脉有耳部病症就可以理解了)。手阳脉与五官的关系,虽然在循行和病候上表现得很突出,但联系的器官和病候数量都较少,脉行与病候相对应的只有手少阳脉与耳、手阳明脉与口齿,眼目只有手太阳之脉行联系,没有与鼻相关的脉行和病候。(参见表6)

《阴阳十一脉灸经》(以下简称《阴阳》)的情况较复杂,一是阳脉的循行与五官病症并不完全对应,"是动病"中只有足太阳脉和手少阳、阳明脉的病候与脉行对应;"所产病"中阳脉的病候不对应脉行或较脉行范围更广,原因可能与"所产病"的文字源于其他文献(主要是《足臂》)有关。足少阳脉循行"出耳前",但因"所产病"有缺文,其确切病候尚不能定论。二是手阳脉与五官的联系更突出,手阳脉循行至耳、齿、鼻,而足阳脉仅循行至目、耳;手少阳、阳明脉被称作耳脉、齿脉,直接体现出二脉与耳齿的密切关系;但没有与眼目的脉行联系。总体上,《阴阳》中阳脉与五官的联系程度逊于《足臂》。(参见表6)

《足臂》和《阴阳》中较特别的是手太阳脉,虽与头部器官有循行联系,《足臂》中至目,《阴阳》中至耳,却都没有相应的病候;该脉与五官之间关联的临床意义就不明显,而《阴阳》称其作"肩脉"的名称反映的正是这一点。

《灵枢·经脉》中阳脉与五官的关系,较之简帛医书更为密切而复杂,且有较大改变。足三阳脉中,足太阳脉与耳的关系变化最大,由《足臂》的脉行"之耳"、病候有"产聋",到《阴阳》只有"所产病"之"耳聋",至《经脉》篇时仅循行耳附近("耳上角"),耳的病候已消失。这与《经脉》篇在《足臂》的基础上强化阳脉与五官关系的总体特点不合,而巧的是原本无耳部病候的手太阳脉在篇中却新增"耳聋",这是否可视为从足太阳脉向手太阳脉的一种同名经脉之间的转移？足少阳脉也有类似变化，《足臂》的脉行出于耳、病候有"产聋""耳前痛"，《阴阳》中脉行"出耳前"，而到《经脉》篇时虽脉行"入耳中"，却无耳病踪影。手三阳脉，与目相关的病候，由《足臂》的阙如，到《阴阳》见于手少阳、阳明脉的"所产病"（无脉行联系），演变为《经脉》篇手三阳脉的"所生病"中皆见，且手太阳、少阳脉已增脉行联系。手三阳脉原与鼻病无关，《经脉》篇的手阳明脉中新增病候"鼽衄"（所生病），脉行"上挟鼻孔"，当属《阴阳》齿脉"夹鼻"的影响结果。手太阳脉，原来没有五官病候，至《经脉》篇"所生病"增耳、目病候，这可能是受简帛医书中存在相应的脉行联系的影响（表6）。此外，《经脉》篇中阴脉也与五官有了较密切的关系。

　　五官之中，唯独舌与诸脉的联系很少，在简帛医书中仅足少阴脉有舌的病候和循行联系，《经脉》篇增加了足太阴脉的舌病和循行；却不见阳脉的相关联系和病候。

表6　《足臂》《阴阳》《经脉》阳脉五官病候比较

	目	耳	鼻	口（齿）
足太阳	↑● ↑○ ↑◎	↑● ○	↑● ◎	
少阳	↑● (?) ↑◎	↑● (?)		◎
阳明			↑● ○ ↑○	↑◎
手太阳	↑◎	↑◎		
少阳	○ ↑◎	↑● ↑◎		
阳明	○ ◎			↑○ ↑● ↑○ ↑○

　　注：●《足臂》病候，○《阴阳》病候，◎《经脉》病候，↑有与病候相关的经脉循行，(?)因缺文而病候尚不确定。

　　十二经脉与五官关系的密切程度，总体上按照目、耳、鼻、口（齿）、舌而依次递减。这个顺序不仅正好合于五官在头面分布位置的高下正侧,也体现着五官所司功能在机体生命活动中的重要程度,即获取外界信息的功能以视觉为首,次为听觉,再次为嗅觉、味觉。

阳经五官病候与治疗用穴关系

从简帛医书到《黄帝内经》,大体反映了经脉病候的形成演变过程。其中的五官病候与具体经脉的关联、对应,存在着一定的变化。如何判定经脉与五官的确切关系? 相关病候与临床治疗又是什么关系? 或者说是否为针灸治病经验、规律的直接反映? 研究这些问题的意义,不仅在于认识经脉病候本身,更在于认识和说明经脉理论对临床选经用穴的确实指导价值。基于病候与经脉之间的特定关系而以经脉形式体现的治病用穴规律,是经脉病候的实际价值,属于这类的经脉病候,一般有相应的经脉循行,有治疗应用或其他理论形式,具有较突出的经脉归属性,因而共识程度较高,是《黄帝内经》以后转为腧穴主治形式的可信度最高因而最为稳定的基本内容。例如手阳明脉与口齿的关系:

《足臂》:臂阳明脉……之口。其病:齿痛……

《阴阳》:齿脉……入齿中……是动则病,齿痛……其所产病,齿痛……

《灵枢·经脉》:大肠手阳明之脉……入下齿中……是动则病,齿痛……

手阳明之别,名曰偏历……上曲颊偏齿……实则龋聋,虚则齿寒痹隔。

《灵枢·寒热病》:臂阳明有入頄遍齿者,名曰大迎,下齿龋取之。

《灵枢·癫狂》:癫疾始作而引口啼呼喘悸者,候之手阳明、太阳,左强者攻其右,右强者攻其左……

《灵枢·杂病》:齿痛……恶清饮,取手阳明。

颈痛,刺手阳明与颈之盛脉出血。

《针灸甲乙经》卷十二第六:齿龋痛,合谷主之。

《四总穴歌》:面口合谷收。

属于这种情况的经脉病候和治疗用穴等,一般不难辨别。

然而,对于那些在形成发展过程中没有呈现如此一致的经脉与五官关系的病候,目前尚缺乏认识,须细加分析,从文献和理论角度对其价值作出初步判断。试择要分析如下:

◆ 从发展演变的角度看,《灵枢·经脉》记载的阳脉与五官关系中,手太阳脉主耳和目的病候,手阳明脉主鼻的病候,是新出现的情况。那么,它是临床治疗的反映吗? 具说服力的证据是有相应的治疗应用记载,《素问·厥论》提供了这样的证据:

手太阳厥逆,耳聋泣出,项不可以顾,腰不可以俯仰,治主病者。

另可参考《灵枢·经筋》的一条原文:

足之阳明,手之太阳,筋急则口目为僻,眦急不能卒视,治皆如右方也。

对癫证和狂证发作时表现耳目症状突出者,取治经脉以手太阳脉为首,也是同一思路。如《灵枢·癫狂》:

癫疾始生,先不乐,头重痛,视举目赤,甚作极已而烦心,候之于颜,取手太阳、阳明、太阴,血变而止。

狂,目妄见,耳妄闻,善呼者,少气之所生也,治之取手太阳、太阴、阳明、足太阴、头两颞。

除病候以外,《灵枢·邪气脏腑病形》还有经脉循行角度的反映,云:

小肠病者,小腹痛,腰脊控睾而痛,时窘之后,当耳前热,若寒甚,若独肩上热甚,及手小指次指之间热,若脉陷者,此其候也,手太阳病也,取之巨虚下廉。

其中的"耳前热",作为小肠病反映于手太阳脉头部循行部位的征候,起着鉴别诊断的重要作用。而上文所引《素问·厥论》中提到的颈项转动不利则属手太阳脉的特征性病候,亦有治疗运用,如《灵枢·杂病》所云"不可以顾,刺手太阳也"。所以,对手太阳脉的耳目病候与临床治疗的关系,可以得出肯定的答案。

手太阳脉主耳目病症,这种认识的影响在现存首部针灸专书《针灸甲乙经》中有明确体现。《针灸甲乙经》卷十二第五条目为"手太阳少阳脉动发耳病",涉及手太阳脉腧穴主治的内容有:

耳鸣,百会及……前谷、后溪皆主之。

耳鸣无闻,肩贞及腕骨主之。

寒热,项疬适,耳无闻,引缺盆肩中热痛,麻痹不举(一本作手臂不举),肩贞主之。(卷八第一下)

可见手太阳脉这一新增的与五官关系,反映的是临床治疗用穴情况,并且已为后人接受,在《针灸甲乙经》所撰集的《明堂》中成为手太阳脉腧穴主治内容。

手阳明脉与鼻的关系,《黄帝内经》中虽未见治疗应用,却反映于鼻部腧穴的归经上,如《素问·气府论》所载"手阳明脉气所发者二十二穴",首穴——也是该经脉在面部的唯一腧穴——即是"鼻空外廉",《针灸甲乙经》称迎香,"在鼻下孔旁,手足阳明之会",其穴名已昭示与鼻的关系。因此,上述手太阳、阳明脉的新见病候属于经脉病候的丰富。

◆ 足太阳、少阳脉无耳的病候,是否表明耳部病候与此二脉无关呢?

先说足少阳脉。《素问·厥论》论足六经之厥的表现中有

"少阳之厥,则暴聋……"《灵枢·终始》论(足)经脉之气终绝有"少阳终者,耳聋……"如果说这些内容的临床性尚不明显,那么《灵枢·厥病》对厥头痛的辨证方法表明,耳部症状已经是作为足少阳脉的特征性病候而用作辨证分经的依据,将其与足太阳脉辨证相比较能看得更加清楚:

厥头痛,项先痛,腰脊为应,先取天柱,后取足太阳。

厥头痛,头痛甚,耳前后脉涌有热,泻出其血,后取足少阳。

这些认识乃是基于耳聋治疗用穴的实践:

耳聋,取手足(笔者按:'足'字据《太素》卷三十补,与下文合)小指次指爪甲上与肉交者,先取手,后取足。(《灵枢·厥病》)

聋而不痛者,取足少阳。(《灵枢·杂病》)

对这类所治病症不见于《经脉》篇病候的情况,一般从经脉的循行联系寻求依据,然而这样分析且不说是否符合"脉行"与"脉病"的因果关系,至少忽略了不同文献对病候记载的变化而失于简单。《黄帝内经》中这些《经脉》篇以外记载的足少阳脉与耳病的关系,恰恰反映和延续了简帛医书中足少阳脉有耳部病候和循行的认识。虽然《经脉》篇不知何故只保留了循行而无病候,但简帛医书这种认识的影响并未消失,其影响所及,在脏腑辨证中也有表现,如"徇蒙招尤,目冥耳聋,下实上虚,过在足少阳、厥阴,甚则入肝"(《素问·五脏生成》),"肝病者,两胁下痛引少腹,令人善怒;虚则目䀮䀮无所见,耳无所闻,善恐,如人将捕之。取其经,厥阴与少阳。气逆则头痛,耳聋不聪,颊肿,取血者"(《素问·脏气法时论》);以及在融入脏腑理论的六经分证方法中,作为经脉脏腑的主病器官表现,如"伤寒一日,巨阳受之,故头项痛,腰脊强……三日少阳受之,少阳主胆,其脉循胁络于耳,故胸胁痛而耳聋""其不两感于寒者……九日少阳病衰,耳聋微闻""两感于寒者……三日则少阳与厥阴俱病,则耳聋,囊缩而厥"(《素问·热论》)等等。

所以,《针灸甲乙经》在足少阳脉之足窍阴、侠溪穴的主治病症中都有耳鸣耳聋(见卷七第一下):

……耳聋鸣,窍阴皆主之……耳鸣聋……侠溪主之。

◆ 再谈足太阳脉。《素问·脉解》对足六经的病候进行了解释,其中足太阳脉有耳部的病候,如"太阳……所谓耳鸣者,阳气万物盛上而跃,故耳鸣也……所谓浮为聋者,皆在气也"。可知其所据文献记载的足太阳脉病候与简帛医书接近而与《经脉》篇有别,对足太阳脉有耳部病候的认识至《素问》成书时依然存在。下面的例子是进一步的证明,并且说明这种认识也影响到针刺治疗的经穴选用。《素问·脏气法时论》中的一段论述,非常少见地把手太阴脉与足太阳脉二者联系起来:

肺病者,喘咳逆气,肩背痛,汗出,尻阴股膝髀腨胻足皆痛,虚则少气不能报息,耳聋,嗌干。取其经,太阴足太阳之外厥阴内血者。

在"肺病者"下所述的症状明显为两部分,"喘咳逆气,肩背痛,汗出……虚则少气不能报息",乃《经脉》篇手太阴脉病候;"尻阴股膝髀腨胻足皆痛",乃足太阳脉病候的修改,比较《经脉》篇各足脉的肢体病候即不难看出这一点:

膀胱足太阳之脉……项背腰尻腘踹脚皆痛,小指不用。

胃足阳明之脉……膝膑肿痛,循膺乳气街股伏兔骭外廉足跗上皆痛,中指不用。

脾足太阴之脉……股膝内肿厥,足大指不用。

肾足少阴之脉……脊股内后廉痛,痿厥嗜卧,足下热而痛。

胆足少阳之脉……胸胁肋髀膝外至胫绝骨外踝前及诸节皆痛,小指次指不用。

　　唯耳聋、嗌干二症似难理解,检简帛医书的记载,原来《足臂》与《阴阳》的足太阳脉病候中都有耳聋。嗌干,则在《灵枢·刺节真邪》中留有痕迹:"是阳气有余而阴气不足,阴气不足则内热,阳气有余则外热,内热相搏,热于怀炭,外畏绵帛近,不可近身,又<u>不可近席</u>,腠理闭塞,则汗不出,<u>舌焦</u>,<u>唇槁腊</u>,干嗌燥,饮食不让美恶。黄帝曰:善。取之奈何? 岐伯曰:<u>取之于其天府,大杼三痏,又刺中膂</u>以去其热,<u>补足手太阴</u>以去其汗,热去汗稀,疾于彻衣。"标有下划线的症状内容亦见于《灵枢·寒热病》:"皮寒热者,不可附席,毛发焦,鼻槁腊,不得汗。取三阳之络,以补手太阴。肌寒热者,肌痛,毛发焦而唇槁腊,不得汗。取三阳于下以去其血者,补足太阴以出其汗。"这些散见的病候及辨证内容,被《脏气法时论》篇统作"肺病"表现而为辨证依据。原文中加双下划线的治疗内容,则是综合《灵枢·五邪》之"邪在肺……取之膺中外腧,背三节五脏之傍"和《灵枢·寒热病》而成。

　　外感表证的主病经脉,从《经脉》篇记载的经脉病候看涉及手太阴和足太阳二脉。之所以如此,一般仅从经脉循行的角度去解释,但细想之后就会发觉这样等于没有解释,真实的原因与经脉的形成过程有关。古脉书中清楚地显示:手太阴脉连系心脏而主心痛 [《足臂》:"臂泰阴:……出夜内兼,之心。其病:心痛,心烦而意。"《阴阳》:"臂钜阴之脉……入心中。是动则病,心彭彭如痛……其所产病,胸痛,瘀(脘)痛,心痛……"],表明在手太阴名义下的脉行和病候实际是后来的手厥阴脉内容,其时与肺脏相关的脉行及病候尚未形成;部分外感表证症状反映于足太阳脉的病候中(《阴阳》:"钜阳之脉……是动则病,冲头,目似脱,项似伐……其所产病,头痛,耳聋,项痛,灂强,疟,北痛")。与肺脏病变及外感表证相关的手太阴脉在后来的《灵枢·经脉》中才出现,也就是说,外感表证的主病经脉,足太阳脉形成在前,手太阴脉形成在后。手太阴脉是由脏腑角度形成的主表之脉,足太阳脉是由经脉角度形成的主表之脉(实际上这种理论差异已反映于临床对经脉的选择,一般对表证取手太阴经穴考虑的是其脉连属于肺,而取足太阳经穴则考虑的是其脉循行于头项背),尽管肺与膀胱并无密切的脏腑关系、手太阴脉与足太阳脉并无密切的经脉关系,却因同与卫表相关而关系密切了。此外,前面所引《灵枢·五邪》的内容,治肺病亦取属足太阳经之背部腧穴,所取之穴皆在胸背部,属局部选穴,显示其考虑点在于肺之脏器,而不是经脉,故背部用穴不宜从经脉去解释。

因此,《素问·脏气法时论》所列肺病表现,是手太阴和足太阳两脉部分病候的合二为一,依据的文献较复杂,其中有的文献早于《经脉》篇。可以说,这就是《针灸甲乙经》(卷七第一下)载足太阳经穴束骨主治病症中耳聋的来源,原文曰:

暴病头痛,身热痛,肌肉动,耳聋,恶风,目眦烂赤,项不可以顾,髀枢痛,泄,肠澼,束骨主之。

《素问·脏气法时论》所列症状来源的情况,在《黄帝内经》中亦非该篇所独有。这再次说明对经脉病候的内容、范围的理解,不能囿于《灵枢·经脉》。此外,《经脉》篇足太阳脉病候中不见早期文献所载耳聋的现象,似表示其作者曾依据某种理论认识、标准对收载的经脉病候有所筛选。

以阳经之络脉、经筋反映的五官病候与治疗用穴关系

从上述发展演变的分析可以看出,认识经脉病候不能仅局限于《经脉》篇的十二经脉内容,篇中十二经脉以外及《黄帝内经》其他篇中也有属经脉病候的内容,或视作以其他形式出现的经脉病候,并且与治疗用穴(腧穴主治)紧密相关,必须联系看待、一并分析,才能深入了解经脉病候的临床意义,特别是由

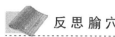

此认识经脉病候与腧穴主治的关系这一经脉与腧穴关系的重要方面，从而接近对"经脉"本质意义的揭示。因此，除前面的分析外，下面讨论的也属于这个范围的重要内容：

◆ 手太阳络脉"上走肘，络肩髃。实则节弛肘废……"其循行和主治病症仍体现《阴阳》中肩脉的特点，即《经脉》篇成文之前的面貌，这就不难理解手太阳络穴支正主病何以仅为肢节而无远端头面部耳目病症的问题。而《灵枢·经筋》中手太阳经筋分布于耳目，病候有"……耳中鸣痛，引颌目瞑，良久乃得视"，当属与《经脉》篇对手太阳经脉与耳目关系的同一认识基础的不同体现。在《经筋》篇中足阳明经筋出现目的病候——"卒口僻，急者目不合，热则筋纵，目不开"，其经筋的分布"阳明为目下网"；而《经脉》篇足阳明脉病候只有口部症状"口㖞"，未及目的症状。由此，《经筋》之所以在篇末专门言及"足之阳明，手之太阳，筋急则口目为僻，眦急不能卒视，治皆如右方也"，应理解为对足阳明、手太阳之脉/筋新增能够主治"目"病的强调。

◆ 手阳明脉的络穴偏历主治聋，虽然已超出《经脉》篇手阳明脉病候的范围，然而手阳明经穴用于耳聋治疗的记载在《黄帝内经》中不止一二处。如：

聋而痛者，取手阳明。(《灵枢·杂病》)

耳聋，刺手阳明；不已，刺其通脉出耳前者。(《素问·缪刺论》)

邪客于手阳明之络，令人耳聋，时不闻音，刺手大指次指爪甲上去端如韭叶，各一痏，立闻……耳中生风者，亦刺之如此数。(《素问·缪刺论》)

表明手阳明脉与耳有关系的认识当时确实存在。这种认识又是如何而来呢？有一个问题可能与此相关，就是《黄帝内经》取手中指治疗耳病的内容：

68

《灵枢·厥病》:耳聋,取手小指次指爪甲上与肉交者,先取手,后取足。耳鸣,取手中指爪甲上,左取右,右取左,先取手,后取足。(笔者按:《太素》卷三十"小指""中指"前均有"足"字)。

《素问·缪刺论》:邪客于手阳明之络,令人耳聋,时不闻音,刺手大指次指爪甲上去端如韭叶,各一痏,立闻;不已,刺中指爪甲上与肉交者,立闻。

其取用的基础,杨上善认为难以解释,注云"手之中指,手心主脉,《明堂》不疗于耳;足之中指,十二经脉并皆不上。今手足中指皆疗耳鸣,今刺之者,未详,或可络至缪刺也"(《太素·耳聋》);而对《缪刺论》篇取中指则干脆不予解释。王冰虽以手厥阴脉中冲穴释之,但同样觉得这样从经络角度难通,云"古经脱简,无络可寻"。

要分析上述"中指"的经脉所属,还需从简帛文献入手。中指与经脉的关系,主要见于《足臂》。在《足臂》中,手足阳明脉都与中指有一定关系:臂阳明脉"出中指间",足阳明脉"病足中指废",脉行和病候都与耳有关的臂少阳脉"出中指""产聋"。以此对照《阴阳》,足阳明脉的足部病症为"跗上痹",足少阳脉却是"足中指痹"(所产病),则足少阳脉的病候部位与足阳明脉相混;手三阳脉在手部的循行,唯齿脉明确"起于次指与大指上",耳脉和肩脉都还是模糊的"起手背""乘手背"。这表明此时手阳明与手少阳脉、足阳明与足少阳脉、甚或手少阳与手太阳脉,与手足指趾的具体对应关系尚未完全确定而时有混淆。

这种情况在《黄帝内经》中仍有反映,如足阳明脉,其末端穴在第2趾,《灵枢·本输》称"胃出于厉兑,厉兑者,足大指内次指之端也",但《素问·气府论》足阳明脉气所发之穴却为"……三里以下至足中指各八俞";《经脉》篇足阳明脉在足趾的循行主要以中指描述,即"入中指内间;其支者……下入中指外间",且足部病候是"中指不用",所以足阳明经筋"起于中三指",虽然从《太素》卷十三杨注"有本无'三'字"而知有不同传本,但杨氏已注意到足阳明脉在中趾部位分布的特殊性;《素问·缪刺论》明确论及足阳明的有三处,所取之穴按《太素》之文皆为足中趾。这些反映了在(《黄帝内经》之前)一段时期里足中趾曾为足阳明脉的取治部位。

前述《黄帝内经》以手中指治疗耳病的内容,《灵枢·厥病》中置于手少阳脉之后,《素问·缪刺论》中则放在手阳明脉之后,暗合《足臂》手之少阳、阳明二脉循行都与中指相关的特点,提示将手中指认定为手少阳或手阳明脉的可能性都有。而阳明、少阳二脉在头部的治疗范围确实有所交叉,如《灵枢·厥病》所载"头半寒痛,先取手少阳、阳明,后取足少阳、阳明",并且由于手足同名经脉在诸多方面显现出相似性,足中趾关联足阳明脉的现象,也会使人联想手中指与手阳明脉的关系。因此,对仅以刺手中指出现的治疗耳病的记载文字,被理解为刺手阳明脉的可能性就不能排除,这或许是《经脉》篇手阳明脉的病候及循行并无与耳相关内容,而仅手阳明络穴偏历主治"实则龋聋"的原因;而《素问·缪刺论》将耳聋和齿痛二者的治疗放在一起先后论之,即"耳聋,刺手阳明;不已,刺其通脉出耳前者。齿龋,刺手阳明;不已,刺其脉入齿中,立已",则显然与手阳明脉偏历穴主治相关。

这一影响的延续,至《针灸甲乙经》记载的耳病针刺治疗,属手阳明脉的腧穴又增加了商阳、合谷、阳溪等,而且病症的描述用语也同于《黄帝内经》(《素问·缪刺论》),如:

耳中生风,耳鸣耳聋时不闻,商阳主之。(卷十二第五)

然而其影响也是有限的,在《针灸甲乙经》集中论述五官病症针灸治疗的第十二卷,目录中列出的耳病相关内容是"手太阳少阳脉动发耳病"，反映了其时的"主流"认识并未包括手阳明脉与耳病的关系。

顺便谈一下情况类似的手阳明经筋病候——"肩不举，颈不可左右视"（《灵枢·经筋》）。然而肩颈部痛并有颈活动不利，是手太阳脉的特征性病候，早在《阴阳》中即如此，记做"颌肿痛不可以顾，肩似脱，臑似折"，因而称为肩脉；《灵枢·经脉》作"不可以顾"，而手阳明脉肩部病候仅限于"肩前臑痛"。从"手太阳厥逆……项不可以顾，腰不可以俯仰，治主病者"（《素问·厥论》）、"不可以顾，刺手太阳也"（《灵枢·杂病》）等记载可知手太阳脉这一病候与治疗是相应的。《针灸甲乙经》卷十第五对肩颈部痛并颈活动不利的远道取穴仅提到前谷，正是手太阳经穴；取用的该经脉腧穴还有后溪、阳谷（卷七第一下）。从经脉分布区域特点看，手三阳脉中只有手太阳脉行于肢体外侧后缘而布于肩背颈区域，所谓"绕肩胛，交肩上"，手太阳之筋亦是"走腋后廉，上绕肩胛"而有"绕肩胛引颈而痛"的病候。但手阳明之筋却也"绕肩胛，挟脊"，这与手阳明分布区域为肢体外侧前缘的特点不合。如果说脉行部位存在一定交叉，也主要是体现于相邻经脉，即上文所说的少阳与太阳或手足同名经脉在病候、循行方面的关系，如《针灸甲乙经》中取手少阳经穴关冲（卷十第二下）和支沟（卷十一第二）、取足太阳经穴束骨（卷七第一下）治疗肩颈部痛并颈活动不利，就属这种经脉关系的再次体现。因此，手阳明经筋的肩颈部病候，从《黄帝内经》至《针灸甲乙经》的记载来看，尚缺少临床应用的基础，也不合于肩颈部的经脉分布特点。就此而言，《针灸甲乙经》卷九第一引《灵枢·杂病》文"不可以顾，刺手太阳也"后注"一云手阳明"，属《灵枢·经筋》手阳明经筋内容影响的反映，皆不足为据。

◆ 手少阳经筋出现"舌卷"病候,其经筋分布"系舌本",除此以外,唯足太阳经筋"结于舌本",但无相应病候。《黄帝内经》与舌卷相关的内容,有经络和脏腑两种理论角度。舌的经络联系虽然较多,主要有足太阴、足少阴经脉和经别,手少阴经别和络脉,而无手少阳经脉,但对包括舌卷的病症治疗却是取用手少阳之穴。如《灵枢·热病》说:

喉痹舌卷,口中干,烦心心痛,臂内廉痛,不可及头,取手小指次指爪甲下去端如韭叶。

此文又见于《素问·缪刺论》,略有出入:

邪客于手少阳之络,令人喉痹舌卷,口干心烦,臂外廉痛,手不及头,刺手中指次指爪甲上去端如韭叶,各一痏,壮者立已,老者有顷已,左取右,右取左。"(笔者按:中指,《太素·量缪刺》作"小指")

这些症状,与《经脉》篇中四条经脉的病候相关:

手少阳脉:"是动则病耳聋浑浑焞焞,嗌肿喉痹。"

手阳明脉:"所生病者,目黄口干,鼽衄,喉痹,肩前臑痛,大指次指痛不用。"

足阳明脉:"所生病者,狂疟温淫汗出,鼽衄,口㖞唇胗,颈肿喉痹,大腹水肿……"

足少阴脉:"所生病者,口热舌干,咽肿上气,嗌干及痛,烦心心痛,黄疸……"

手厥阴脉:"所生病者,烦心心痛,掌中热。"

其中喉痹见于三条脉,口热舌干和心的症状并见的只有一条脉,烦心心痛见于两条脉。可以看出,《灵枢·热病》以手少阳脉治疗喉痹舌卷的文字,主要内容与手少阳、手阳明和足少阴脉相关,而手少阳、足少阴二脉在口咽部的病候有明显共性,故《灵枢·热病》这段症状描述可视作手少阳和足少阴脉有关病候的拼合。在与舌联系的多条经脉中,足少阴脉极为突出,而有关口舌症状的经脉辨证,亦多归为足少阴脉。如《灵枢·口问》说:"少阴气至则啮舌,少阳气至则啮颊,阳明气至则啮唇矣。"《素问·热论》:"伤寒……五日少阴受之,少阴脉贯肾络于肺,系舌本,故口燥舌干而渴。"以标本理论表达,即是足少阴之标在舌下两脉(《灵枢·卫气》)。因此,对于舌体症状亦取该经脉治疗。如《灵枢·寒热病》:"舌纵涎下,烦悗,取足少阴。"《素问·刺腰痛》:"昌阳之脉,令人腰痛,痛引膺,目䀮䀮然,甚则反折,舌卷不能言,刺内筋为二痏,在内踝上大筋前太阴后,上踝二寸所。"按:《针灸甲乙经》中"昌阳"为复溜穴的别名(卷三第三十二);王冰认为具体取治部位是交信穴。舌与经脉的关系,最早可追溯至马王堆出土的经脉文献,其十一脉中唯足少阴脉有舌的病候,这种认识的影响就体现于上述《黄帝内经》的有关理论和治疗内容。

此外,舌卷与卵缩(阴囊上缩)作为一组关联症状,属足厥阴脉气终绝表现,由马王堆出土《阴阳脉死候》中"筋先死"之候"舌掐(陷)橐(卵)卷"演变而来,在张家山汉简《脉书》中作"舌捆橐拳";《灵枢·经脉》作"舌卷卵缩",《灵枢·终始》作"舌卷卵上缩",《难经·二十四难》作"筋缩引卵与舌卷""筋缩急即引卵与舌,故舌卷卵缩"。卵卷变为卵缩,说明卷与缩相通,"卷"字在这里的意思是缩(收缩),而不是一般的卷曲之义。那么,舌卷也应是舌缩的意思,指舌的缩短,而不是谓舌卷曲,如《灵枢·五阅五使》有云"心病者,舌卷短",所谓"舌卷短"即舌缩(短),正是舌卷的本义。《诸病源候论》卷六引皇甫谧语:"舌缩入喉。"《备急千金要方》卷十一《筋急》:"筋虚极……舌缩";卷十四《舌论》:"腑寒则舌本缩";卷十五《脾脏脉论》:"舌本卷缩"。《外台秘要》:"若腑寒则舌本缩。"曹炳章著《辨舌指南》:"缩者,舌卷短也,舌系收紧,不能伸长之谓也……若因病缩短,不能伸长者,皆危证也。"《阴阳脉死候》的"舌陷",当指舌短缩之形。舌卷虽与足厥阴脉有关,因属死候而未见取其经脉治疗。

综上,在《黄帝内经》中,舌卷、舌纵等舌体症状作为主症的针刺治疗,取用的是足少阴经穴;而取手少阳经穴所治之舌卷,是以喉痹为主症的口舌咽喉部症状之一。这种认识直至《针灸甲乙经》仍如此,舌卷都是与喉痹和心的症状一起出现,保存着《黄帝内经》述症的面貌,见于六经寒热病、五脏寒热病、心痛胸痹心疝等不同卷目;而在专论喉痹咽痛的篇章(卷十二第八),与手少阳脉相关的仅有一个中渚穴,只是所列13个主治腧穴之一。显然,其时并未将舌卷视为手少阳脉的特征性病候,说明《经筋》篇中列为手少阳经筋病候几无影响可言。

在脏腑理论方面,舌为心脏所主,所以舌病责之于心。如《灵枢·五阅五使》论五官与五脏的关系说:"舌者,心之官也""心病者,舌卷短";《素问·脉要精微论》说:"心脉搏坚而长,当病舌卷不能言"。舌与心的这种关系在经脉理论上的体现,就是《灵枢·经脉》所载手少阴络脉"入于心中,系舌本",其络穴通里主"虚则不能言"。手少阳脉循行"散落心包",与手厥阴脉相表里,而手厥阴脉病候中即有"烦心心痛";杨上善、王冰都从手厥阴脉来解释《灵枢·热病》《素问·缪刺论》手少阳脉治疗喉舌和心病的机制,原因就在于此。从上述分析的角度来看,对《素问·缪刺论》取治"手少阳"之文,《针灸甲乙经》卷五第三引作"手少阴",注云"一作阳",恐怕不能完全归于传抄之误,有意改字的可能性很大。试看《针灸甲乙经》对喉舌和心病取手太阳经穴治疗——"振寒,小指不用,寒热汗不出,头痛,喉痹舌卷,小指之间热,口中热,烦心,心痛,臂内廉及胁痛,聋,咳,瘛疯,口干,头痛不可顾,少泽主之"(卷七第一下),其中的"胁痛"曾是手少阴脉最早的唯一病候(《足臂》),这里却将其列入表里经手太阳脉的腧穴主治中,而手太阳脉的脏腑联系是与心相表里的小肠,透露出在喉舌和心关联病症治疗用穴从手少阳脉扩展到手太阳脉的演变轨迹中,脱离不开基于心脏、与心相关经脉认识的潜在引导。

至于《针灸甲乙经》治疗舌卷、喉痹和心等一组症状所取用的其他经脉腧穴,还有足少阳脉足窍阴(卷七第一下)、足少阴脉复溜(卷八第一下)。其中的取足少阴脉腧穴,实际是早已存在的舌与足少阴脉密切关系的延续。取足少阳脉腧穴,《针灸甲乙经》原文是"手足清,烦(一作脉)热汗不出,手肢转筋,头痛如锥刺之,然不可以动,动益烦心,喉痹,舌卷干,臂内廉痛不可及,耳聋鸣,窍阴皆主之",其中加着重号内容显然是源自《黄帝内经》言手少阳脉治疗的文字,因此这条主治属于受《黄帝内经》取手少阳脉的影响,基于手足同名经脉关系的演化。

从经脉循行分布的角度看,手阳脉的远端分布区域有部分叠加、重合,基本规律是向外侧递相邻近经脉的部分区域叠加,即手阳明与少阳脉、手少阳与太阳脉的远端部分区域叠加。这是递相邻近经脉的病候之间及腧穴主治之间存在相关性的基础与反映。从另一种角度看,则是腧穴的局部、邻近治疗作用在邻近腧穴之间叠加的体现。

《针灸甲乙经》中的腧穴主治,就笔者分析的内容来看,其演变大致有这样几种情况:一种是早已存在的密切关系的延续;一种是受《黄帝内经》等影响,基于手足同名经脉关系的演化;一种是向邻近手阳脉的扩展。《灵枢·经脉》病候是腧穴主治的重要形成基础,但并不是唯一的,还有大量的《经脉》篇未收载的简帛医书或其他篇的内容,后者的价值也不可低估。

————

　　头面部聚有人体重要器官,其病症是经脉腧穴理论关涉的重要内容,与阳经联系最为密切。简帛医书、《黄帝内经》和《针灸甲乙经》所载阳经五官病候的变化及其治疗用穴情况,是经脉病候与腧穴主治关系演变的一个缩影。

　　与针灸相关的早期病症认识及治疗方法,在目前所见到的最早医学文献(马王堆、张家山出土简帛医书)中,主要以经脉病候和取治经脉的形式记述。其后,一方面作为文本的历史传递而保存于《灵枢·经脉》,一方面在《黄帝内经》其他篇中也有不同形式的记载,反映的是发展的或非同源的病候认识和腧穴治疗。经脉病候与腧穴主治的这种关系,成为腧穴主治形式的基础,至《针灸甲乙经》基本完成后人所熟识的腧穴主治形式的转变。也就是说,自《黄帝内经》以后,先期出现的经脉病候实际就处于凝固状态,成为一种经脉理论成分,用作辨证选穴的理论依据,代之而起的是腧穴主治的丰富发展。经脉病候与腧穴主治,表面上二者分别为经脉理论与腧穴理论,然而上述简单的形成发展过程分析却提示,这一对关联的两个方面至少在形式上不是同时并行的,前者停滞而后者发展,前者向后者转变,腧穴主治形式实由经脉病候形式演变而来。经脉病候应视作腧穴主治的一种(早期)形式,只是后人将这种形式视作言"脉"罢了。经脉与腧穴是这样一种关系,即经脉是对产生与显现相同治疗效应的部位(范围)的表达。经脉乃是基于腧穴实体的功能概念。经脉病候与腧穴主治的关系,发人思考的价值在于其体现的经脉与腧穴本为一体的共同基础,在于揭示以经脉腧穴形式呈现的针灸治疗的规律性,启发对经脉本质意义的认识。

对　称

> 身体同一横向（水平）部位的腧穴，主治病证相似
>
> 身体相对位置的腧穴，主治相关

　　腧穴的主治特点和规律，与其部位相关。腧穴分布部位与腧穴主治相关的规律性，是古代医家建立经络腧穴理论的医疗实践基础，或者说，经络腧穴理论就是体现和说明"穴位"与其主治关系的。这种体现和说明主要有两种形式：一种是经脉所体现的纵向部位的表达；一种是类穴所体现的横向部位的表达。这些内容都统辖于经络理论，而从经络理论在针灸学中的核心地位来看，腧穴部位与腧穴主治的关系，可以说就是针灸学的核心内容之一。

　　一般所熟知的，是以经脉形式表现出的对称现象，主要是十四经脉，突出表现为肢体内外、左右、上下和躯干前后的经脉循行分布的对称，以及上下肢的经脉数目和名称的部分对称。经脉分布的这一规律较为明显而多引起关注，也因此早有理论说明。自古即有（体表）经脉线的直观图示，是经络理论的主体内容，为人所共知的经脉分布规律，姑且称之为显性对称。相关腧穴的纵行排列，体现为"线"形的经脉，所以经脉的显性对称分布，实际是腧穴的一种纵向部位（带状）的对称分布规律。

　　这里所要分析的是穴位的另一种对称现象，为腧穴的横向部位对应关系，主要体现在：身体相对部位/位置的腧穴，其主治病症相近或相关。这种对称现象不如腧穴的纵向部位（带状）对称分布明显，姑且称之为隐性对称。古人对这种对称规律的理论提升较弱，其理论形式后人视为腧穴理论，主要为类穴，今

多称特定穴。腧穴的这种部位对称,有两种情况,一种是同一横向(水平)部位,一种是相对位置。

身体同一横向(水平)部位的腧穴,主治病证相似

(1)四肢部——远心部

腕、踝关节:如十二原,其中的五脏原穴,即肺之太渊、心之大陵、肝之太冲、脾之太白、肾之太溪,部位都在腕踝关节及以下,部位的相似使其主治具有共性,即都主治脏病。这就是《灵枢·九针十二原》指出的"十二原出于四关,四关主治五脏",非常明确地表述了腕踝关节(四关)部位(腧穴)的主治规律。

膝关节:如下合穴,胃之足三里,大肠之上巨虚,小肠之下巨虚,三焦之委阳,膀胱之委中,胆之阳陵泉,都位于膝关节附近。这些腧穴主治的共同点是都治疗腑病,即所谓"合治内腑"(《灵枢·邪气脏腑病形》)。

手、足末节:位于此处的腧穴归为一类,称"井"穴,还有奇穴之十宣,都主治神志病证如神昏、癫狂,以及热病等。

上述部位构成由肘膝关节至手足末端的节段,将这一节段分布的腧穴归类为五输穴,都主治本经远道病证。

将以上腧穴所在部位与其主治病证,可按照图1所示顺序进行排列和比较。

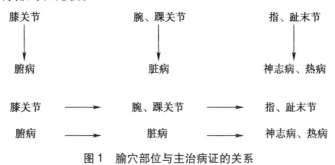

图1 腧穴部位与主治病证的关系

很显然，腧穴部位与其主治病证密切相关，在相似位置上的腧穴，主治病证也是相似的；越是远端部位腧穴，所治病证的病位也越深。如果取四肢着地的姿势，那么四肢同一横向（水平）位置（如腕与踝）就具有非常直观的部位（位置）上的相似。这表明，四肢横向（腧穴）位置相似，则其腧穴主治病证相似。

就主治病证的性质而言，按肘膝关节、腕踝关节、指趾末节的离心性相位，其相应位置腧穴的主治病证为腑病、脏病、神志病。越是远端部位的腧穴，所治病证的病位反而越远越深。着地之手足（四肢），远离头、躯干等身体中心部位，是身体直接感触外界的部位，最为敏感，关系头身之深层病位。

《黄帝内经》所说的左病取右、右病取左，就是一种基于位置对应的交叉选穴方法。比较而言，左右的位置对应是较为直观的。而《黄帝内经》以后出现的手足（上下肢）对应位置腧穴的配穴方法，在腧穴位置对应规律的认识方面已较深入，典型的如八脉交会穴。

八脉交会穴出自元代窦汉卿《针经指南》，原称"交经八穴""流注八穴"。八穴分为四对，每对为上下肢各一穴，即公孙与内关、后溪与申脉、足临泣与外关、列缺与照海。窦汉卿称八穴相合，上下二穴配合用之。如后溪主治症下云："先取后溪，后取申脉。"申脉主治症下云："先取申脉，后取后溪。"所以，八脉交会穴实际是一种配穴方法，而配合运用的基础在于每对腧穴的主治病证多数都相同或相似。以列缺、照海一对穴为例，如表7所示。

表7 《针经指南》列缺与照海主治病证比较

穴名 主治比较	列缺 (主治31证)		照海 (主治29证)	
相同主治病证	寒痛泄泻	腹痛泻痢	泄泻	肠风痒
	妇人血积或败血	米谷不化	小腹冷痛	食不化
	咽喉肿痛	男子酒癖	妇人血积	男子癖并酒积
	死胎不出及衣不下	吐逆不止	喉咙闭塞	呕吐
	胁癖痛	小便下血	胎衣不下	小便淋涩并不通
	痃气	小便不通	难产	大便不通
	食噎不下	大便不通	癖痛	肠癖下血
	脐腹撮痛	大便脓血	痃气	中满不快
	肠鸣下痢	胸膈痛痞	饮食不纳	气膈
	痔痒痛漏血	诸积聚脓	反胃吐食	
		痰膈	脐腹痛	气块
			肠鸣下痢	
			腹痛	
	(20证,占64.5%)		(21证,占72.4%)	
不同主治病证	牙齿肿痛	产后发狂	妇人血晕	酒癖
	小肠气撮痛	产后不语	膀胱气痛	酒疾
	吐唾脓血	乳痈肿痛	小腹胀满	食劳黄
	咳嗽寒痰	妇人血块	儿枕痛	足热厥
	心腹痛	温疟不瘥		
	产后腰痛			
	(11证,占35.5%)		(8证,占27.6%)	

这种配穴方法体现了一种腧穴主治的规律。分析八脉交会穴的部位,上肢四穴除后溪穴外都在腕以上,位置偏上;下肢四穴都在踝以下,位置偏下。每对上下二穴都呈现为位置、经脉大体对应的特点。其中:

列缺与照海在位置上的对应是明显的,都位于大指(趾)一侧的腕踝关节处,以四肢着地姿势,则手足大指(趾)皆位于内侧,列缺与照海也就都在腕踝关节的内侧,一在内踝之下,一在相对应的桡骨茎突之上。

后溪、申脉都属太阳经穴,临泣、外关都属少阳经穴,这种手足同名经脉的对应关系,实际也是位置上的对应。

按照《经脉》篇描述经脉所取的体位,内踝上八寸以下的足经分布是足太阴经行于厥阴、少阴之间,则公孙、内关皆位于上下肢的内侧中间区域。

由于位置对应,所以有类似的治疗作用。这是八脉交会穴上下配伍运用的基础,也是腧穴主治的规律之一,很有启发意义。属于这类配穴应用经验的,如合谷与太冲之"四关"穴,在位置上就是完全对应的。

元代《扁鹊神应针灸玉龙经》的《穴法歌》(穴法相应三十七穴)载:"足三里应膏肓,肩井应足三里""髋骨应曲池""肩髃应髋骨"[1]。朱汝功经验:痛症疼痛在肩关节部,常在踝关节处有压痛;疼痛在肘关节部,常在膝关节处有压痛;疼痛在腕关节部,常在髋关节处有压痛。这些相关压痛部位多为同名经部位或穴位处,对侧也有效。这反映了《穴法歌》记载的穴法相应规律。

(2)颈项部、躯干部——近心部

颈项部:位于颈项部的腧穴,都治疗急暴病证,主要有人迎、扶突、天牖、天柱等穴。《灵枢·寒热病》早有记载:"阳迎头痛,胸满不得息,取之人迎。暴瘖气鞭,取扶突与舌本出血。暴聋气蒙,耳目不明,取天牖。暴挛痫眩,足不任身,取天柱。"《灵枢·

---

[1] 《扁鹊神应针灸玉龙经·一百二十六穴玉龙歌》:"腿痛:髋骨能医两腿疼,膝头红肿一般同;膝关膝眼皆须刺,针灸堪称劫病功。(髋骨:在膝盖上一寸,梁丘穴两旁各五分,直针半寸,灸二七壮,随病补泻。)"

根结》六阳经"根溜注入"中的"入"类穴,即包括天柱、天容、人迎、天窗、天牖、扶突,就是其理论说明形式;《灵枢·本输》之所以集中记载颈项部八穴(前述六阳经六穴加任督脉的天突、风府),也是基于上述原因的强调。

躯干部:在胸腹与背腰的前后同一水平(横向)位置上的腧穴,如胸部、上腹部的膻中、巨阙,与背部心俞,即心和心包的俞募穴,临床上常配合运用;下腹部的气海、关元,与腰部命门、肾俞,都具有补益强身作用而用于治疗虚衰病证。

身体相对位置的腧穴,主治相关

身体长轴两端,即头与尾,是位置上的一种对应。以四肢着地的姿势,则头顶与尾骨端作为身体主干(中轴)的前后两端,对应关系一目了然。头顶为百会穴,尾骨端为长强穴,二者都主治癫狂痫等神志病证,以及脱肛、久泄。《灵枢·癫狂》说:"治癫疾者……灸穷骨二十壮。穷骨者,骶骨也。""狂而新发,未应如此者,先取曲泉左右动脉,及盛者见血,有顷已;不已,以法取之,灸骨骶二十壮。"《黄帝明堂经》载百会主治"癫疾""小儿惊痫";长强主治"癫疾发如狂""小儿惊痫"。癫狂痫的病位在头(脑),治疗癫狂痫的作用,在百会为局部治疗作用,而在长强则为远治作用。脱肛、久泄的病位在下焦大肠后阴,治疗脱肛、久泄的作用,在长强为局部治疗作用,而在百会则为远治作用。百会位在上,却能治疗病位在下的病证;长强位在下,却能治疗病位在上的病证。此即所谓"病在上,取之下;病在下,取之上"(《素问·五常政大论》),提示我们,身体中轴两端相对位置的腧穴,主治病证相关或相似。

更多的腧穴则是体现这样一种规律性,即躯干长轴(中轴)两端位置的腧穴,都可主治全身性病证,尤以远心端位置的腧穴明显。如腰腹部和颈椎部,下腹部的神阙、气海、关元,腰椎2~5

之肾俞、命门、气海俞、关元俞,主治全身虚衰性病证;下腹部穴还用于虚脱的救治,都有强身的作用;第7颈椎之大椎穴,主治发热,具有增强免疫功能的作用。

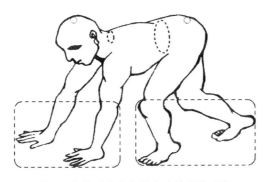

图2　身体对应部位腧穴主治相关现象

如果将四肢部及躯干长轴两侧的这些腧穴部位与主治相关的现象总和起来,可以看出一个更大范围的对称现象,即取四肢着地的姿势,以心为身体的中点,则躯干为身体主干的纵向延伸,下腹部和腰部为纵向延伸的远端位置;四肢为身体主干的横向延伸,四肢肘膝以下为横向延伸的远端位置。身体远端位置的腧穴,多具有主治近心范围(全身性)病证的特点。此可称为远端部位大对称现象(图2)。

简言之,腧穴的位置相似则主治相似,离中心越远则主治病证越近中心。

《黄帝内经》的根结、标本、气街,十二原、下合穴、络穴、五输穴、根溜注入及后世出现的八脉交会穴等经络腧穴理论,缪刺、巨刺等刺法(实为选穴)理论,以及病证治疗的内容中,都部分地蕴含了以上认识,部分地归纳了以上规律。虽然这些认识的角度仍属局部,所作的归纳亦未系统,却是极富启发意义。如何在前人的基础上更进一步,从整体着眼,系统归纳,总结提炼腧穴主治的规律,不仅是针灸临床的迫切需要,更是继承和发展古代针灸学的时代使命。

4. 被忽视的近治作用

腧穴作用的远近之别

腧穴近治作用的界域

腧穴近治作用的理论

腧穴近治作用的关联问题

腧穴作用,是认识腧穴的极重要方面,对其治疗作用,一般分为远治作用、近治作用和特殊作用。其中,远治作用和特殊作用都有大量研究,而近治作用则长久失于关注。认识腧穴的本质,这三类作用的全面分析和认识,是必要基础。

腧穴作用的远近之别

腧穴治疗作用有远近之分。远治作用只见于部分腧穴,具有特殊性,是腧穴的(相对)特异作用。近治作用则每个腧穴都具备,为腧穴的基本作用,具有普遍性,乃腧穴的普遍作用。然而,相比于远治作用的研究,对近治作用一直过于忽视;针灸理论中的一些理解困惑与此不无关系。临床上广泛采用的在病痛局部取穴的方法,就是基于腧穴近治作用。实际上,大量实践经验表明,只要是在病痛的体表部位施以一定刺激,都有一定的治疗作用。笔者认为,深入分析和思考其作用的产生,对认识腧穴,以及经脉,乃至针灸疗法,都有启发意义。

明确提出腧穴主治作用有远近之异,是南北朝的《小品方》,载于《医心方》卷二第四,谓之"孔穴去病,有近远也",内容是"病其处即灸其穴……此为近道法也",而"远道针灸法,头病皆灸手臂穴,心腹病皆灸胫足穴,左病乃灸右,右病皆灸左,非其处病而灸其穴"。这个角度,《黄帝内经》即已提出。如《灵枢·终始》:"病在上者下取之,病在下者高取之,病在头者取之足,病在足者取之腘。病生于头者头重,生于手者臂重,生于足足重,治病者先刺其病所从生者也。"

不难看出,这些内容都是从选穴(原则、方法)角度论述,以"病—取穴"为出发点,总属治疗范围,非直接从腧穴作用而论。其中"先刺其病所从生者"以及"以痛为输"(《灵枢·经筋》),是在病痛局部施治。强调"先刺",反映了这种方法的普遍适用性。这种普适方法也是最易于掌握的。《医心方》云:"野间无图不解文者,但逐病所在便灸之。"这也应是广泛针灸实践的基本方法,从腧穴作用角度来说,即是基于腧穴的近治(局部)作用。

因此,腧穴的治疗作用和意义,首先体现在腧穴普遍具有的近治作用方面。

腧穴近治作用的界域

(1)腧穴部位与主治作用

身体各处的腧穴虽然都具有近治作用,但不同部位的腧穴,作用范围大小会有所差异。大致可分为两类情况:一是施治处及周围体表组织,多为四肢腧穴;一是邻近内脏及器官,多在躯干和头项腧穴,其近治作用所及,除体表组织外,还有靠近的脏腑器官。

四肢腧穴对内脏病的主治作用属于远治作用,与之相比,躯干部腧穴主治内脏病则在近治作用的范畴,但因为中医内脏(脏腑)概念外延很大而作用广泛,对内脏的作用就有形脏(形质之脏)和神脏(功能概念之脏)的不同,其中体现为神脏范围病变的治疗作用(通过穴位邻近的形脏产生的作用)有一部分实为远治作用,比如五脏背俞,取肝俞治目疾等。

（2）相邻腧穴主治的共性

无论四肢穴还是头身穴，位置相邻则主治近似，而有一定共性。如足太阳经背部诸穴，第二侧线与第一侧线的横向对应腧穴的作用一致，其范围呈横向条带状的较大区域。《难经》以荥代井方法，即是基于邻近穴的主治共性。张介宾在《类经图翼·十二原解》中曾有相关论述："盖腧在原之前，经在原之后，穴邻脉近，故其气数皆相应也。"虽然是针对阴阳经脉五输穴中的"输、原、经"诸穴而言，却道出相邻腧穴关系的一般规律——穴邻脉近则特性相近。这些是五输穴的远治作用。而近治作用因为普遍存在，作用区域的界限就更为模糊，邻穴之间在作用上有部分交叉重叠，在一定范围内的腧穴，其治疗作用具有共性。在此范围内的腧穴，相互之间的（近治）作用区别不显著或意义不大，简单来说即无所谓腧穴。

那么，这个区域或者作用强弱的范围有多大？如何界定？近治作用之"近"的边界，以作用强弱程度而论仍有范围大小的差异。如《针灸资生经·足杂病》："膝以上病，宜灸环跳、风市；膝及膝下病，宜灸犊鼻、膝关、三里、阳陵泉。足踝以上病，宜灸三阴交、绝骨、昆仑；足踝以下病，宜灸照海、申脉。然须按其穴，酸疼处灸之，方效。"其中，具有显著近治作用的是按压而痛剧或痛缓的部位，此实同"阿是穴"。"阿是之法"可以准确确定（近治）作用显著的部位。

通过归纳总结腧穴主治病症，可以大致确定近治作用的范围。一般而言，在四肢部较明显，多为关节之间的节段；躯干部，较模糊，尤其在胸腹部，一般为内脏的相应体表位置及附近，而在背腰部一般为内脏相应的脊椎上下左右；头颈部，区域狭小，一般即在器官邻近部位（参见本书《经脉病候与腧穴主治》）。

而如果是跨节段的更大范围选穴方法，就从腧穴而及经脉了。《灵枢·终始》已经提出:"从腰以上者,手太阴阳明皆主之;从腰以下者,足太阴阳明皆主之。"所以,对(治疗)经脉的选取,主要是腧穴远治作用规律的运用方法,但这个范围仍可看做是近治作用的放大。这一点,实际上已有人论及,如"手经者主持上也,足经者主持下也"(《此事难知》);"俞穴的远道主治性能是在局部基础上范围的扩大"[1]。典型的远取,乃是"病在上者下取之……病在头者取之足"(《灵枢·终始》)。

腧穴近治作用的理论

奠定针灸理论和方法基础的《黄帝内经》,对腧穴近治作用的论述,虽然不多,却也非个别,但多被忽略。一般都过于强调腧穴与经脉的关系,或者说强调以经脉统腧穴。殊不知,传统针灸理论中,也并非都以经脉说明腧穴作用规律,如四街理论,即是有关腧穴近治作用的理论形式(参见本书《气街》)。四气街位于头、胸、腹、胫,且四处都有两个以上的腧穴。"街"即是这些腧穴所在之处内外通达联系的途径,所谓"四街者,气之径路也"(《灵枢·动输》),旨在说明头、胸、腹范围腧穴的近部作用原理。四气街的构成是头、胸、腹之腔体(内外),外之腧穴与内之脏器不是以经脉络脉连接沟通,而是气行之"街";这里的气,指卫气。针灸这四个横向部位的相应腧穴,通过气街而作用于相应脏器,产生治疗效应。

腧穴近治作用的关联问题

腧穴近治作用既然为腧穴普遍的基本的作用,其研究的关联方面与意义,也就因而是广泛的,涉及经脉、腧穴的理论概念,以及刺灸、配穴、辨证等几乎所有重要方面。这里先就腧穴作用与经脉关系方面略作分析。

---

[1]　黄成惠.略论俞穴的主治作用[J].辽宁中医杂志,1980(11):12-13.

有关腧穴近治作用的内容,最为人所知的是"以痛为腧"和阿是穴。"以痛为腧"原本是对针刺治疗经筋病提出的选穴原则,阿是穴的取穴方法是在病痛处按压探寻反应点,二者都不论经脉。所以,简单说,腧穴近治作用与经络理论无关,与腧穴理论的大部分内容也没什么关系。尽管有学者仍以经络为腧穴近治作用的机制,并考虑从体表与体内(垂直层次)的"经络的横行"联系来说明之[1]。

假如"腧穴"只有近治作用,显然也就没有"经脉"存在的必要。对腧穴作用、经脉意义及经脉与腧穴的关系,江苏省中医学校针灸学科教研组编《针灸学》(1957年出版)早有洞见,如"古人对'经络'体系的发现与'经络'学说的形成,其基础与四肢腧穴的主治作用是分不开的。假定四肢腧穴也只能治局部病,那么针灸治病很可能只停留在'以痛为输'的阶段,而不去探索'经络'的体系了""四肢部的穴位能治头面躯干部疾患,而头面躯干部的腧穴绝少能治四肢的特发病症,由此可以证明'经络'的发现与形成,与四肢腧穴主治作用是分不开的"。可谓真知灼见。"输穴在四肢,以经脉循行通路作为主治的指导原则;输穴在头身,以输穴所在部位及其邻近组织作为主治的指导原则。"对此,李鼎[2]先生指出:"这就是四肢部穴以分经主治为主,头身部穴以分部主治为主""各经穴在四肢者特具有循经远道的主治作用,在头身者则具有对邻近组织器官(脏腑)的主治作用"。

这一规律,在《针灸甲乙经》中反映为腧穴记述形式的特点,即头身分部、四肢分经。而经脉系统的主体,就是四肢经脉,

[1] 李志道.腧穴局部作用的规律是"腧穴所在,主治所在"[J].针灸临床杂志,1995,11(11,12):67-69.

[2] 李鼎.针道金陵五十年——记1957年南京《针灸学》出书前后[J].中医药文化,2007(6):30-32.

一般被称为手足十二经脉(参见本书《经脉系统重构》)。腧穴远治作用的特点,即为腧穴类别划分的主要根据。这与《黄帝内经》类穴理论集中于四肢穴,内脏病(脏腑病)——脏病取输、腑病取合,而体表痛证——以痛为输,是一致的。针灸理论中,出现于早期文献的内容主要与经脉相关,虽然还未见明确提及"腧穴",但从经脉循行与病候的关系可以推论,作为施治处的"腧穴"是落实其临床意义的基础。此时的腧穴,应该主要是后来的四肢类穴范围部分。也就是说,早期的经脉和腧穴,主要是对远治作用方面的认识和理论形式,后来的理论发展仍以此为主,而近治作用方面的理论建设很少。

对此缺乏了解,不深入分析,加之多偏重于远治作用规律及其理论,就往往以之涵盖或理解所有腧穴(如《千金翼方》卷二十八第九:"凡孔穴者,是经络所行往来处,引气远入抽病也"),甚至解释近治作用的内容,导致自相矛盾或疑惑。这是后人乃至现今的常见问题。

元代《针经指南》的"八脉交会穴",借助奇经说明十二经脉的腧穴主治共性,其临床因素是腧穴主治范围的扩大。从腧穴主治作用的角度来看,亦即特异性愈来愈不明显。例如,列缺、照海的主治病证已经超出其所在经脉的循行分布及主病范围,二穴相同主治超过一半。八穴通八脉之说,提示了十二经脉理论的意义有自身限域,不应无限放大其理论统摄性。以既有经脉理论涵盖和解释所有针灸治疗不断发现的新规律,将会自陷理论矛盾。

————

腧穴近治作用普遍存在,为腧穴的基本作用,因而有颇为重要的理论和临床价值。其关涉问题的广泛性,使探讨的意义不仅为全面认识腧穴内涵所不可或缺,而且对深刻认识针灸疗法的性质与原理也有启迪作用。

5. 腧穴作用的两个理论典例

气　街

四街本义

四街与四海比较

四街理论意义

气街理论出于《黄帝内经》,位在头、胸、腹、胫四部,故又称四街。现代有关探讨在近30余年较为集中,总体上反映的是统编教材《针灸学》为代表的认识。深入分析《黄帝内经》等有关论述不难发现,现代对四街的一般理解和解释,与其原本内涵、性质与意义等存在较大距离。

四街本义

四街出《灵枢》,具体内容载于《卫气》篇,先以"请言气街"引出头、胸、腹、胫四个部位之气"有街",后以"取此者……""所治者……"述针具和病症,示人四街所在及与治疗的关系。结合下列要点的分析,不难明四街之义。

一是概念落实于"街",而非脉。其意所指,《灵枢·动输》自有解释:"四街者,气之径路也。"径路,只是街的基本意思。据《说文》:"街,四通道也。"《一切经音义》:"街,交道也。"《难经集注·三十一难》:"杨曰:气街者,气之道路也……街,衢也。衢者,四达之道焉。"所以,"街"是通达四方之路,似现在所说的十字路(交道)。这里意为多向通路,以说明"气"能够通达(作用得以实现)的机制,不是直接指人体组织或部位。

二是四街除头气街外都言明相关腧穴,且皆为两处或两处以上。如"气在胸者,止之膺与背腧"(《灵枢·卫气》),结合其上文"胸气有街",可知经文表达的是:胸部的气以其街通达前胸和后背之穴。当然,反过来说即是胸背之穴以该处之街与胸气相通。因为街是四达之路,才能通达/联系横向范围内的多处腧穴。在这个意义上,"街"起着沟通所在部位整体空间区域内外联系的作用。所以,四街说明了头、胸、腹、胫四部的内外联系机制。

三是四街内容载于《卫气》篇,与卫气紧密关联。篇中说:"其浮气之不循经者,为卫气;其精气之行于经者,为营气。阴阳相随,外内相贯,如环之无端。"(《灵枢·动输》言及四街,也是从"营卫之行也,上下相贯"角度论述)这说明编者认为四街所行之气不同于脉内所行之营气,四街作为脉外的"气之径路",该"气"当包括卫气[1]。《灵枢·卫气失常》所论气积于胸腹的针刺治疗,言明病属卫气所留。卫气活动不受脉的约束,合于以身形的一个节段范围表达气街所在的特点。

四是篇中的"所治者,头痛眩仆,腹痛中满暴胀,及有新积",所治病症的部位与头、胸、腹的气街所在一致。

综上,四街所在为形体的四个节段,是头、胸、腹横向区域内腧穴的主治范围;四街作为这些区域的内外联系通路,是对腧穴近部作用原理的说明。

如果对比同一篇中的经脉标本之纵向上下特点,四街之横向部位的性质就更清楚了。对此,张介宾区别为"各经有标本""诸部有气聚之所也"(《类经·经络类·十二、诸经标本气街》)。

四街与四海比较

张介宾强调"气聚",可能是受四海的影响。四海出《灵枢·海论》,即"经水者,皆注于海",故海谓汇聚盛大。四海与

---

[1] 《素问·痹论》:"卫者,水谷之悍气也,其气慓疾滑利,不能入于脉也,故循皮肤之中,分肉之间,熏于肓膜,散于胸腹。"

四街类似,也涉及头、胸、腹、下肢四个部位,也是各有两处腧穴,可助认识四街。如脑之"髓海"的腧穴,上在头顶,下在风府。杨上善认为头顶即指百会穴(见《太素·四海合》),而且"止之于脑"的头气街,其未言明的腧穴也是百会(《太素·经脉标本》)。

实际上,四海的侧重方面和腧穴,与四街有较大差异(表8)。四海是言重要物质组织所在与功能,四街是言腧穴作用机制。而这些差异,亦值得深思,为什么部位相同而腧穴不同,所治病症却又大致相同? 如:胸腹部胀满的治疗之穴,四街为膺腧、背腧、脐左右动脉;四海为柱骨上下、人迎、大杼、气街、三里、巨虚上下廉。《灵枢·卫气失常》对积于胸腹"上下皆满"的治疗,取穴为人迎、天突、喉中、气街、三里、季胁下一寸,多数在上述范围。这些腧穴,按其部位有两类,一是在胸背腹部,提示躯干部腧穴均能治疗其邻近的胸部或腹部病;二是在颈和下肢部,提示颈穴可治疗胸部病,下肢穴能治疗腹部病。总体上,四街、四海(部位与腧穴)的形式,提示了该部位为所在腧穴的近部主治范围。

表8　四街与四海比较

名称	部位			
	头	胸	腹	胫
四街	(脑)	膺、背腧	背腧、冲脉于脐左右之动脉	气街、承山、踝上以下
四海	脑为髓之海,其输上在于其盖,下在风府	膻中者为气之海,其输上在于柱骨之上下,前在于人迎	胃者水谷之海,其输上在气街,下至三里	
			冲脉者为十二经之海,其输上在于大杼,下出于巨虚之上下廉	.

关于颈和下肢的腧穴,有必要进一步说明。颈部人迎,《黄帝内经》用以治疗头部和胸部病,如"阳迎头痛,胸满不得息,取之人迎"(《灵枢·寒热病》),"其气积于胸中者,上取之……积于上,泻人迎、天突、喉中"(《灵枢·卫气失常》),这是其作为胸部气海之穴的基础。下肢足三里、上巨虚、下巨虚,为胃、大肠和小肠的下合穴,所主病症显然在腹部,反映了"合治内腑"的主治规律。有研究亦认为,胫气街主要体现为下合穴系统[1]。这是作为水谷之海、血海之穴的基础。《素问·水热穴论》所载治热病五十九俞,解释"气街、三里、巨虚上下廉"八穴的作用是"泻胃中之热",也属于这种认识。因此,水谷之海和血海,主要范围都在腹部。以此来看,胫气街的腧穴(气街、承山、踝上以下),与水谷之海和血海的腧穴所在区域类似。所以,胫气街,其意义应是指向腹部,本身实际并不具有独立气街的内涵,与另三个气街有别。从大范围来看身体部位之间的关系,颈项与下肢分别为躯干上下延伸的邻近部位,则上述颈穴作用指向胸部、下肢穴作用指向腹部的现象,也可视为腧穴近部作用范围的放大。《灵枢·终始》所谓"从腰以上者,手太阴阳明皆主之;从腰以下者,足太阴阳明皆主之",则是对这类规律从手足经脉角度的归纳表述。对此,四街和四海在不同主旨下,各有不同程度与形式的体现。

四街理论意义

四街突出的是部位,四海突出的是功能及其组织基础,二者内容、形式有异,而立足于近部腧穴主治这一点并无不同。四街表达的是一个横断范围,所以每一气街的腧穴都有两组或更多,四街之穴偏于前后,四海之穴则偏于上下,上下前后都围绕头、

---

[1] 章晓东.气街实质新探[J].南京中医学院学报,1992,8(4):232-233.

胸、腹,各是一个较大的空间范围,综合二者,即是这些腧穴的主治范围。同时,这一范围内的腧穴,也具有共同主治。《黄帝内经》对腧穴近部作用、主治的关注,还可从以下数例进一步体会。

《灵枢》的《海论》与《五乱》二篇相邻,所论都涉及头身部位,但取用的腧穴,《海论》篇四海多数在其局部,《五乱》篇则都为四肢荥输。两篇所论,病位一致而用穴完全不同,代表着两种选穴思路,体现了腧穴主治作用的远近两种规律。

《素问·水热穴论》,虽然是论治热病五十九俞,其腧穴及作用,也是按照头、胸、腹、肢来划分,与四街、四海的认识有共同之处。其中,头、胸、腹部穴主治相应部位之热,下肢穴主治腹部胃中之热,与四街、四海几乎一样(表9)。

表9 治热病五十九俞

作用	腧穴部位			
	头	胸背	腹腰	四肢
越诸阳之热逆	头上五行行五			
泻胸中之热		大杼、膺俞、缺盆、背俞		
泻胃中之热			气街	三里、巨虚上下廉
泻五脏之热		五脏俞傍五		
泻四肢之热		云门		髃骨、委中、髓空

俞募穴,即躯干前后之脏腑穴(《素问·脉要精微论》"背者胸中之府"),主治对象一样。《灵枢·官针》载治疗心痹的方法("偶刺者,以手直心若背,直痛所,一刺前,一刺后,以治心痹"),《灵枢·癫狂》治胸腹胀满的方法("厥逆腹胀满,肠鸣,胸满不得息,取之下胸二胁咳而动手者,与背腧以手按之立快者是也"),以及《灵枢·杂病》所载"腹痛,刺脐左右动脉,已刺按

之"，《素问·长刺节论》所载"病在少腹有积，刺皮𩩲以下，至少腹而止，刺侠脊两傍四椎间，刺两髂髎季胁肋间，导腹中气热下已"等等，都是躯干近部腧穴的运用，而胸腹气街可以说是这类治疗经验的理论提升。一些研究已指出了这一点[1~5]。

对躯干部腧穴近治作用的理论认识，十二经脉中，只有背腰部足太阳经与肾和膀胱的循行联系、足太阳经别与心的循行联系，提供有限的背俞主治内脏病的经络机制。而《素问·举痛论》所述以背俞治疗心痛引背，尚未以这种机制说明之，如"寒气客于背俞之脉则脉泣，脉泣则血虚，血虚则痛，其俞注于心，故相引而痛，按之则热气至，热气至则痛止矣"。与四街同篇的经脉标本，以足三阴和手少阴经"标在背腧"表达背俞穴的经脉关联，但脏腑背俞与相应经脉之间并未建立循行联系。《素问·气府论》中胸背腹部腧穴虽然与经脉建立了联系，却是归在足三阳及督任冲三脉，而与五脏关系密切的阴脉并无涉及。对（躯干部）俞募穴与内脏的关系，《难经·六十七难》只是说"五脏募皆在阴，而俞在阳者，何谓也？然。阴病行阳，阳病行阴，故令募在阴，俞在阳"，仍没有明确二者之间的联系基础，也就未能阐明治疗作用的原理。滑伯仁直接从经络解释，谓之"阴阳

［1］ 王华，芦顺德.气街理论探讨[J].湖北中医杂志,1987,(4)：44-45.

［2］ 谷世喆.气街理论及应用[J].北京中医药大学学报,1995,18(6)：19-21.

［3］ 谷世喆.论根结标本气街理论是经络学说的重要内容[J].中国针灸,1996,(9)：45-48.

［4］ 张登本.论"气街"[J].现代中医药,2002,(5)：1-2.

［5］ 童晨光，谷世喆，衣华强.胸腹气街的形态学基础[J].针刺研究,2004,29(4)：270-273.

经络气相交贯,脏腑腹背气相通应"(《难经本义·六十七难》),则是基于经脉腧穴理论的后来发展,而非(也不能代替)《内》《难》原本认识。至《针灸甲乙经》所集《黄帝明堂经》,胸部穴始明确有足太阴、少阴经"脉气所发",而腹部穴则以交会穴形式表达与阴脉的关联。再参考《灵枢·动输》所说"夫四末阴阳之会者,此气之大络也。四街者,气之径路也。故络绝则径通,四末解则气从合,相输如环",可知,就《黄帝内经》而言,四街本身并不在经络理论范围,至多是一种特别的腧穴理论形式,它不是直言腧穴,而是说明头身腧穴近部作用的原理。经脉与气街,二者都关系腧穴,本质上是对腧穴主治作用不同规律的理论说明。经脉侧重表达四肢肘膝以下腧穴对头身部的(纵向)远隔作用;气街主要表达头身部腧穴的(横向)近部作用。所以,从腧穴角度认识气街[1]是正确方向。如果以《黄帝内经》之后发展的(胸腹部)腧穴与经脉关系(形成全面的腧穴归经)来衡量,四街属于过渡性质的一种理论形态。

依《灵枢·动输》之论,气的运行,针灸理论中就有两种通路,一是经脉,即脉的通路,各脉有一定分布,为纵向条带区域;二是气街,为身体某一横向范围。《读医随笔·三阴三阳名义二》说:"三焦者,内之分野也;三阴三阳者,外之分野也。分野者,卫之部也。经脉者,荣之道也。"经脉和气街,可以说是一纵一横,构成体内气(血)行通路,具体来说就是营气和卫气。经脉运行营气,营在脉中,有脉管约束和运行方向;气街通行卫气,卫在脉外,充盈于组织之间。此即"气之大络"与"气之径路"。二者之间的关系,即"络绝则径通"(《灵枢·动输》),经脉之气

---

[1] 李杰,李绍桂,张淑静.特定穴与根结、标本、气街[J].山东中医学院学报,1992,16(5):13-15.

由脉的末端(细小络脉)出于脉外,行于气街,再从另外的脉的末端(细小络脉)进入脉内,此即营卫之气离合的过程。现代对气街作用、意义的认识,受此说影响不小。然而,四街本身并非为说明"经脉"气血循环而设,而是被借来阐明"营卫之行相输如环,非邪气大寒之所能失也"(《黄帝内经灵枢注证发微·动输》)。经脉与气街,二者关系是并列的,而不是主次或包容的。

———

综上,①四街说明了头身部腧穴的近部作用原理,与卫气密切相关,所提示的相应部位腧穴主治范围、特点,在《黄帝内经》中有相关理论体现和治疗运用。②在经络腧穴理论发展过程中,躯干部尤其胸腹部腧穴与相应五脏经脉的确切关系,完成得很晚,四街处于此前的过渡阶段,有其重要的却是历史性的理论结构位置。也因此,在后来形成的经脉腧穴理论结构中,四街已无相应的独立位置,但是至少对说明背俞与脏腑的联系仍具理论价值,因为这种关系的经络理论形式至今未完成;对深刻认识《黄帝内经》经络理论,发展完善腧穴近部作用的理论等,颇具启发意义。③四街的这种性质,表明它是一种独立的理论认识和形式,立论基础不同于根结、经脉标本及经络等理论,然而一般多将这些内容混合而论,影响对其本质的认识。

根　　结

> "结"部及其认识
>
> 根部及相关认识
>
> 根结的意蕴
>
> 根结的误读

经脉腧穴理论基于针灸实践经验,蕴含古人对机体内在联

97

系规律的独特认识,其价值有待今人的再发现。根结乃经脉腧穴理论的重要组成部分,但较为特殊,其内容以经脉为纲但只有足六经,涉及身体上下关系却不谈经脉循行,既有腧穴也有部位,还包括病候。这种模糊的面貌使后人难以清晰认识其理论本质,影响对其科学意义的揭示。

"结"部及其认识

(1)"结"部

根结理论的完整内容出《灵枢·根结》,部分见于《素问·阴阳离合论》。根,皆为足经井穴。结,都是头身器官或部位。然而,对结部从腧穴解释者自古有之,有必要一一析之。

足三阳之"结"处,《灵枢·根结》已有解释,其中太阳"结于命门,命门者目也",少阳"结于窗笼,窗笼者耳中也",部位明确。唯阳明"结于颡大,颡大者钳耳也",不甚明白。《说文》:"颡,额也。"按:颡,额的本字。《方言·十》:"额、颜,颡也。"足阳明脉在头面部由下而上至额部路线的描述,早期以目为参照,后以耳、发际为参照。如《阴阳十一脉灸经》:"穿颊,出目外廉,环颜。"《灵枢·经脉》:"循颊车,上耳前,过客主人,循发际,至额颅。"这表明足阳明脉在头面部应位于额的两侧,上至额角。故杨上善对《太素》卷五《阴阳合》"结于颡大"一句,注曰:"阳明脾腑之脉……上行聚于颡上额颅。颡,额也。"楼英、马莳则直接释以头维穴。然《针灸甲乙经》作"阳明根于厉兑,结于颃颡,颃颡者钳大,钳大者耳也"。这显然与《灵枢·卫气》足阳明"标在人迎颊挟颃颡也",及手阳明"标在颜下合钳上也"有关,其中原因有待研究。

足三阴之"结"的具体所指,多有误者。《灵枢·根结》载太阴"结于太仓",少阴"结于廉泉"。太仓,《黄帝内经》中只有两篇提及。《灵枢·胀论》说:"夫胸腹,脏腑之郭也。膻中者,心主之宫城也。<u>胃者,太仓也</u>。咽喉小肠者,传送也。"太仓显然是对胃的功能的比喻。故《灵枢·根结》之太仓非穴,乃胃之别称,当无疑义。解作穴名者,盖误以《针灸甲乙经》"中脘,一名太仓"释之。廉泉,此处非指穴,乃舌下部位。《灵枢·忧恚无言》:"足之少阴,上系于舌。"《灵枢·口问》:"胃缓则廉泉开,故涎下。"《灵枢·刺节真邪》:"取廉泉者,血变而止。"《素问·刺疟》:"刺舌下两脉出血……舌下两脉者,廉泉也。"廉泉用作穴名是后来之事,部位不同。

足厥阴之结,问题颇多。《灵枢·根结》载厥阴"结于玉英,络于膻中"。首先,"玉英",此指前阴。《灵枢·胀论》说:"廉泉、玉英者,津液之道也。"《灵枢·刺节真邪》:"茎垂者,身中之机,阴精之候,津液之道也。"古人常以"玉"为前阴雅称。如帛书《十问》:"鸣雄有精,诚能服此,玉筴(策)复生。大(太)上艺遇,痈(雍)坡(彼)玉窦。""接阴之道,以静为强,平心如水,灵路(露)内臧(藏),款以玉筴(策)……"玉策、玉窦指男女阴器。《脉经》卷九第四:"带下有三门,一曰胞门,二曰龙门,三曰玉门。已产属胞门,未产属龙门,未嫁女属玉门。"《医心方·房内·四至》:"玉茎不怒,和气不至。"《素问·气府论》所记足厥阴脉的唯一腧穴即位于前阴旁:"厥阴毛中急脉各一。"故杨上善注云:"廉泉乃是涎唾之道,玉英复为溲便之路,故名津液道也。"(《太素·胀论》)然多误以为《针灸甲乙经》任脉经穴"玉堂,一名玉英"[1]。

其次,"络于膻中",此与阴脉言结的体例不一。丹波元简即指出:"厥阴特多此一句。"《太素》卷五《阴阳合》无此四字,卷十《经脉根结》"络"作"终"。《黄帝内经》所载"膻中"的含义

---

[1] 赵京生.足厥阴肝经主小便病候的由来与演变[J].上海针灸杂志,1999(2):40-41.

多指部位,如上文所引"膻中者,心主之宫城也"(《灵枢·胀论》),以及"膻中者为气之海,其输上在于柱骨之上下,前在于人迎"(《灵枢·海论》)。由"胸中大腧在杼骨之端"(《灵枢·背腧》)可知,此膻中即指胸中。《灵枢·经脉》云手少阳之脉"布膻中,散落心包",明确属部位。无论简帛脉书还是《灵枢·经脉》,前胸部皆非足厥阴脉的特定循行分布之处;《针灸甲乙经》中胸部玉堂、膻中二穴,明确属任脉,没有与其他经脉交会。考《难经·三十一难》:"三焦者,水谷之道路,气之所终始也。上焦者,在心下,下膈,在胃上口,主内而不出,其治在膻中,玉堂下一寸六分,直两乳间陷者是。"其中的气、终始、膻中、玉堂等,在《灵枢·根结》中为关键字词,而玉英曾为玉堂穴别名,至迟已见于《明堂》,此难所反映的膻中与玉堂关系,会使人与足厥阴"玉英"相联系;加之《素问·灵兰秘典论》所说"膻中者,臣使之官,喜乐出焉",而《灵枢·根结》有"阖折即气绝而喜悲,悲者取之厥阴",也会使人以为膻中与足厥阴相关。故膻中似系玉英之旁注,误入正文。

根结之"结"处,都是其经脉循行于头身的终点或近终点的特定部位,这在简帛医书所载早期经脉理论中更为明显(《阴阳十一脉灸经》尤其如此)。见表10。

表10 "结"与足脉头身端的部位比较

归经	结	部位→	《足臂十一脉灸经》	《阴阳十一脉灸经》
太阳	命门	目	其直者贯目内渍,之鼻	夹颇,骰(系)目内廉
阳明	颡大	(面)额	夹口,以上之鼻	穿颊,出目外廉,环颜
少阳	窗笼	耳(颊)	出于项、耳,出腮(枕),出目外渍	出耳前

续表

归经	结	部位→	《足臂十一脉灸经》	《阴阳十一脉灸经》
少阴	廉泉	舌	舌□	夹舌本
太阴	太仓	(上)腹	出股内兼	被胃
厥阴	玉英	前阴、少腹	□股内,上入脞间	触少腹,夹絑旁

（2）结部认识的形成

经脉之间的主要区别之一是各脉有其特定循行部位,且特定部位沿身体长轴纵向延伸,与该脉的病候部位一致。纵向部位尤其是经脉两端部位之间的内在相关性尤为突出,并主要体现为四肢部位腧穴对头身远端部位的作用(治疗效应),近头身部位的病症因此成为相应经脉的主要特征性病候。上述"结"之处为其脉行于头身的终点或近终点的特定部位,那么"结"所相关的应该是体现这些经脉特定部位的病候。经反复对比研究发现,足三阴三阳"结"的部位与《素问·厥论》中六经厥的部位高度吻合。见表11。

表11　"结"与《素问·厥论》足六经厥的部位比较

归经	结	部位→	足六经厥
太阳	命门	目	肿首头重,足不能行,发为眴仆
阳明	颡大	(面)额	癫疾欲走呼,腹满不得卧,面赤而热,妄见而妄言
少阳	窗笼	耳(颊)	暴聋颊肿而热,胁痛,骱不可以运
少阴	廉泉	舌	口干溺赤,腹满心痛
太阴	太仓	(上)腹	腹满膜胀,后不利,不欲食,食则呕,不得卧
厥阴	玉英	前阴、少腹	少腹肿痛,腹胀,泾溲不利,好卧屈膝,阴缩肿,骱内热

《素问·厥论》的原文中对六经厥没有称足,但从"厥状"不难分辨出确属足经无疑。按照《黄帝内经》辨证与治疗的关系,对"厥状"以足六经分证,就意味着取足六经治疗。如:

太阳:厥,挟脊而痛者,至顶,头沉沉然,目眈眈然,腰脊强,取足太阳腘中血络。(《灵枢·杂病》)

阳明:厥头痛,面若肿起而烦心,取之足阳明、太阴。(《灵枢·厥病》)

少阳:聋而不痛者,取足少阳。(《灵枢·杂病》)

少阴:嗌干,口中热如胶,取足少阴。(《灵枢·杂病》)

太阴:腹满食不化,腹向向然,不能大便,取足太阴。(《灵枢·杂病》)

厥阴:小腹满大,上走胃至心,渐渐身时寒热,小便不利,取足厥阴。(《灵枢·杂病》)

这些"厥状"几乎都属于足六经病候中的远道特征性病候,而其病候部位与足三阴三阳"结"的部位又是如此一致,十分清楚地显现出"结"是对足六经所治头身病症(或者说治疗效应)部位的归纳、提炼、概括。

此外,《素问·热论》的六经辨证治疗也较集中地体现了足六经部分头身病候,并明确以足六经循行说明辨证归经的依据,从中不难看出这些部位病候的实际意义,也有助于认识足经远道部位病候及其与"结"的关联。

根部及相关认识

足六经根穴对结部的效应,《黄帝内经》中有实用之例,如《灵枢·根结》中的"少阴根于涌泉,结于廉泉",其应用为"邪客于足少阴之络,令人嗌痛,不可内食,无故善怒,气上走贲上,刺足下中央之脉……"(《素问·缪刺论》);又如《灵枢·根结》中的"厥阴根于大敦,结于玉英",其应用为"邪客于足厥阴之络,令人卒疝暴痛,刺足大指爪甲上与肉交者各一痏……"(《素问·缪刺论》)这一方面反映根结理论确实基于针灸实践,另一方面表明足端部位腧穴(井穴)应用范围较后世为广。对此,必然会产生一个疑惑,是否对结部病症的治疗取穴仅限于根之井穴?结部病症,也就是其经脉的远道部位特征性病症,已见于较《黄帝内经》更早的简帛脉书,但其足脉起始部位多在踝附近,只有足厥阴脉起于足大趾部,足太阴脉仅《足臂十一脉灸经》为"出大指内廉骨际"。那么,书中的经脉病候除足厥阴脉以外,其他足脉主治的远道部位病症显然不是源于刺灸足端部位的经验。在这里,发展的链环出现断缺,好在《黄帝内经》留有一些痕迹,可使我们试着连接上这一环。

如嗌痛的治疗取穴,除上文所举"足下中央之脉"外,还可取足少阴脉之"然骨"。如《素问·缪刺论》:"嗌中肿,不能内唾,时不能出唾者,缪刺然骨之前,出血立已,左刺右,右刺左。"这两个刺治部位都位于足。对前阴病症,除上文所举"刺足大指爪甲上与肉交者",还可取足厥阴络穴蠡沟。如《灵枢·经脉》:"足厥阴之别,名曰蠡沟,去内踝五寸……其病气逆则睾肿卒疝,实则挺长,虚则暴痒,取之所别也。"这两个刺治部位一在足一在胫。是故治疗足脉远道部位特征性病症的腧穴不仅足端之井,大体膝以下的本经循行部位腧穴都可取用。这应该就是所治部位为经脉名的内蕴,如"舌纵涎下,烦悗,取足少阴"(《灵枢·寒热病》),"黄帝曰:人之涎下者,何气使然?岐伯曰:饮食者皆入于胃,胃中有热则虫动,虫动则胃缓,胃缓则廉泉开,故涎下。补足少阴"(《灵枢·口问》),"嗌干,口中热如胶,取足少阴""小腹满大,上走胃,至心,淅淅身时寒热,小便不利,取足厥阴"(《灵枢·杂病》)。从经脉循行的演变看,早期经脉在四肢的一端多在腕踝附近,以后延伸至指趾端,与之相应,多数指趾端腧穴的出现晚于腕踝附近腧穴,而所治病症却是相同的,所以,虽然根结中皆以足六经的趾端穴为根,但并不意味只有这些穴才能够治疗结部病症,而可能是为了体现经脉端头(起始)之处,合于根字含义。

根、本二字同义,但用之比喻的腧穴或部位所在,却有较大差异。根结中的根位于足末端,标本中的本则多在腕踝上下,而《灵枢》中论述指趾端至肘膝之五输穴内容的篇名称作"本输"。南宋史崧说:"井荥输经合者,本输也。"(《灵枢经》叙)根、本的范围扩大至肘膝以下。《素问·气府论》记述归经腧穴,肘膝以下穴皆为一致的简略形式,其他部位腧穴则一一列出,如:

足少阳脉气所发者六十二穴:两角上各二,直目上发际内各五,耳前角上各一……掖下三寸,胁下至胠,八间各一,髀枢中(傍)各一,膝以下至足小指次指各六俞。

手太阳脉气所发者三十六穴:目内眦各一,目外各一……肩解各一,肩解下三寸各一,肘以下至手小指本各六俞。

四肢远端腧穴位于人体最下处(取四肢着地的姿势更为直观),这个"远端"以肘膝为界,凡肘膝以下腧穴《黄帝内经》视为同类,这类腧穴的意义都是对上(头身)的,随着经验增加、认识深入而分类渐细。被编著者视为有相同之处而与根结放在同一篇的"根溜注入",绝大部分就是这类手足至肘膝一段肢体内的腧穴,不仅根结之根包括在其"根"穴之中,而且在下的"根溜注入"与在上的颈部入穴的上下关系及形式也类似根结。对四肢部腧穴的这种认识,在《明堂》中仍有特别形式的反映,保留于《针灸甲乙经》卷三记述四肢部腧穴的篇

目名,如:

手太阴及臂凡一十八穴第二十四

足太阴及股凡二十二穴第三十

其手太阴、足太阴之经脉名谓肘膝以下腧穴,其臂、股谓肘膝以上腧穴。同一经脉腧穴却以部位区别为两种不同表述方式,正是四肢腧穴以肘膝为界的不同形成背景及意义在记述形式上的清楚体现。

根结的意蕴

基于上述分析,就不难理解根结本义。"根",植物之根,在下,对植物具决定作用;引申出始、本原的意思。"结",《说文》"缔也",谓绳相连结;引申出系、聚、归结、果实、终之义;其位在上,是植物之根作用的结果。杨上善认为:"根,本也;结,系也。"(《太素》卷十《经脉根结》)"结,聚也。"(《太素》卷五《阴阳合》)根结理论中,根穴具有的两个共性是:同在下肢末端部位,同治上端头身部病症。单就一经而言,这上下两处的特点是都位于本经的一端。经脉两端《黄帝内经》称作终始,故《灵枢·根结》云:"九针之玄,要在终始,故能知终始,一言而毕,不知终始,针道咸绝。"杨注:"终始,根结也。"张介宾注:"终始,本末也。"将在下的足穴称根,将在上的头身部称结,根与结对举,即以腧穴对应部位,意义不仅为两端,还隐含上下两端的内在关系,比喻上之部位乃下之腧穴作用的体现之处。根结理论表达的是足经肢端腧穴远部主治病症的范围、远治作用的规律。根结理论的特殊性在于,不仅归纳腧穴部位的共性,而且对其所治病症部位的共性也予以归纳概括;表述借助比喻,意义蕴含于根、结二字,以极简明的形式表达出腧穴的远道主治规律(尽管只是部分经脉和腧穴)。

这使根结既不同于一般腧穴理论也不同于经脉理论。腧穴理论以类穴为主要形式,对具有共性的腧穴,分类归纳说明其规律性,且共性有腧穴部位和腧穴主治两个方面,而这两个方面相互紧密关联。一般腧穴理论,对腧穴部位的共性在表达上多数较抽象或是间接的,如"原"穴、"络"穴、"井"穴;对腧穴主治部位的共性不是经归纳后的直接指明,而多为说理方式,通过脏腑等理论使人领会,如:原穴,"四关主治五脏。五脏有疾,当取之十二原";五输穴,"黄帝曰:愿闻五脏六腑所出之处。岐伯曰:五脏五腧,五五二十五腧;六腑六腧,六六三十六腧"(《灵枢·九针十二原》)。根结也不似络穴、下合穴那样借助经脉线表达腧穴与治疗(效应)部位的内在联系,而仅以上下"点对点"(简单而言)的简明方式予以高度概括。所以,较之一般腧穴理论,根结理论对针灸部位及其远道效应部位的共性规律,均予归纳和专门表达,结构形式完整,易于理解。但另一方面,根结的理论化程度较低,表述较为简单,涵盖的规律性内容受到限制,这种理论形式在腧穴理论的发展中未有延续,或许与此有关。

对于根结与经脉的关系,一般视为经脉理论的补充,这与前人的认识有关。皇甫谧将经脉理论内容称"经脉根结",与"十二经标本"一起编入《针灸甲乙经》专论经脉理论的第二卷,影响深远。《太素》编在第十卷,称"经脉根结""经脉标本",体现了皇甫谧的影响。张介宾有所不同,在《类经》中将经络与腧穴统作"经络类",载于七、八、九卷,"诸经标本气街"在第七卷(该卷主要内容为十二经脉、十五络脉、归经腧穴等),而"诸经根结开阖病刺"在第九卷(该卷主要内容为奇经、皮部、四海等),相隔很远,而不似前两书中那样紧邻。在笔者看来,根结代表着基于经脉的另一种表达方式,也可视为对经脉的再提炼。经脉理论的主要表达形式为脉的特定循行分布,作为说明以下内容的基础：

A. 脉与病候关系　　B. 脉与病候治疗关系

这两个关系在简帛脉书中体现得很清楚，如《足臂十一脉灸经》对 A 以"其病……"表达，对 B 以"诸病此物者，皆灸某某脉"表达；《阴阳十一脉灸经》对 A 以"是动则病……"表达，对 B 以"是某某脉主治"表达。无论简帛脉书还是《灵枢·经脉》，记载的循行与病候，都遍及经脉循行的全程部位，从腧穴角度来说包括该脉腧穴治疗的局部病症和远道病症。虽然每条经脉的病候相对他经而言都具特殊性，但体现经脉特殊性的主体是远道（近头身）部位病候，这在记述一经全程部位及其病候的方式中难以突显。根结则突出表达一经主治的最重要内容——远道病症，即（经脉的）肢端腧穴对头身部病症的作用，以"根结"二字所代表的位置特点及内在关系予以体现，每经具体内容也简化为穴位对病位的"点对点"形式，不借助经脉循行，简明地表达出足六经肢端腧穴的远道主治规律。其科学价值在于提炼足经腧穴远道主治规律并赋予理论形态。作为对纵向部位腧穴主治规律的一种表达，经脉理论在治疗上的意义主要体现为对头身部位病症治疗的远道选穴指导作用，根结理论将此表达得简明完整、直观突出。因此，《灵枢·根结》篇首予以盛赞。

古人对四肢部腧穴主治规律的认识，若单从腧穴角度讲主要体现于腧穴分类和记穴方式，并常以后人以为的"经脉"形式出现，根结理论亦是如此，不过有些特殊罢了。其实从《灵枢》的篇目安排上也可以看出，在第十篇《经脉》之前的九篇中，主要内容不是"经脉"，而《根结》为第五篇。但正是根结理论似经似穴的特性，其价值就不仅在于指导临床选穴之实用，而且可引导我们由经脉与腧穴的关系去探索认识经脉理论的本质。

根结的误读

对根结理论,有两点须特别指出:

其一,"结"不能以腧穴解释,否则根结理论将尽失本义。将结部作腧穴,乃古代注家的误读,如马莳对《根结》篇名的解释:"根于某穴,结于某穴,故名篇。"杨上善释根结多基于标本。这因为《灵枢》的类似内容,《根结》篇的根溜注入,《卫气》篇的十二经标本,形式都与根结类似,在上的"入"和部分"标"明确为腧穴,且根结和根溜注入二者之根同是井穴。若仅着眼于这些形式的相似,几乎必然引向对内容及其意义的相同理解。

前人的正确理解,如吴崑对《灵枢·五乱》中"乱于头,则为厥逆,头重眩仆"而取"足太阳荥输"(通谷、束骨)的方法,认为是"此知根结者也"(《针方六集·足太阳膀胱经图穴》)。

其二,根结的指向性很强,以根结区别表达上下两端,清楚地限定了二者关系的单向性,即此远治作用仅下对上,而不包括上对下,这与早期经脉走向一致,实为十一脉模式的理论认识,故头身部腧穴对其他部位的治疗作用不属根结理论内涵,否则易致概念混乱。至于说"结"处腧穴能够治疗所在之头身病症,则属局部治疗作用,不具特殊性,也不是根结理论的意义所在。

不明确这两点,对根结会有更多的误读。比如,何以根结只是足六经而不及手经? 古人不但注意到这个问题,而且已由此联系到六经辨证。如姚止庵说:"然篇中止言足经三阴三阳,而不及手之六经,不知何故。《热论篇》所言伤寒,亦止足六经。后张仲景作《伤寒论》,更无增益。岂人身十二经脉偏重在足欤? 抑足之六经果足以概手,而手之六经无离合之用,故可略而不言欤?"(《素问经注节解·阴阳离合论》)可惜解释不得要领。对此,要从经脉形成发展过程的历史角度去分析,足六经的特殊性在简帛脉书所代表的早期阶段就已显现,是见于《黄帝内经》

的许多针灸理论与方法的形成基础,根结乃其中之一[1]。标本、根溜注入等与根结具有相似性的内容,从更大范围看,都属十一脉模式。这种理论模式的主要基点即四肢腧穴对头身远道部位的效应规律,所以其形式皆以四肢为根本。在这一点上,根结、根溜注入、标本等具同源性,然相互有别。但如果未明根结有足六经的认识基础,视十一脉模式的理论内容相互等同,就会以为根结不及手经是《黄帝内经》略而不言,或属于未发展完善。元代窦汉卿《标幽赋》中的"四根三结",其"四根"若非出于突出四肢与头身之上下相对而是实指四肢之根的话,就涵盖了根结和根溜注入。王国瑞《扁鹊神应针灸玉龙经》的注解,除引《黄帝内经》根结、根溜注入之文外,又给出手三阴经腧穴,以使根结内容成完整的手足十二脉。此类"补充完善"的解读方法,至今仍不乏见于中医针灸理论的研究,如果不是以探究其理论的形成演变为前提,势必造成概念的模糊和内容的失真,影响对其本意的认识。

6. 腧穴理论的去妄与钩沉

热俞与水俞

热病之热俞
水肿之水俞
热俞与水俞的比较与意义

　　热俞和水俞是《黄帝内经》记载的治疗热病和水肿的两组用穴,其中热俞有 59 个而称五十九刺/痏/俞/穴,简称"五

---

[1]　赵京生.论足六经的特殊意义[J].上海中医药杂志,2000(12):36-37.

十九";水俞有 57 个而称五十七痏/穴,简称"五十七"。二者命名方式相同、组成数目接近,所治病症一阳一阴而性质相反,论述有专篇,是前人针刺治病的宝贵经验,反映腧穴理论形成过程中的一种阶段认识。这里主要就热俞和水俞的特点、《灵枢》与《素问》间差异、理论构建的指导思想及意义等作初步分析。

热病之热俞

《灵枢·热病》涉及热俞使用的诊治方法有两种:一是经脉辨证为主,以经脉理论、阴阳理论为指导,运用人迎寸口脉法诊察,根据病程日数,以及人迎、寸口脉的脉动特点,判别病位的在阳(经)在阴(经);一是脏腑辨证为主,以脏腑理论为指导,根据症状表现,判断病在何脏。

两种诊治方法都取用了"五十九刺",但用意明显不同:

以经脉辨证为主,则按病程刺治,初期在阳分而取诸阳经、五十九刺;病七八日而入阴分,则不言取用五十九刺。这说明"五十九刺"只用于病在阳分浅层。原文为:"热病三日,而气口静、人迎躁者,取之诸阳,五十九刺。"杨上善注:"三阳受病未入于阴至三日也。未入于阴,故气口静也;三阳已病,故人迎躁也……以诸阳受病,故取诸阳五十九刺泻其热气。"(《太素·热病说》)

以脏腑辨证为主,是按五脏分型施治,取与肺、心、脾、肝、肾对应的皮、脉(血)、肤肉、筋、骨,及五十九刺。然而五脏病位有深浅层次之别,如表现"热病先肤痛窒鼻充面"为病在肺,表现"热病身重骨痛,耳聋而好瞑"为病在肾;《灵枢·寒热病》对寒热病的辨证更为典型,如"皮寒热者,不可附席,毛发焦,鼻槁腊,不得汗……以补手太阴。肌寒热者,肌痛,毛发焦而唇槁腊,不得汗……补足太阴以出其汗。骨寒热者,病无所安,汗注不休。齿未槁,取其少阴于阴股之络;齿已槁,死不治"。皮寒热、肌寒热、骨寒热,即病在肺、脾、肾,故取治相应的经脉。所以,这种以脏腑辨证的诊治方法,并没有限定"五十九刺"使用范围的考虑。由此看来,该篇对热病两种诊治方法的内容,来源并不相同。

《素问》对热病的辨证也是从经脉、脏腑两种角度,然而不同之处颇多。《热论》篇以经脉辨证,同样考虑病程,"其死皆以六七日之间,其愈皆以十日以上",逐日按太阳、阳明、少阳、太阴、少阴、厥阴之序进行六经分证,"治之各通其脏脉",但不予"五十九刺"。《刺热》篇主要以脏腑辨证,分为五脏热病,各取表里两经刺治,亦不用"五十九刺"。涉及"五十九刺"的内容,仅在《刺热》篇后半部出现两处记载,即"热病先胸胁痛,手足躁,刺足少阳,补足太阴,病甚者为五十九刺""热病先身重骨痛,耳聋好暝,刺足少阴,病甚为五十九刺",然这里的五十九刺已非常法,而只用于病甚之时。

比较《灵枢》和《素问》有关热病热穴的内容,《灵枢》集中记载于《热病》一篇,《素问》则分散于数篇,直接相关的即有《热论》《刺热》《水热穴论》等篇。在内容性质及顺序的编排上,《灵枢·热病》为经脉辨证治疗,脏腑辨证治疗,零散治疗,刺禁,热穴部位;与《灵枢·热病》内容性质相应的,分见于《素问》的《热论》《刺热》篇,而将这两篇统视之,则与《灵枢》完全相合。

关于"五十九"的具体内容:

《灵枢·热病》:

"所谓五十九刺者,两手外内侧各三,凡十二痏;五指间各一,凡八痏,足亦如是;头入发一寸傍三分各三,凡六痏;更入发三寸边五,凡十痏;耳前后口下者各一,项中一,凡六痏;巅上一,囟会一,发际一,廉泉一,风池二,天柱二。"

《太素·热病决》杨上善注："数刺处,乃有六十三处。五十九者,以举大数为言耳。"

《素问·水热穴论》:

"帝曰:夫子言治热病五十九俞……岐伯曰:头上五行行五者,以越诸阳之热逆也。大杼、膺俞、缺盆、背俞,此八者,以泻胸中之热也;气街、三里,巨虚上下廉,此八者,以泻胃中之热也;云门、髃骨、委中、髓空,此八者,以泻四支之热也;五脏俞傍五,此十者,以泻五脏之热也。凡此五十九穴者,皆热之左右也。"

《灵枢·热病》篇载"五十九刺"的部位、顺序、数目为:手(20)、足(8)、头面(24)、颈项(5)、躯干(2)。其中单穴11个(头面8个、颈项3个),双穴24个(手10个、足4个、头8个、项1个、躯干1个),实际穴数为35个。其部位特点:一是几乎都位于体之属阳的部位,以内外言,除廉泉外都在身体的阳面;以上下言,则仅有4穴在足,余皆在身体的上部。二是集中于头项和手的部位,头项20个穴,手10个穴,共计30个,占全部腧穴的85%。三是多为部位名,很少腧穴名。总体上,所选腧穴的部位突出的是阳的性质,这与其以阴阳理论为依据有关,如发病机制为由络至经,以人迎寸口脉和病程分病位之阴阳,治疗上"取之诸阳"等,故"浅刺手大指间"及"热病体重……于其腧及下诸指间"(《热病》)当是说五十九刺之手足指间。

《素问·水热穴论》篇所载"治热病五十九俞",其部位、顺序、数目为:头(25)、胸背(8)、腹(2)、下肢(6)、胸(2)、上肢(2)、下肢(4)、背(10)。其中单穴5个(头5个),双穴27个(头10个、胸腹4个、背7个、上肢1个、下肢5个),实际穴数32个。其分布部位特点:一是以头和躯干部为主,头部15穴,躯干部11穴,共计26个,约占全部腧穴的80%以上;二是除头部外,腧穴在躯干和四肢的阴阳面的分布大体相当;三是腧穴名明显增多。总体上，仍重头部穴，同时突出躯干部用穴。《素问·刺热》将位于背部近于内脏而治内脏之热的腧穴称"热病气穴"，并专门列出，同此用意。这是其以脏腑理论为指导的结果和体现。与《灵枢》"五十九刺"相比较，《素问》缺颈项部穴，而颈项穴也正是《灵枢》中所重视的。

"五十九"的称谓表明这是一组既定的治疗用穴，产生较早。《灵枢·热病》中基本都是言部位，"五十九刺"则反映了一种对治疗组穴径以部位数目与操作方法相称的原始面貌。《素问·水热穴论》则以穴名居多，为解释性语言："夫子言治热病五十九俞，余论其意，未能领别其处，愿闻其处，因闻其意。"再结合上文的分析，笔者认为《灵枢》"五十九"穴产生在前，而《素问》"五十九"穴内容当在其后。

水肿之水俞

对治疗水肿的特定用穴，《灵枢》论述很少，仅《四时气》篇提及"风疢肤胀，为五十七痏"，无具体部位；《素问》则有大量论述，称"水俞五十七处"，又称"肾俞五十七穴"，在名称上即明确了其主治病症、病变脏腑。原文为：

《素问·骨空论》："水俞五十七穴者，尻上五行，行五；伏菟上两行，行五，左右各一行，行五；踝上各一行，行六穴。"《素问·水热穴论》："帝曰：水俞五十七处者，是何主也？岐伯曰：肾俞五十七穴……尻上五行行五者，此肾俞……伏菟上各二行行五者，此肾之街也，三阴之所交结于脚也。踝上各一行行六者，此肾脉之下行也，名曰太冲。凡五十七穴者，皆脏之阴络，水之所客也。"

其具体部位、顺序：(腰)骶部25个、股部20个、踝上12个。其中单穴5个(骶部5个)、双穴26个(骶部10个、股部10个、踝上6个)，实际穴数共计31个。分布特点：一是集中于身半以下,31 个穴位皆分布在腰骶及下肢;二是腧穴的数目从腰骶向胫踝递减。分析隐含于这些特点中的认识,水为肾所主,水肿主病在肾,腰为肾之府,故近取腰骶部腧穴为主而谓之"肾俞",且这一选穴思想也以(肾经)下肢用穴近肾端多于远肾端来体现;水属阴,其性趋下,身半以下亦属阴,同类相求,阴病而取阴位之穴。下肢诸穴虽未明言其经脉,然而基于上述分析,结合篇中所言"少阴何以主肾? 肾何以主水?""此肾之街也""三阴之所交结于脚也""此肾脉之下行也""凡五十七穴者,皆脏之阴络",当皆分布于属阴的内侧。

由上可见,《水热穴论》篇显然为解释性文字,而《骨空论》似为原始一些的记载。

热俞与水俞的比较与意义

将治疗热病的五十九穴与治疗水肿的五十七穴进行一番比较,我们可以发现一些有趣的现象、特点(表 12)。

表 12　热俞五十九穴、水俞五十七穴比较

出处 数目、分布		热穴		水穴
		《灵枢》	《素问》	《素问》
穴数	单穴	11	5	5
	双穴	24	27	26
	实际穴数	35	32	31
	总数	59		57
分布 (实际穴数)	头项	20	15	
	上肢	10	1	
	躯干	1	11	15
	下肢	4	5	16

在数目上,热俞与水俞的各类穴数都极为接近;在分布部位

上,热俞五十九穴,无论是《灵枢》还是《素问》都是身半以上为多,尤其集中于头项部;水俞五十七穴则正相反,全部在身半以下。这种位置上的特点,并不全然是腧穴主治规律的原因与体现。按照阴阳理论,热病为阳证,上身为阳位,头为阳中之阳,其选穴特点体现了阳证取阳位之穴的思想;同理,水病为阴证,下半身为阴位,认为水俞五十七穴之处乃"积阴之所聚也"(《素问·水热穴论》),其选穴特点体现了阴证取阴位之穴的思想。这是阴阳理论指导、运用于选穴方法的具体表现,也是腧穴主治特点合于阴阳思想的体现。

如何看待热俞与水俞在各类穴数上的接近特点?恐非巧合,用穴的部位特点已经表明,这两组腧穴不是治病经验的简单、直接的记述,而是经过相当的理性分析后整理而成。与十二原穴等类穴相比,已有接近于类穴的命名形式,水病之穴甚至已经有部分理论说明,所缺少的主要是专门的总体理论阐述和完全穴名化两个方面,在腧穴理论的构建过程中处于形成阶段,是《黄帝内经》成书时的一种重要的类穴,所以在《素问·气穴论》论列诸穴时紧接于首列的"脏俞五十穴,腑俞七十二"之后。

尽管对这两类腧穴后人少有专门运用、研究,但其刺治部位(如四肢部、项背部)和思想认识,皆启发、影响着后人对热证和水湿证的针刺治疗选穴,对于我们理解腧穴理论、研究腧穴规律,也是很有价值的材料。

脏腑背俞与十二经脉

脏腑背俞穴与足太阳经关系的建立

脏腑背俞与经脉关系的另一种理论形式

脏腑背俞经脉关系的抉择

脏腑背俞与经脉的关系,演变至今的结果是背俞穴皆归经于足太阳膀胱经。虽然其理论缺陷显而易见,但要清楚认识和求解则不易。对这个问题,同多数传统针灸理论一样,还是需从学术演变分析入手。

脏腑背俞穴与足太阳经关系的建立

脏腑背俞穴归于足太阳膀胱经,传世文献始见于《外台秘要方》(以下简称《外台》)。在此之前,脏腑背俞与足太阳经基本上没有明确关系。

(1)《黄帝内经》对背俞穴的认识

《灵枢·背腧》为背俞专篇,只言"五脏之腧出于背",没有论及内外之间的经脉联系。《灵枢·卫气》明确了(五脏)背俞与经脉的关系,即经脉标本理论所说足三阴经及手少阴经之"标在背腧"。这一点及其意义,以往的研究未足够重视。

此外,记述腧穴归经的《素问·气府论》,足太阳脉气所发诸穴中,与背俞穴相关的内容为"侠脊以下至尻尾二十一节十五间各有一,五脏之俞各五,六腑之俞各六",其中的"五脏之俞各五,六腑之俞各六"十二字未见于《太素》,或为后来所增。日本注家森立之《素问考注》认为:"此十二字,恐是王冰所朱书。"

《素问·刺疟》有"风疟,疟发则汗出恶风,刺三阳经背俞之血者",其中的"三阳经"(《针灸甲乙经》作"足三阳经")杨上善释作手足三阳经,马莳、张介宾认为指足三条阳经,只有王冰、张志聪释为足太阳经。

《素问·举痛论》对"心与背相引而痛者"的机制解释:"寒气客于背俞之脉则脉泣,脉泣则血虚,血虚则痛,其俞注于心,故相引而痛。"杨上善认为"背俞之脉"即指足太阳经,心俞有络脉至心,注云"背输之脉,足太阳脉也。太阳心输之络注于心中,故寒客太阳,引心而痛"(《太素·邪客》)。

《素问·气穴论》云:"中胪两傍各五,凡十穴。"原文未明具体腧穴及归经。王冰注:"谓五脏之背俞也……此五脏俞者,各侠脊相去同身寸之一寸半,并足太阳脉之会。"

综上可见,背俞与经脉的关系,《黄帝内经》以经脉标本形式明确了五脏背俞与五脏阴经之间的关系;对脏腑背俞与足太阳经的关系,《黄帝内经》相关内容尚不能确定,明言者为注家。

（2）后世医家对背俞穴的认识

《针灸甲乙经》卷三内容为腧穴部位及所属经脉,其中背部诸穴之脏腑背俞中,除胆俞、三焦俞外皆不言"足太阳脉气所发";而背部夹脊各三寸(第二行)诸穴则皆言明"足太阳脉气所发",王冰注《素问·气府论》诸穴同此,即"十五间各一者,今《中诰孔穴图经》所存者十三穴,左右共二十六穴,谓附分、魄户、神堂、谚嘻、鬲关、魂门、阳纲、意舍、胃仓、肓门、志室、胞肓、秩边十三也"。

《外台秘要方》卷三十九为腧穴内容,主要辑自《针灸甲乙经》,但王焘的整理方法是以十二经统诸穴,一经一图(今图已佚),即"今因十二经而画图人十二身也"(卷首《明堂序》),所以称谓也较特别,称"某脏(或某腑)人"。将任脉腧穴记入足少阴肾经,督脉腧穴记入足太阳膀胱经;背部腧穴,则皆记入足太阳膀胱经,称"膀胱腑人"(见《十二身流注五脏六腑明堂》),注明的"足太阳脉气所发"穴情况亦同《针灸甲乙经》。所以,脏腑背俞与足太阳经的直接关系,在目前所见文献中,至唐中期才出现。但"王焘只是将《甲乙经》分部按行排列的腧穴重新组合而已""其重组的原则是按行不按经,只要原《甲乙经》中同一行上的穴均归于一组,如同一行上中府、云门、期门、日月等穴均归于'脾人'"[1]。方法上明显失于简单,有关腧穴的经脉归属并不能完全反映主治规律。尽管如此,《外台秘要方》这种背俞归经方法对后世产生很大影响,如宋代《铜人腧穴针灸图经》(卷上)。

脏腑背俞与经脉关系的另一种理论形式

(1)脏腑背俞的十二经脉关联

1)五脏背俞穴与经脉的关系,除了一般意义上的腧穴归经外,其实还有另一种理论形式,即经脉标本。基本内容是经脉以四肢部为本,以头身部为标,通过标本隐喻头身与四肢之间的某种上下关联,而经脉是这种联系的基础与说明。其中,阴阳经脉之标的部位不同,阳经之标皆在头颈;阴经之标主要在躯干,足三阴、手少阴经之标都在"背俞"(足太阴、少阴经之标还在舌),手太阴、厥阴在腋胁。较之其他针灸理论(如根结等),经脉标本的独具内容是五脏背俞与阴脉的关系,即以标与本的上下关联形式,表达(除肺外)五脏背俞各与五脏经脉对应,为五脏背俞主治作用提供了相应经脉联系基础。

四街理论,其胸气街、腹气街之气在背部皆止于背俞,与腹部腧穴共同主治"腹痛中满暴胀,及有新积"。就背俞而言,经脉标本、四气街分别从经脉、部位的不同角度说明了其主治原理(参见本书《气街》)。虽然经脉标本和四街都不是专论(五脏)背俞,但二者编在同一篇(《灵枢·卫气》),紧接《灵枢·背腧》篇,在内容的关联和篇目的安排上,都提示了编者对背俞作为这些理论的构成要素,或者说这些理论与背俞密

[1] 黄龙祥.针灸名著集成[M].北京:华夏出版社,1996:1218.

切相关的认识。

所以,《黄帝内经》中已有关于背俞的理论形式,其中经脉标本建立的五脏背俞穴与诸阴脉关系,在《针灸甲乙经》《备急千金要方》等晋唐文献中都有所体现,并且理论和应用均有发展。

2)孙思邈对经脉标本所蕴含的关系,有明晰的表述,谓标之背俞是本之"应",而"应"表达了四肢与头身的上下部位之间为相应关系。如《备急千金要方》:"厥阴之本在行间上五寸,应在背俞"(卷十一第一);足太阴脉"其脉本在中封前上四寸之中,应在背俞与舌本"(卷十五第一)。进而在《千金翼方》卷二十六《三阴三阳流注法》中论十二经脉要穴时,更将俞募穴与五输穴相提并论,如"肺手太阴:少商、鱼际、大泉、列缺、经渠、尺泽,募中府、俞三椎。大肠手阳明:商阳、二间、三间、合谷、阳溪、曲池,募天枢、俞十六椎……"并有概括性的理论阐述,即"五脏六腑三阴三阳十二经脉,脏腑出井、流荥、注俞、过原、行经、入合,募(俞)前后法"(卷二十六)。显然,孙思邈认为十二经脉各经的最重要腧穴,除四肢部的五输穴外,还有躯干部的俞募穴。因此,在十二经脉概念下,将俞募穴分别与相应经脉直接关联起来,使背俞的本之"应"形式转为经脉归属性质的方式。

孙思邈这种认识的形成,基于《黄帝内经》经脉标本,也应有《脉经》《针灸甲乙经》等的影响(详见后)。其认识过程,可以从《备急千金要方》到《千金翼方》有关表述的变化上来体察。《备急千金要方》卷二十九《五脏六腑变化旁通诀》中,将有关脏腑的散在内容,以"五脏经""六腑经""五脏俞""六腑俞""五脏募""六腑募""五脏脉出"(即五输穴)"六腑脉出"(即五输穴)等名目"纂集相附"(类似现今的表格形式),涉及的腧穴内容即五输穴和俞募穴；同卷手足"三阴三阳穴流注法"中，所列十二经脉腧穴只有五输穴。在此基础上，作为补充《备急千金要方》而编撰的《千金翼方》，其《三阴三阳流注法》则纳入俞募穴，并有更为理论化的表达。所提示的背俞与经脉关系，在本质意义上同腧穴归经，区别只在形式。后世医家对孙思邈之意多未领会，一般引录《备急千金要方》经脉流注内容，而《千金翼方》这些更具价值的认识未得彰显。

（2）有关经验基础和理论认识

孙思邈上述认识及方法，源头应在《黄帝内经》。

1）《灵枢·九针十二原》之"十二原"穴即为代表。这类穴由腕踝附近的五脏阴脉原穴和胸腹部的膏（鬲）之原、肓之原组成，皆主治脏病。《千金翼方》之十二经五输穴加俞募穴的归类方法，与此类似。对病证的治疗，尤其是脏腑病，并取四肢和躯干部两类穴的方法，也见于《黄帝内经》。如治疗腑病，即取下肢穴（下合穴等）和腹部穴（肓之原），如"邪在大肠，刺肓之原、巨虚上廉、三里""邪在小肠者……取之肓原以散之，刺太阴以予之，取厥阴以下之，取巨虚下廉以去之"（《灵枢·四时气》）。治疗腹满、霍乱，取四肢穴和背俞募穴，如"腹暴满，按之不下，取手太阳经络者，胃之募也，少阴俞去脊椎三寸傍五，用员利针。霍乱，刺俞傍五，足阳明及上傍三"（《素问·通评虚实论》）。《黄帝内经》时代对这类治疗用穴规律的理论总结，是从五脏阴经角度出发，主要有两种形式，一是将治脏病的四肢穴与腹部穴归在一类，即"十二原"穴；一是经脉标本之阴经标本［在躯干部腧穴方面，二者各有侧重，一前一后。其中的膏（鬲）之原及肓之原，作为胸腹脏腑主治穴而被提炼归类，对募穴的产生可能有导源意义］。

2）其至《难经》所论三类腧穴，五输穴、俞募穴占其二（另一类为八会穴)。

3)此后,被认为是汉代著作的《黄帝虾蟆经》,论述了五脏"募输"及阴脉四肢穴的针刺禁忌日,认为"四时五脏王日,禁之无治"。如书中第五:"五脏属五神日:春肝,王甲乙日,无治肝募输及足厥阴。夏心,王丙丁日,无治心募输及心主、手小阴。四季脾,王戊己日,无治脾募输及足太阴。秋肺,王庚辛日,无治肺募输及手太阴。冬肾,王壬癸日,无治肾募输及足小阴。"其中"肝募输"等五脏名+募输的表述方式,见于《素问·奇病论》:"……胆虚气上溢而口为之苦,治之以胆募俞,治在《阴阳十二官相使》中。"(注:"胆募俞"所指,杨上善认为是胆的募穴日月,王冰认为是胆的募穴和背俞。按《黄帝内经》无六腑背俞穴,见前述,应从杨注。《阴阳十二官相使》,王冰注云:"今经已亡。"《针灸甲乙经》卷三胃募中脘穴下注:"吕广撰《募腧经》。"吕广系三国时吴人。又,以"募输"指称募穴和背俞穴,除《黄帝内经》注本外,主要见于明清医书)《黄帝虾蟆经》所论(躯干穴与四肢穴在运用上的关联性)提示了俞募穴与相应脏腑经脉的内在关系。

4)《脉经》论脏腑基本内容与脉法,唯一提及的腧穴是俞募穴,如卷三所载"肝象木,与胆合为腑。其经足厥阴,与足少阳为表里……肝俞在背第九椎,募在期门;胆俞在背第十椎,募在日月";论脏腑经脉病证,五脏病治疗取穴为相应经脉之五输穴和俞募穴,如卷六所载"肝病,其色青,手足拘急,胁下苦满,或时眩冒,其脉弦长,此为可治。宜服防风竹沥汤、秦艽散。春当刺大敦,夏刺行间,冬刺曲泉,皆补之。季夏刺太冲,秋刺中郄,皆泻之。又当灸期门百壮,背第九椎五十壮"(六腑病则依《灵枢》主要取下合穴),所提供的五脏病选穴,有一定的规范和原则意味。

5)《针灸甲乙经》载治疗脏腑胀所取腧穴,五脏胀皆为相应背俞穴和原穴(心脏除外),即背俞穴加四肢穴(六腑胀则较乱,多为募穴)。如卷八第三《五脏六腑胀》:"心胀者,心俞主之,亦取列缺。肺胀者,肺俞主之,亦取太渊。肝胀者,肝俞主之,亦取太冲。脾胀者,脾俞主之,亦取太白。肾胀者,肾俞主之,亦取太溪……"五脏原穴多位于腕踝附近,这些部位也是经脉之本的所在范围,所以,五脏胀取背俞穴与原穴的方法,可视为阴经标与本的具体运用。

6)南北朝时《产经》[1]所载逐月养胎内容中,也有这种按照十二经脉记述俞募穴与四肢穴的形式,如"夫妇人妊身,十二经脉主胎,养胎当月不可针灸其脉也"(见《医心方》卷二十二《妊妇脉图月禁法》),所述10条经脉(无手少阴、太阳经)之穴,皆为该经之四肢部穴加相应俞募穴(在俞募穴前加一"又"字,以区别于四肢穴),整体形式是将俞募穴纳入各相应脏腑之经脉,如"肝脉穴,自大敦上至阴廉,各十二穴。又募二穴,名期门;又输二穴,在脊第九椎节下两旁,各一寸半"。其表述方式类似《脉经》,所及四肢部腧穴不仅五输,而是全部。无论内容还是形式,俞募穴归十二经的意味显然,在经脉腧穴发展过程中甚为少见。

7)关于十二经脉与脏腑背俞之间关系的基础,杨上善理解为经脉的循行联系。如其解释足厥阴根结:"厥阴先出大敦为根,行至行间上五寸所为本,行至玉英、膻中为结,后至肝输为标。"(《太素·经脉根结》)

这些应用和说理,应是后来《千金翼方》之十二经五输穴加

---

[1] 张志斌.古代中医妇产科疾病史[M].北京:中医古籍出版社,2000:40.

俞募穴归类方法的基础。孙思邈从实际应用出发,提炼概括为一种腧穴与经脉关系的创新理论形式。

(3)断续的认识

脏腑背俞与相应十二经脉直接关联的形式,是基于经脉标本而发展出的一种腧穴理论,对临床的指导意义胜于仅以足太阳经关联脏腑背俞。然而,这些极有价值的认识,唐以后几乎未见应有的反响。如宋代《铜人腧穴针灸图经》卷下《旁通十二经络流注孔穴图》,只涉及五输穴;《针灸资生经》载躯干部腧穴,除数个穴(如乳中、府舍、关元等)外皆不言与经脉关系。明代《针方六集》卷一《手足三阴三阳流注总论》中,为各经脉的起止穴;唯《经穴指掌图书》尚有"十二经背腧腹募图"的提法,与"十二经井荥腧原经合及动脉别络根结图"分列二表,在形式上已远不如《千金翼方》的经脉归属意味显明。也就是说,《黄帝内经》阴经之标的认识思路,延续、发展至唐代,此后就基本中断了。

近代以来,背俞穴与十二经脉的关系,又逐渐引起关注。较有代表性的,如(20世纪20—30年代)日本针灸家认为脏腑背俞与相应十二经脉相通,用为主穴治疗各种病症,其中代田文志在所著《泽田派见闻录:针灸真髓》中记述其老师泽田健的经验[1],灸小肠俞可使上臂神经痛立止,认为"小肠俞与手太阳小肠经有密切的关系";在"经络和经穴"关系中,将肺俞、厥阴俞、心俞等穴分别记入肺经、心包经、心经等,以说明"俞和募与经的连系"。此后,长滨善夫等通过对一例感觉敏感患者针刺反应的较系统观察,认为俞募穴"各自同他本来的经络似乎是

---

[1] 代田文志.泽田派见闻录:针灸真髓[M].承淡安,承为奋,译.南京:江苏人民出版社,1958:43,79-80.

有相当关系的",针刺脏腑背俞产生的感觉,除局部外,还可出现于相应脏腑之经脉的肢端部[1]。受此影响,国人孟昭威[2]先后观察13例经络敏感人,亦程度不同地出现脏腑背俞"通达与背俞同名经"的"感传",如"针肺俞有感传线条循肺经直到大手指,针心俞有感传线条循心经直到小指"。郭原等[3]也有类似报道。陈连芝等[4]报道,对指趾痛(以大指/趾、小指/趾痛最多),先"取与痛指(趾)所属经络相对应的背俞穴为主穴,所属经络的另一端,即起止穴为配穴,如手拇指痛,取肺俞为主穴,中府为配穴",获良好效果,认为"背俞穴与肢节有着内在的联系,所以指趾痛往往在背俞穴有阳性体征"。

这些临床治验及相关研究,属前人认识的再发现,在一定程度上为唐以前背俞穴有关理论的价值提供了佐证。

脏腑背俞经脉关系的抉择

前述文献中常俞募并提,说明躯干部腧穴具有共性,无论募穴还是背俞,都邻近相应脏腑(形脏),为其近部主治腧穴,腧穴所在主要依据脏腑而不是经脉,所以多数穴并不在相应脏腑的经脉,即俞募穴的经脉归属多数不符合经脉与脏腑的对应关系。这种腧穴归经,造成经脉与脏腑关系命题的理论缺陷,削弱了经脉理论对临床的指导价值。如对脏腑病取原穴、背俞穴治法的

[1] 长滨善夫,丸山昌朗.经络之研究[M].承淡安,译.上海:千顷堂书局,1955:30-31.

[2] 孟昭威,李人明,孙东.背部俞穴和十二经的关系——膀胱经是十二经的核心[J].针灸学报,1985(1):16-20.

[3] 郭原.背俞穴感传的临床研究[J].辽宁中医杂志,1990(4):35-37.

[4] 陈连芝,王振林.针刺背俞穴为主治疗指趾痛[J].中国针灸,1999,19(12):754.

说明,一般从俞原配穴角度[1],而很少从经脉角度。四肢是躯干脏腑的远隔部位,以五输穴为代表的肘膝关节以下诸类穴,所属经脉都直接联系相应脏腑,与脏腑有特定关系,也就是说,经脉与脏腑关系的命题主要体现于四肢部经脉和腧穴的有关理论。

针灸理论的发展过程表明,手足经脉最先出现,以四肢穴治疗内脏病,方法上为远隔病位取穴,而四肢为形成这类经脉理论认识的基础部位。以这类针灸治疗经验提升的经脉理论,基于四肢。类穴中占大多数的是四肢穴,也反映了较早时期针灸在实践和理论上的这种偏倾特点。而躯干穴主治内脏病,方法上为近部取穴,所在部位多与相应脏腑的位置相当,与前者的基础不同,在以四肢经脉的循行分布来说明(联系)时,就难以自圆其说。因此,对腧穴与脏腑关系的经脉理论构建,四肢穴内容相对完善,而躯干穴内容就有较多问题。

《黄帝内经》中一些涉及躯干穴的理论,如经脉标本、四街等,形成于上述背景中,表达形式不是经脉循行、腧穴归类等,体现的正是上述特点,符合腧穴主治的规律,在理论建设上实有完善性的学术价值。尤其经脉标本所提示的背俞与阴经的联系,乃至躯干穴与四肢穴的(经脉)关系,直至唐代孙思邈仍被重视,并且在内容与形式上都有发展。时至今日,这些内容也仍具现实理论意义。然而,脏腑背俞归属足太阳经的形式,经宋代官修《铜人腧穴针灸图经》采纳而成为正统之后,经脉标本之类的理论及其发展内容,则成为正统之外的"其他"形式,影响至今。

[1]　王宛彭,纪青山.谈脏腑背俞穴[J].山东中医学院学报,1988,12(1):12-13.

并且,对腧穴与相应经脉的关系,后世已逐渐习惯于通过二者之间的具体联系路径来认识,尤其是深受《十四经发挥》影响的以经脉体表循行串联本经腧穴的形式。从腧穴主治的经脉联系角度来看,十四经脉的多数循行胸腹部,且半数以上的募穴为多条经脉之会,背腰部只有足太阳经及督脉,所以,相比而言,脏腑背俞的经脉联系最为缺乏。而《千金翼方》所代表的脏腑背俞与十二经脉关系,尽管更为合理,但不是以经脉"循行"联系来表达,这可能会影响今人对其理论本质及意义的认识。那么,应该怎样表达脏腑背俞的经脉关系?目前可以在归属足太阳经不变的情况下,以经脉标本理论为基础,采取《千金翼方》中的形式,结合杨上善所说背俞与相应内脏之间的络脉联系,说明脏腑背俞与十二经脉的对应关系。

经脉标本等显示了经脉和腧穴理论在早期发展阶段的活跃思维和正确方法,也反衬后世理论认识上的僵化。不难看出,对今人而言,背俞穴为何种经脉关系,在很大程度上是如何选择既有的理论,当然前提是解决认识问题。脏腑背俞的十二经脉联系,有相当坚实的实践基础和理论建设,其意义的体现和发挥,需要学术价值的挖掘和重拾,继承和发展其科学合理成分,从理论能够指导临床的实际要求出发,确立脏腑背俞与各相应经脉的联系,给予其恰当的理论形式及在理论体系中的位置结构,使现代针灸理论不断趋向完善,才能提高对临床的指导性。

"穴性"及辨证

(一)

(关于穴性)我觉得这个问题没有那么复杂,应该还是比较明白的,所以一直不太关注。传统中医在谈论到穴的特性、规律性的问题时,主要不是从这个角度上去认识的。

穴性是按照药性来表达的概念。20世纪90年代出现了一些分析穴性概念的文章,指出不能把穴性药性化,驳斥了按照药性来表达穴性的认识。最近我又复习了一下。20世纪90年代的相关论文,应该说这些文章的分析和论据还是比较充分的。但到了10多年后的今天,仍然有论文认为穴性有一定的价值而应该提倡。

回顾历史,在民国甚至晚清的时候就有一些人提出了穴性,罗兆琚就是其中一位。他在提出穴性的同时也提到了"穴义",认为穴性是对穴义而言的,穴义·穴性是并列的一个词语。也就是说,穴义与穴性是互相关联、相互为用的。

虽然民国时期就可以看到穴性这个词,但是对穴性尚没有一个清晰、严格的定义。罗兆琚也许只是想表达腧穴所含有的某种意义,至于这意义所包含的,有的不能用"性"、也不能用"义"来表达,所以他就用穴性·穴义并列的形式来表达。

针灸治疗要取腧穴。为什么要取这个穴?这个腧穴起了什么作用?它的意义是什么?我的导师杨长森教授(南京中医药大学的前身——江苏省中医学校的第一届毕业生),他也主张以方义形式解释腧穴选用的意义。方义是一个处方的意义,但不是说针灸方义就等同于中药处方方义。杨长森教授仅是借助了方义的形式。所以有一部分赞成穴性的人就会列举有哪些前人主张,或者是提到、用过穴义或穴性的。

（二）

再从穴性本身来分析。腧穴存在于人自身,而中药是身外的物质,所以两者虽然同样对疾病产生了治疗作用,但是它们的作用途径是完全不一样的。中药起作用是因为它的四气五味,是特殊的偏性,这叫药性。靠这些偏性来纠正人体的偏病,这是中药起作用的途径。而腧穴存在于人体上,它本身不能直接起作用,要靠针或者灸的方法来刺激腧穴的所在,以调动人体自身的调整功能。

由此我们可以理解腧穴和中药是两个不同的事物或者说现象。由针刺或者艾灸刺激腧穴产生的治疗作用,或者说治疗疾病的效果,古人对它的规律性进行了总结。但是总结的思路是不同于药物的。对于中药是讲升、降、浮、沉的,是从性质上的总结。但腧穴是不同的,腧穴是讲此穴针对的什么病症,或者针对的什么部位,或者范围,主要是从这些角度去总结,然后再形成一个理论形式。

腧穴的特性怎样才能够实现?我认为腧穴自身实现不了,要靠针刺、艾灸的方法,不同的方法会产生不同的作用。一旦改变了针刺或者艾灸的方法,所产生的作用就可能不一样了。怎么能够说腧穴有一个既定的、一成不变的、某一种固定的特性呢?所以古人不用中药药性的方式来总结腧穴的特性。

例如,一个腧穴可以治疗寒证,也可以治疗热证,其效果取决于用什么样的针灸方法。《黄帝内经》用针刺治疗热证,刺入后不需要长时间的留针,很快就出针了,而治疗寒证需要长时间留针。就是说同一个穴位,用了不同的留针方法,就产生不同的效应。如此我们怎么用一个固定的,一个所谓的穴性去表达这个问题呢?

理解了这个道理,就会明白腧穴的很多特性不宜用药性方式去总结和表达的。所以,虽然民国的时候就有人提出穴性与药性是一致的,但是我不认同。我所理解的穴性就是穴性(而不要去比附药性),实际上穴性有时候跟腧穴的分类有所混淆。

穴性的提出,在一定程度上涉及怎么样去理解认识古代的针灸理论和腧穴理论，说明我们对这些理论的理解还不深透。因为药物使用的主要指导理论是脏腑理论、气血理论，而腧穴的使用主要是从经络理论的角度。虽然脏腑与经络有一定的关联，但不是相等的两个概念。如果对这两个理论的理解不够，就会引起像穴性这种提法的概念上的混乱。

（三）

古人为什么没有提出穴性？不是他们没有认识到这个问题，而是古人的总结思路不同。比如"特定穴"。特定穴是现代的概念，我主张用"类穴"称之。

简单来说，古人的腧穴理论和认识思路，就是把腧穴进行了一定的类别划分。这个类别划分的形式主要有两个，一类是按照经脉、腧穴归经；一类即是所谓的腧穴理论，包括原穴、五输穴、下合穴、背俞穴、募穴……

腧穴的归经是按照经脉的形式，是纵向的。但是如果是按类划分，按照原穴、下合穴等，它不是纵向的，而是横向的。比如，所有的下合穴都集中在膝关节附近，内脏的原穴都在腕关节和踝关节附近；五输穴的第一个穴是井穴，井穴都在手足的指趾末端。这些穴是不是横向的部位的类同？而经脉上的腧穴是呈纵向的一个区域。所以，纵向是它的同一性，横向也是它的同一性，只是角度不同而已。腧穴的这种横向部位规律，在四肢着地时非常明显。人从站立姿势还原到四肢着地姿势，这个规律就更清楚了。比如列缺与照海，四肢着地时是在相应的部位。这个腧穴部位的一致性的特性，古人用什么理论去表达呢？叫八脉交会穴。

从上述可以看出一个规律，凡是部位接近、类似、相同的腧穴，它的主治作用就相近或相同。八脉交会穴就是这样，一共有四对八个穴，最典型的就是列缺和照海，上肢取列缺，下肢取照海,这两个穴的主治有相同的地方。

百会穴和长强穴,这两个穴都能治疗癫痫(神志病)。这两个穴在位置上是对应的。人在四肢着地时,这两个穴一在身体最前端,一在最后端,是对应关系。

又比如命门、肾俞、大椎,这三个穴都在脊柱通路上。人四肢着地的话,从侧面看这条通路,大椎在肩关节前边的位置,命门、肾俞在髋关节前边位置。这两个位置也是对应的,所以都能治疗全身性病症,都有强壮作用的特性。也就是说,腧穴的主治规律有很多是与部位相关的。

但是后人对这些内容理解得不深透,有关解释只停留在它的理论形式而不理解其本质是什么。所以,在一定程度上是没有理解古人已经总结出的腧穴特性。

(四)

还有另外一个问题就是怎样去分析穴性。对腧穴的研究,要根据针灸疗法、腧穴本身的特点去研究,而不要简单地去比附。

有两个概念应该区分开。一个是以《黄帝内经》《难经》为代表的古人对腧穴特点、特性的理论分析总结。他们认识到了腧穴的一部分特性,不同的特性用不同的理论形式来表达。

另一个是《黄帝内经》《难经》以后总结的腧穴特性理论形式,如八脉交会穴以及穴性。但后人所说的穴性已经在一定程度上背离前人总结的方式、关注的要点,并不符合传统针灸理论。

穴性问题,也给我们提供了一个怎么样去认识、总结腧穴特性和规律的一个探讨思路。从实际问题出发,去探索解决的方法,是正确的认识途径。作为后人的我们可不可以再继续总结临床经验,上升到一些理论和一些规律呢?可以。但是,这个总结要符合针灸疗法本身的特点,违背了的就是主观的,想当然的,很简单的比附方式,比如就比附药性去了。如果说要用"穴性"这两个字来表达腧穴的特性和主治规律,那就一定要把握住这个概念,要给它严格定义,内涵要科学,而不是像现在的这种解释。

再强调一遍,虽然穴性概念是被模糊地提出来的,但是反映出人们还是想去探讨腧穴作用规律的,表现出了研究的热情和努力,这是积极的一面。不利的一面在于,目前对穴性概念的认识混乱,不利于认识传统理论中已经总结出的腧穴特性的认识。

（五）

南京中医药大学的前身是江苏省中医学校,（20世纪）50年代的时候编写中医和针灸的教材。后来全国成立了一些中医院校,这些学校使用共同的教材,叫做统编教材,其中主要教材就是南京编的。第1版教材是1961年出版的,在此之前的50年代（1957年）,南京中医学院已经形成了自己的教材。在这些教材里可以看到那一批的老先生们,对中国传统针灸的理解是非常深刻的。教材在内容的丰富和整体的水平上,都非常高。在这些教材里已经提到了辨证论治,也有解释腧穴的方义。可以说这为后来的编写思路奠定了基础,也给予了启迪。

（六）

在任应秋老先生之前,清代就已经有"辨证施治"的提法了。但是因为辨证自古以来就是中医的传统方法,所以在教材里边体现出来的是对疾病分析,进行辨证,然后决定治疗方法,这是一个传统的思路。但是,任应秋老先生非常鲜明地提出辨证论治,就把它更强化,更鲜明了。辨证论治应该说是属于中医的,是中医的特点,但不是中医的全部和代表,不能说中医的特点就仅是辨证论治。因为,把辨证论治鲜明地提出来,在一定程度上实际还是为了和西医进行对照。因为西医不是按辨证来的。所以这个概念是在对比的当中提出来的。

辨证论治的运用,在大体思路上是没有很大歧义的,但不同学科有不同的辨证,具体到辨证方法和医技理论上还是有一些区别。比如,内科用汤药的方法,主要是脏腑辨证、六经辨证、气血辨证。针灸也是要辨证的,首位的应该是经络辨证,也会用到脏腑辨证、气血辨证。经络与脏腑有关系,但是不能完全等同。临床上有以脏腑辨证代替经络辨证的现象,以为经脉都内连脏腑,言脏腑就好像是言经脉。但是,不能这样理解脏腑与经脉的关系。比如上肢三条阳经,称大肠经、小肠经、三焦经,但实际主治腑病的腧穴是在下肢的足经上,而不在手经上。大肠经、小肠经,与大肠、小肠的联系不是直接的。所以,手三阳经与脏腑的联系,在一定程度上是为了把脏腑和经脉都对应起来,也就是说经络和脏腑相关联但不能互相等同甚至替代。这就涉及运用这个理论指导临床辨证时要引起注意,也反映出针灸疗法自身的一个特点。如果简单化理解,临床上就可能出现问题,或理论是对的但实际效果不明显。

（七）

我的研究兴趣主要集中在传统理论方面。这几年的一个主要工作就是有关针灸的概念术语研究。就像穴性这个问题一样,概念搞不清就会造成认识上的一些混乱,引起很多争论。要认识一个理论问题,首先要有清晰的概念。但是,即使是同一个概念,也可能有不同的表达,就会出现数个术语。所以概念术语要一一梳理,这个梳理不是孤立的,实际是和理论内容研究交叉进行的。

　　这也是中医的特点之一,就是通过理论来理解概念,通过概念再去研究这个理论,是交互的。而且中医传承到现在,文字记载至少有两千多年了,出现繁多的不同术语表达,造成使用比较混乱的局面。因此,我们要把理论能够说得清楚,能够正确地解释出来,给现代人能看明白,那就要做大量的工作。大体上我们所做工作的主要方向就是对于传统理论怎样去正确地理解它,怎样用现代语言在比较正确解释的基础上建立起一个理论系统。这基本上就是我们要做的一个大致范围。

(据访谈录音整理,并修改)

脉的探究

7. 经脉理论：从形式到本质

向心与循环

经脉理论的模式

不同理论模式的意义

经脉理论模式与学术传承

经脉理论主体的面貌及其解释，长期以来，都是基于《灵枢·经脉》。"此篇言十二经之脉，故以经脉名篇。实学者习医之第一要义，不可不究心熟玩也……滑伯仁《十四经发挥》、《针灸聚英》等书各本于此，但不若此篇尤详。凡《内经》全书之经络，皆自此而推之耳"（《黄帝内经灵枢注证发微·经脉》），明代注家马莳的这段话很有代表性。《经脉》篇的十二脉实际已成为经脉理论内容的"固有"形态，引导着学科内外的认识，有异于此的其他形式的经脉理论，皆视作不成熟的阶段形态。尽管这种情形自古即已出现，却并非代表经脉理论的本来面貌，更未反映经脉概念的本质内涵与科学价值，所造成的认识模糊甚至混乱，严重阻碍经脉的现代研究。

经脉理论的模式

经脉是对针灸治疗规律性的一种表达，形式主要为经脉的

134

数目、走向及联系等,由其架构的理论形态,体现某种经脉意义,是古代医学认识的一种理论模式。在影响经脉理论形态的主要因素中,经脉走向至为重要,起着决定性作用,因此,可以之为主划分经脉理论模式。研究表明,经脉理论依经脉的走向而呈现为两种模式:一是诸脉均始于四肢而终于头身,以这种单一走向表述的经脉理论可称向心模式;一是诸脉起点有四肢或头身的不同,相连成环,以这种不同走向表述的经脉理论可称循环模式。(笔者以往曾以十一脉模式称前者,以十二脉模式称后者[1],但不甚准确,易致误解)针灸学的理论性内容,特别是经络、腧穴理论,绝大多数形成于《黄帝内经》,几乎都是基于经脉向心模式的认识,而体现《灵枢·经脉》篇代表的经脉循环模式的认识内容很少。

(1)经脉向心模式

出土简帛医学文献中的十一脉,是目前所见最早的这种理论模式内容,也是启发我们以之比较《灵枢·经脉》而提出不同经脉理论模式划分的主要依据。其中,《足臂十一脉灸经》的11条脉皆起于四肢,而《阴阳十一脉灸经》中向心走行的脉有9条。奠定中医针灸理论基础的《黄帝内经》,其中的许多经脉及腧穴理论属于这种向心模式,需要指出的是,此时的经脉数目已经为12条。虽然,向心模式十二脉理论的完整内容已不得而见,但是研究表明,在经脉理论发展过程中,确曾存在这样一个介于十一脉与《灵枢·经脉》篇之间的形态阶段(详见本章《经别——向心模式遗存》)。一个明显的例子是,《灵枢·邪客》篇记有手太阴、手心主两条经脉,其循行皆由四肢走向头身,并说

[1] 赵京生.针灸经典理论阐释[M].上海:上海中医药大学出版社,2000:14-30.

"其余脉出入屈折,其行之徐疾,皆如手少阴、心主之脉行也",《太素》"手少阴"作"手太阴",杨上善注"'余'谓十种经脉者也"(《太素·脉行同异》),表明是这个阶段的十二脉理论的残存。十二经别也属于这个阶段的十二脉理论,透过十二经别,可依稀感知向心模式十二经脉理论的整体形态。

(2)经脉循环模式

十二经脉首尾衔接,构成回环,气血循环运行其中,这是循环模式的十二经脉理论;《灵枢·经脉》篇的十二脉即属于此。其经脉排列顺序,始于手太阴经,依次为手阳明、足阳明、足太阴、手少阴、手太阳、足太阳、足少阴、手厥阴、手少阳、足少阳、足厥阴经,再至手太阴经。这样一来,手足阴阳经脉就不是同一走向,而是有逆有顺,即"手之三阴,从脏走手;手之三阳,从手走头。足之三阳,从头走足;足之三阴,从足走腹"(《灵枢·逆顺肥瘦》)。为实现这些连接,还产生大量经脉分支。这个理论模式经《难经》而强化。《难经·二十三难》曰:"经脉者,行血气,通阴阳,以荣于身者也。其始从中焦,注手太阴、阳明,阳明注足阳明、太阴,太阴注手少阴、太阳,太阳注足太阳、少阴,少阴注手心主、少阳,少阳注足少阳、厥阴,厥阴复还注手太阴。别络十五,皆因其原,如环无端,转相溉灌。"将十五络脉也纳入其中,盖因其与十二经脉同置于《灵枢·经脉》篇。

(3)模式与内容

十二经脉内容的完整记载现只见于《灵枢·经脉》,虽然其主要内容脱胎于简帛医书的十一脉,但框架形式却是十二脉环形相接。然而,《黄帝内经》中为数不少的属于十二经脉理论范围的内容,明显不是基于经脉循环形式的产物,而是体现向心模式的特点;《黄帝内经》中明确论及气血或经脉循环的篇目在20篇以上,《灵枢》占2/3。这表明,向心型十二经脉理论在一段时间内有相当的影响,而经脉环周也不仅见于《经脉》篇,简单的循环形式在《经脉》篇之前已经出现。《经脉》篇中,经过改造的十二脉内容以一种具强大理论说明作用的完美形式出现,成为取而代之的唯一的完整十二经脉内容。

不同理论模式的意义

手足十二脉为经脉的主体内容,出现最早,分布特点是均行经四肢;针灸的治疗规律中,腧穴远隔效应规律最为重要和特殊,体现经脉特性,这些腧穴主要在四肢部。经脉理论形成的临床基础和初始内涵即在于此。而经脉的意蕴主要通过经脉的走向、循行、联系等形式来表达,少有直接的理论解说。十二经脉向心模式,以起于手足终于头身的经脉循行形式,体现四肢部腧穴对头身的远隔效应规律及其联系基础。十二经脉以手足命名,以及将四肢手足称作经脉之根或本,肘膝以下腧穴称作"本输",用意在此。诚如马莳、张介宾所言。马莳指出:经脉"凡言手者,以其井荥输经合等穴,自手而始也;凡言足者,以其井荥输经合等穴,自足而始也"(《黄帝内经灵枢注证发微·经脉》)。张介宾指出:"今各经之井荥腧经合穴,皆在手足而不逾肘膝者,正以手肘足膝,是为四关……是知周身经络,皆不出于四关,而十经之要穴,皆不离于手足。"(《类经图翼·井荥腧经合解》)针灸基础理论中,诸如十二经别、十二络脉及络穴、阴阳跷脉、足六经根结、十二经标本、阳经根溜注入、五输穴、下合穴等,这些经络、腧穴理论,基点都在四肢,皆与十二经脉向心形式吻合,反映针灸实践中形成的四肢与头身关系的认识。这些打上经脉向心模式烙印的认识产物,是不能从经脉循环模式的理论角度去理解和解释的。因此,向心模式经脉理论反映和说明的是针灸治疗规律,蕴含经脉理论的本质意义,对针灸临床选穴施治有直接的指导作用。

137

十二经脉循环模式,将阴阳经脉改为不同走向,是为了各脉首尾相接成环,以说明气血循环其中,体现阴阳升降互济及脏腑表里关系,而合于天道。正因为这个理论是在天人相应观念下构筑的,所以《灵枢·痈疽》指出"经脉留(流)行不止,与天同度,与地合纪"。王好古《此事难知·经脉终始》作出如下具体解说:"手之三阳从手走头,足之三阳从头走足,是高能接下也;足之三阴从足走腹,手之三阴从腹走手,是下能趋上也。故上下升降而为和。《易》曰:天道下济而光明,地道卑而上行。"阴脉与阳脉交替连接,以体现阴阳协调互济关系。杨上善解释说:"手阳明与手太阴合,手太阴从中焦至手大指次指之端,阴极即变为阳。如此阴极阳起,阳极阴起,行手、头及足,如环无端也。"(《太素·经脉连环》)《经络汇编·脏腑联系分合详说》指出:"……经络之流行,自阴传阳,自阳传阴,又一身流动之阴阳也。"反过来,这种形式又被作为阴阳之理在人体中的体现。如《洁古云岐针法·云岐子论经络迎随补泻法》说:"阴阳者,知荣卫之流行逆顺、经脉往来终始。"不仅如此,以经脉环周为基础的气血昼夜循环"五十营"理论,还将呼吸和脉动这两个生命指征一并纳入,从而奠定了中医学对生命活动原理的认识。

人一呼,脉再动,气行三寸;一吸,脉亦再动,气行三寸,呼吸定息,气行六寸……二百七十息,气行十六丈二尺,气行交通于中,一周于身……一万三千五百息,气行五十营于身,水下百刻,日行二十八宿,漏水皆尽,脉终矣……故五十营备,得尽天地之寿矣。(《灵枢·五十营》)

[呼吸与血行脉动的关系,《灵枢·痈疽》概括为(经脉)"阴阳已张,因息乃行,行有经纪,周有道理,与天合同,不得休止"。杨上善注:"息之动也,营卫气行。"(《太素·痈疽》)王冰说:"气行乃血流""荣卫之气,因

息游布"(《重广补注黄帝内经素问》之《五脏生成》《阴阳离合论》)]所以《针灸大全·金针赋》说："盖经络昼夜之循环,呼吸往来之不息。和则身体康健,否则疾病竞生。"而五十这个数字,乃天之大数。《周易·系辞》说："大衍之数五十。"因此,经脉循环并不属于表达经脉规律的理论形式,而是对营气运行的理论说明;十二经脉连贯相接顺序,仅仅是营气环运于十二经脉的顺序而已。明代张介宾已指出,《经脉》篇"此十二经者,即营气也。营行脉中,而序必始于肺经者,以脉气流经,经气归于肺,肺朝百脉行阴阳,而五脏六腑皆以受气,故十二经以肺经为首,循序相传,尽于足厥阴肝经而又传于肺,终而复始,是为一周"(《类经·经络类·二、十二经脉》)。其实,这一点早已非常明显地反映于《灵枢·营气》篇,即"故气从太阴出,注手阳明……复出太阴。此营气之所行也"。张志聪指出:"此篇论营血行于经隧之中,始于手太阴肺,终于足厥阴肝,常营无已,终而复始。"(《黄帝内经灵枢集注·营气》)该篇的认识产生在前,《灵枢·经脉》则是编者承此认识对既有经脉内容的再加工,使十二经脉顺序连接,全身联系为一体,所谓"十二经脉虽有手足阴阳之分,然皆一以贯通"(《黄帝内经素问集注·阴阳别论》),以完美体现中医对机体血气化生与运行、脏腑关系、阴阳协调、人法天地的整体认识。所以,这个模式对说明人体的组织联系和生理功能有重要意义,代表着中医对人体功能的理论认识;其经脉名称中的手足,原意几近全失,取而代之的是其中脏腑名因素,于此可以理解为何《经脉》篇的经脉命名冠以脏腑名,如"肺手太阴之脉"。因此,这个现今人们最为熟悉,视为理论形态完善的经脉模式,恰恰并不反映经脉本义。

还有一点须指出,经脉概念的基点是"脉"。简帛医书说"脉者渎也""脉痛如流",(痔疾)"左右血先出,为脉"(张家山

《脉书》),表明"脉"的初始概念基于血管的实体形态,功能为行血。简帛医书中,刺灸之"脉"与脉诊之脉并无区分。血与脉的关系也从未脱离。《史记·扁鹊仓公列传》说:"在血脉,针石之所及也。"《黄帝内经》中说"夫脉者,血之府也"(《素问·脉要精微论》),并增加了蕴涵物质与功能之义的"气","脉道以通,血气乃行"(《灵枢·经脉》),"脉者,阴阳血气之荣行"(《黄帝内经素问集注·脉要精微论》)。"经脉"为"脉"的下位概念,所以说"经脉者,受血而营之"(《灵枢·经水》)。古人对脉诊之脉的理解是"脉为血脉,气血之先;血之隧道,气息应焉";对脉诊之脉与经脉的关系和区别的理解是"脉之行于十二经络者,即手足三阴三阳之经脉也"(《脉诀汇辨·四言脉诀》)。《素问病机气宜保命集·原脉论》说:"……脉为血之府,而明可见焉。血之无脉,不得循其经络部分,周流于身,滂流奔迫,或散或聚;气之无脉,不能行其筋骨、脏腑、上下,或暴或蹶""分而言之,曰气曰血曰脉;统而言之,惟脉运行血气而已"。因此,将经脉环形相接而说明气血循环运行,仍属于"脉"的认识沿自身轨迹的发展;它突出了经脉之"脉"的形态基础血管及其行血功能,在这一点上是"脉"之初始内涵的高一层次"回归"。而向心模式经脉理论,"经脉"含义中尽管有针灸效应的组织联系基础的一面,却已不局限于实体结构,更为侧重抽象概括和表达针灸效应的规律性。如果不对经脉的理论模式加以区分,那么在对经脉的理解认识中,就会混淆其实体形态与抽象概括的内涵。

经脉理论模式与学术传承

手足十二经脉是经脉理论的核心,经脉向心模式体现起于手足的经脉本义。循环模式的经脉理论,不仅已偏离向心模式的经脉意义指向,而且超出手足十二经脉的范围,包括了督脉,实际也涉及任脉。《灵枢·脉度》所记全身"脉"的总长度为十六丈二尺,除手足十二经脉外,明言包括督脉、任脉及跷脉,因为考虑的是"气"行,所谓"此气之大经隧也"。营气循环一周为十六丈二尺,一昼夜循环五十周。这些数字的确定,实际是出于符合天之大数的计算[1]。所以,任督等脉与十二经脉并为一个系统,主要是满足一种说理需要。督脉、任脉位于头身,主要在躯干,其形成的临床基础、反映的针灸治疗规律和相应理论认识,与行经四肢的十二经脉有别。至于带脉,有横行回绕躯干,独异诸脉纵行于身的特点。这些内容都不能与手足十二脉放在同一理论框架中去理解与研究。《难经》虽已注意到奇经与十二脉有所不同,但仅落在运行气血之"沟渠"与"深湖"的不同作用方面,奇经八脉只是"不环周"而已,"溢畜不能环流灌溉诸经者也"(《二十八难》),说理虽已有别,却仍未出经脉循环模式。至于与《黄帝内经》的矛盾,楼英已经指出。《医学纲目·阴阳脏腑部·阴阳》云:"督、任、跷脉,岐伯谓在十二经荣气周流度数一十六丈二尺之内,扁鹊谓奇经八脉不拘于十二经。二说矛盾,以待贤者。"

经脉理论的两种不同模式,在很长一段时期内尚能被区别对待,其中起主要作用的当为汉代腧穴著作《黄帝明堂经》;本书内容被保存于《针灸甲乙经》。《针灸甲乙经》中的十二经脉腧穴,在四肢部分经排列、始于指端,而各脉以手足和阴阳为序,是向心模式十二脉理论曾经存在并影响巨大的反映与例证。隋代《诸病源候论·虚劳四肢逆冷候》仍明确说:"经脉所行,皆起于手足。"唐代《备急千金要方·风毒脚气方》说:"夫人有五脏,

[1] 廖育群,傅芳,郑金生.中国科学技术史·医学卷[M].北京:科学出版社,1998:81.

心肺二脏,经络所起在手十指;肝肾与脾三脏,经络所起在足十趾。"本书及《外台秘要方》、宋代《铜人腧穴针灸图经》《针灸资生经》等医著,论述经脉腧穴的顺序几乎都是仿照《针灸甲乙经》,按照手足或阴阳、少数按脏腑来排列,并不采用或突出经脉循环的形式。约自宋代始重经脉循环,《太平圣惠方》有明确论述,《圣济总录》以经脉连贯顺序排列经脉腧穴,经脉气血流注自金代《子午流注针经》、经元代《针经指南》而渐著。明清《黄帝内经》注家尚注意区别不同经脉终始方向。如张志聪《黄帝内经灵枢集注·本输》说:"按:经脉之终始……常荣无已,终而复始,此血气循行之终始也……从四肢而通于脏腑,此经脉之终始也。"[他还指出:五输穴是脏腑气血由络脉出肌表而至肘膝(合穴)入经脉而内至脏腑,即自内出外、由外入内;经脉是从肘膝至脏腑。试图以此圆通五输穴顺序方向与气血循环之间的矛盾,如"井者木上有水,乃澹渗皮肤之血,从井木而溜于脉中,注于腧,行于经,动而不居,行至于肘膝,而与经脉中之血气相合者也。肺、心、肝、脾、肾,内之五脏也。胆、胃、大肠、小肠、三焦、膀胱,内之六腑也。手足太阴、少阴、太阳、少阳,外之经气也。肺出于少商者,谓脏腑之血气,从大络而注于孙络皮肤之间,肺脏所出之血气,从少商而合于手太阴之经也""十二脏腑之脉出于井者,非经脉之贯通,是以十二经脉,止论至肘膝而已"。丹波元简认为:"志注发前哲所未发。然而人身一气脉而已,其云非经脉之贯通者,恐非也。"(《灵枢识·本输》)但实际上张志聪与丹波元简都囿于经脉循环模式]

对后人乃至今天的经脉理论模式取舍产生极重要影响的是元代《十四经发挥》,作者滑伯仁将十二脉和任督二脉并称十四经,十二经脉及其腧穴排列以气血流注为序,认识实导源于《黄帝内经》经脉循环模式。是书《凡例》中说:"十二经所列次第,并以流注之序为之先后;附以任督二奇者,以其有专穴也,总之为十四经云。"从其下卷所云"盖以人之气血,常行于十二经脉,其诸经满溢,则流入奇经焉",知其奇经认识与《难经》有关。"十四经"的提法,早见于《太素》杨注(见卷九),被广泛接受则是在《十四经发挥》之后。《针灸大全》开篇之《周身经穴赋》即十四经穴,《十二经脉歌》《十二经本一脉歌》皆基于气血流注;《针灸聚英·凡例》明言:"经络悉依《十四经发挥》,流注交接次第髎穴亦依之。"《针灸大成》亦同。所以《循经考穴编·附奇经八脉》说:"督任二脉,自有专经,行于背腹,针灸诸书,皆与手足三阴三阳经合称为十四经矣。"尽管从腧穴角度看,十四经所包括的腧穴更为周全。(《十四经发挥·新刊十四经络发挥序》:"……云十四者,并任督二脉言也。任督二脉何以并言?任脉直行于腹,督脉直行于背,为腹背中行诸穴所系也。手太阴肺经左右各十一穴……足少阳胆经左右各四十三穴,兼以任脉中行二十四穴,督脉中行二十七穴,而人身周矣。")然而,将任督之脉与手足十二脉并为一个概念、置于同一平台,一定程度上模糊了在循行与主治上具有共同特点的手足十二脉系统的独立性,使本已不易认识的基于手足十二脉的经脉本义愈加隐蔽,于此又因十四经概念的深远影响而不察。

理解上述内容,就能明白形成《针灸甲乙经》腧穴排列方法的内在根据及其昭示的经脉规律,也就不难看出现今普遍以气血流注顺序排列经脉和腧穴的内在原因及其失误所在。可以说,二者恰是古今对经脉理论不同认识的写照。

如前所述,经脉走向对表达经脉意义至关重要,十二经脉内容以不同走向的形式呈现,表达的理论观念并不一样,所引导的经脉认识也不相同。十二经脉内容嵌入经脉循环形式,在出土经脉文献之前的漫长岁月中,经脉循环成为唯一明确的完整的十二经脉走向形式,人们对经脉理论的理解和解释就只在循环模式下展开,造成经脉认识的偏差、错乱。比如:为实现经脉循环而出现的分支、阴阳经脉衔接方式等,被当作重要的经脉循行规律;普遍将说明腧穴远隔治疗效应规律的经脉根结等视为经脉理论的边缘成分;将经脉置于脏腑理论框架下,释十二经别、十二络脉等为加强脏腑表里联系的理论,混淆了经脉自身表里关系的表现方式,违逆以经脉脏腑联系表达的腧穴主治之病位、范围等规律的原义;以脏腑理论为主体,从辅助脏腑功能的角度解释经脉,即"经脉者,脏腑气化之路径也"(《中西汇通医经精义·十二经脉》上卷)。而且,经脉理论模式变为循环型为主导,则原本体现四肢部腧穴远隔效应规律的直观形式被隐蔽,而与经脉相关的初始概念"脉"的形态基础血管及其行血功能凸显。这不但模糊了经脉的面貌,在西学成为主流的近现代社会,对经脉的理解认识,也就难免引向与西医血循环系统和管索状组织结构相比照的误区。

―――――

经脉理论的主体手足十二经脉,在形成发展过程中先后出现两种理论模式,表达不同理论意义,具有不同临床价值。概言之,经脉向心模式的理论,表达针灸刺激与效应的联系基础与规律,蕴涵"经脉"原质认识,直接体现针灸治疗规律,有实践指导价值;经脉循环模式的理论,说明机体结构与功能的整体协调原理,完善人体生理与病理理论,代表中医医学原理的独特认识。

经脉向心模式的理论,是对针灸特性与规律的直接说明,为手足经脉原貌,因而对认识经脉最具价值。这并不因其完整内容和形式不见于传世文献而失色。经脉循环模式的理论,是说明气血运行方式,属于经脉理论的运用扩展,其理论形态并非原貌,因而不是经脉理论的代表,不能作为认识和研究经脉的基点。

经络、腧穴等针灸学的基础理论性内容，几乎都是基于经脉向心模式的认识产物，而后人却仅在循环模式的理论框架下对其进行解说和研究，这是当今经络理解认识重大学术失误的症结所在。

认识经脉理论，如果脱离其形成背景和历史过程，就难免偏误。区别不同经脉理论模式，才能明确研究对象，进而识别不同经脉成分与价值，探究经脉本义及其意义。广而言之，传统针灸理论在当代的传承，需要科学认识方法指导下的科学内涵揭示，而不是止于既有内容与形态的简单整理层面和直接授受，这既是现实要求，也是发展针灸理论的正确立足点。

8. 经别——向心模式遗存

> 经别的历史位置
>
> 经别理论"说什么"?
>
> 相关问题探讨

经脉理论中，经别的概念及其与经脉的关系可谓是"理还乱"，个中原因主要在于可资辨识的早期经脉文献的缺失。借助出土的简帛脉书，以历史的眼光审视经别，我认为经别是关于阴阳经脉的一种特殊理论形式。其"特殊"的显现背景为《灵枢·经脉》的十二脉理论，换言之，若将背景换作《灵枢·经脉》之前的经脉理论，则阴阳经脉关系的"正统"形式即是经别。以下分析就以此为基点展开。

经别的历史位置

对经别与《灵枢·经脉》十二经脉理论之间的关系，一般将二者放在同一平台，视经别为《灵枢·经脉》十二经脉特别是表里经脉联系的补充、强化。代表者如张介宾："十二经脉已具前

《经脉》篇,但其上下离合、内外出入之道,犹有未备,故此复明其详。"(《类经·经络类·三、十二经离合》)此说的成立需要一个前提,即二者属于同一认识观念、《灵枢·经别》产生于《灵枢·经脉》之后。然而对《灵枢·经别》的分析表明,这个前提不能成立。

（1）记述顺序

《灵枢·经别》中十二经别的描记方向,除个别(手太阳)外都是自四肢末端向头身。从手足、阴阳的先后顺序看,阴阳相配的六对经脉是先足后手,先阳后阴,阳脉按太阳、少阳、阳明排列。此不同于《灵枢·经脉》,却与出土简帛经脉文献一致,表明经别与后者的认识一脉相承。有什么样的认识观念,就会有与之相应的体现形式;反过来,形式上的特点,也就反映潜藏于形式之下的影响观念。以脏腑理论为基础的《灵枢·经脉》,其认识观念的形式体现就是经脉的记述顺序(包括基于脏腑关系的手足阴阳经脉交错排列)。其十二经脉以手太阴脉为首,考虑的是气血、肺胃、阴阳。这种从脏腑理论出发的表述,在《难经》更加突出。《难经·二十三难》曰:"经脉者,行血气,通阴阳,以荣于身者也。其始从中焦,注手太阴、阳明……"先言中焦气血生化之源,继而才言及经脉。

（2）用字特点

《灵枢·经脉》以脉行表达的经脉与脏腑联系统一用"属""络",《灵枢·经别》则多用"属""散""走",二者差异明显。《灵枢·经别》中,"属"的用法同《灵枢·经脉》篇,都表示联系本经脉所对应的脏或腑;相表里脏腑用"散",如足阳明"散之脾"、足太阳"散之肾";手脉集中用"走"字,如手太阴"入走肺"、手太阳"走心"。"散"字有离的意思,用以表示散布、分布的联系方式,与"属"字表达内联脏腑的循行,只是因表里不同而区别直接连接与分支连接的用字,所以,"散"的这层含义类似于《灵枢·经脉》之"络"。《灵枢·经脉》篇十二脉中两处"散"字即是这个用法的残存:手少阳脉"散落心包",足太阴脉"散舌下"。"走"字,正如裘锡奎[1]已指出的,在表达"趋向"之义上,马王堆帛书《足臂十一脉灸经》中的"奏"字用法同"走"。"奏"字只集中见于《足臂十一脉灸经》的手脉(除臂太阳脉以外的全部手脉),而《灵枢·经别》中的"走"字亦集中于手脉。《灵枢·经别》的这些用字特点还可见于《灵枢·邪客》:"手太阴之脉……内屈走肺";《灵枢·经筋》:"足太阴之筋……散于胸中""手太阴之筋……散贯贲""手心主之筋……下散前后挟胁……散胸中";以及十五络:手太阴之别"散入于鱼际",任脉之别"散于腹",督脉之别"散头上"。值得注意的是,《灵枢·邪客》《灵枢·经筋》及十五络,对经脉、经筋、络脉的记述顺序都为向心性。

以上两点提示,十二经别与简帛脉书的十一脉理论之间有密切关系。虽然在脉的数目上已经从十一增加到十二,但经别仍然属于十一脉模式;这个经脉模式始于目前所见的简帛脉书,基本特征是脉始于四末;《黄帝内经》中多数有关经脉的理论内容由其衍生,与《灵枢·经脉》构建的十二脉模式不是同一认识观念。经别理论是秉承简帛脉书认识的延续和发展。

(3)脉名

对于手厥阴脉,《灵枢·经别》称手心主,循行"入胸中",不言心包;相表里之手少阳也未及心包,而是"散于胸中"。这种称谓及循行联系的特点,不仅可以在十一脉模式的经脉理论中

---

[1] 裘锡圭.马王堆医书释读琐议[J].湖南中医学院学报,1987,7(4):42-44.

再次见到,如《灵枢·邪客》亦仅称手心主,循行"上入于胸中,内络于心脉",而且在十二脉模式的理论中留有痕迹,如《灵枢·营气》论营气环流,所流注经脉的名称以手足阴阳构成,唯独对手厥阴脉仅称手心主,其循行"循心主脉出腋下臂"而不见心包。甚至《灵枢·经脉》仍有踪迹,篇中阴脉之间的连接,除手厥阴外,皆为由脏至脏,只有涉及手厥阴时特殊,即:脾至心,肾→胸中→心包络,肝至肺;篇末载十五络中也只称"手心主之别"。《灵枢·经脉》成文时所依据、参考的已知主要文献中,除出土的简帛脉书外,要数《灵枢·禁服》;该篇论人迎寸口脉诊法的经脉意义时,也使用的是手心主之名。实际上,手厥阴之名,《灵枢》中只见于《经脉》篇,《素问》中两见,即《五常政大论》和遗篇《刺法论》,都是后来补入的篇章(与之相关的心包、心包络,情况几乎一样,只见于《灵枢》的《经脉》《经水》及《邪客》篇,《素问》之遗篇《刺法论》)。以上表明,手心主作为脉名先于手厥阴出现,在相当长时期内广泛使用;而手厥阴脉名出现得很晚,在相当长时期内并未成为取代性用名,以致《难经》中仍习惯称手心主,《脉经》中还是多称手心主而少称手厥阴。《灵枢·经别》手心主脉的内脏联系有三焦而无心包,在经脉与脏腑的关系上,尚未追求完全的一一对应,显然有别于《灵枢·经脉》立于脏腑理论的经脉认识。

(4)循行联系

经别的循行联系,更多的是合于、反映简帛脉书的认识,而不是《灵枢·经脉》。

1)经别的循行描记多数详于躯干和头,略于四肢。以足少阳为例,在下肢的循行仅述及"绕髀入毛际",与躯干的内脏联系及头面部循行的详细描述形成鲜明对照:

足少阳之正,绕髀入毛际,合于厥阴;别者,入季胁之间,循

胸里属胆,散之上肝,贯心,以上挟咽,出颐颔中,散于面,系目系,合少阳于外眦也。(《灵枢·经别》)

此与简帛脉书对十一脉循行描记详于四肢而略于躯干的特点正相反。这固然与经别理论所要表达的与脏腑联系的内容有关,而更重要的是基于并反映了一种认识的形成,即对经脉与脏腑关系、脏腑对经脉意义的认识,从简帛脉书时代的简单少论,到《灵枢·经别》时的复杂重视。

2)与内脏联系的记述特点:阳脉的全部,皆详述内脏联系;阴脉之中,手足脉区别很大,只有手三阴脉详述内脏联系。手阴脉之所以如此,可能仍然与经脉理论的发展变化有关,因手阴脉原本只有太阴、少阴两条,与内脏的联系只有心,之后增手心主脉,内脏联系增加肺,而且以手太阴为名的脉从联系心转为联系肺。演变内容需有所说明,演变过程本身也可能会留有痕迹。足阴脉中,足厥阴、足太阴二脉,其经别由下肢进入腹部处合于相应阳经,体腔内循行联系仅简单描述为"合于某某,与别俱行"。对躯干部描记简略模糊甚至跃过,这正是《足臂十一脉灸经》中此二脉的记述特点。足少阴脉的体腔循行、与内脏联系,在简帛脉书的足阴脉之中是最多的,而这也正是该脉的经别表述特点。试举足厥阴、足少阴经别原文对照如下:

足厥阴之正,别跗上,上至毛际,合于少阳,与别俱行。(《灵枢·经别》)

足少阴之正,至腘中,别走太阳而合,上至肾,当十四椎,出属带脉……(《灵枢·经别》)

上述手足阴脉与内脏联系的记述区别及其与简帛脉书记述特点的吻合,所体现的经脉由简帛脉书向《灵枢·经脉》演进过程的轨迹和意义,都相当突出。

经别与内脏联系的另一特殊之处,是足三阳经别与心的关系非常突出,其中足少阳、阳明直接连通于心("贯心""通于心"),足太阳为"循膂当心入散"。

"当心入散"的表述较模糊,古人是从入络于心理解的。首先,"散"字仍然符合前面提到的《灵枢·经别》表达联系相表里脏腑的用字特点;"入散"即入络的意思,如杨上善解释《灵枢·经脉》手太阴之别"散入于鱼际"为"络入鱼际"(《太素·十五络脉》)。其次,"当心"须从其前后文理解,"属于膀胱,散之肾,循膂当心入散;直者,从膂上出于项",其中"膂"的本字为"吕",指脊骨。《说文》:"膂,篆文吕,从肉,从旅。""吕,脊骨也。象形。"足太阳经别联系膀胱,分支联络肾,在沿脊骨上行出于项的路径中,于心的位置有分支向内联络于心。故《太素》中杨上善对"邪客于足太阳之络,令人拘挛背急,引胁而痛,内引心而痛",即从足太阳经别解释:"足太阳正别……属于膀胱,散之肾,从膂当心入散,直者从膂上于项,复属太阳,故邪客拘挛背急引胁引心痛"(《太素·量缪刺》)。第三,经别之中,阴脉与内脏的联系实际上都成为阳脉联系内脏的内容(详见后),尽管这种向心循行的十二经脉全貌在现有文献中已无存(《灵枢·邪客》仅残存部分手阴脉内容),但可借助《灵枢·经脉》而"反观"一部分,篇中足少阴脉之"络心",正是足太阳经别"当心入散"在当时理解的反映。

《灵枢·经脉》足太阴脉"注心中",或许反映足阳明经别所依据的足太阴脉内脏联系。但足少阳经别"贯心"却难觅踪迹。考简帛脉书记载的足少阳、阳明脉病候,《阴阳十一脉灸经》中二者都有"心与胁痛";《足臂十一脉灸经》中相应位置的病候,足少阳为"胁痛",足阳明为"乳内廉痛"。在《灵枢·经脉》中,足少阳脉尚有"心胁痛不能转侧",足阳明脉只有表述形式变化了的病候"循膺、乳、气街、股、伏兔、骭外廉、足跗上皆痛"。因此,足少阳、阳明经别与心的联系,从经脉理论演变过程来看,可能体现《灵枢·经脉》之前的一种经脉与行经部位(脏器)病候关系的认识与解说。

此外,经别与咽喉的联系手足有别,足脉(足少阳、阳明、太阴)皆为咽,手脉(手阳明、手三阴)皆为喉咙。根据"咽喉者,水谷之道也。喉咙者,气之所以上下者也"(《灵枢·忧恚无言》),气道在胸,是手脉(尤其手阴脉)循行联系的主要区域;水谷之道入腹,为足脉循行联系的主要区域。脉分手足而对应咽与喉咙,反映了作者考虑角度在经脉自身的特点。《灵枢·经脉》没有如此严格区分,因为认识角度不同。

以上两点提示,在立论基础上,经别与《灵枢·经脉》的十二经脉不同,构建理论内容及形式的出发点,前者在经脉,后者在脏腑。在针灸学术理论的历史发展过程中,《灵枢·经别》内容当产生于《灵枢·经脉》之前,是十一脉模式的经脉理论用以表达阴阳经脉关系的一种理论形式。

经别理论"说什么"?

经别内容的特别之处,为表里经脉的正、别概念及循行的两两相合形式。对此,历代注家虽都有一定的解释,但其确切内涵仍欠明晰。正如前人叹曰:"噫!经脉血气之生始出入,头绪纷纭,不易疏也。"(《黄帝内经灵枢集注·经别》)

(1)完成经脉与内脏联系,表达阴阳经脉相合关系

简帛脉书时代,经脉与内脏的联系,只见于部分阴脉。如足太阴脉与内脏的联系,其时已记载有胃(此处的"胃"相当于后来出现的"脾",《灵枢·经脉》篇该脉中的脾即是置换后的形式)。然而在《灵枢·经别》中,足太阴经别不见内脏,脾胃皆见于足阳明。借助《灵枢·经脉》来看,如足少阴脉与内脏的联

系,《灵枢·经脉》中联系肾、肝、肺、心、膀胱,而在《灵枢·经别》中大部分(膀胱、肾、心)记于足太阳,足少阴只"剩下"肾(表13)。

表 13　经脉与内脏联系的相关记载对照

脉名	《阴阳十一脉灸经》	《灵枢·经别》	《灵枢·经脉》
足太阴	是胃脉殹,被胃	上至脾,合于阳明,与别俱行	
足阳明		属胃,散之脾,上通于心	
足少阴		上至肾	属肾,络膀胱……贯肝膈,入肺中……络心
足太阳		属于膀胱,散之肾,循膂当心入散	

也就是说,《灵枢·经别》对阴脉原本在体腔内的循行联系以"别"表达,而且大部分转换为足阳脉之"别",形成原本行于体表的足阳脉反而有详多的体腔内脏腑联系。这表明:经脉与内脏的二者关系,在经别理论之前,已经完成阴脉与内脏的联系,经别理论的重点是阳脉,重在表达阳脉也有与阴脉同样的内脏联系。这也是经别表述方式为成对的阴阳经脉、顺序以阳为先的重要原因,并且实际以阳脉统阴脉,在形式上完全属于经脉的角度而非脏腑。

《灵枢·经别》内容还有如下特点:对与脏腑联系的记述,阳脉经别大大多于阴脉经别;对与头颈部器官联系的记述,手阴脉经别多于手阳脉及足阴脉经别。这些记述所密切的与脏器及部位联系,恰恰是简帛脉书的阳脉和手阴脉之所缺(表14)。

表14　经别与脏腑器官联系

经别	脏腑							器官（头颈部）		
足三阳	膀胱	肾	胆	肝	心	胃	脾	咽	目	口
足三阴	肾							舌	咽	
手三阳	心	小肠	三焦	大肠	肺			喉咙		
手三阴	心	三焦	肺					喉咙	目	耳

　　基于上述分析，特别是以简帛脉书为视角，就不难理解经别循行及"正""别"的特殊表达方式。所谓正，是以成于经别之前的十二脉循行而言；所谓别，是以阳脉内联脏腑而阴阳经脉相合而言，"别"于本经脉，亦即合于相表里经脉。《灵枢·经别》首条阴脉之后有"成以诸阴之别，皆为正也"一句，《针灸甲乙经》中作"或以诸阴之别者，皆为正也"，《太素》同《针灸甲乙经》。此句与诸脉体例不一，"成"为"或"之形误，是古注文，说明正别二字用于阴阳经脉有不同的传本。《太素》中只有足少阴、足厥阴称为正，其余诸阴经别皆称为别，保留了一种古传本面貌。《针灸甲乙经》中足太阴经别于"正"字后有注文"则别"（"即别"之意）二字，即是这种不同传本的间接反映。今本《灵枢·经别》中诸阴经别皆称为正，是另一传本或经修改，加之"或"误作"成"，致后人难明这句注文所指。阴脉联系内脏的循行之所以"委屈"为"别"，不过是出于或借以表达阳脉的需要而已。经别表达阴阳经脉共性关系的形式即"六合"，无论体内还是体外，阴阳经脉相异的头身部循行，于经别理论中都呈"合"的方式，此即马蒔所指出的"是其意之所重者在合"。因此，《灵枢·经别》的阴阳脉之别，含义不同于十五络之别络。张介宾说："此皆正脉相为离合，非旁通交会之谓也。"（《类经·经络类·三、十二经离合》）可谓一语中的。张志聪也指出："按：上章之

所谓别者,言十二经脉之外而有别络。此章之所谓别者,言十二经脉之外而又有别经。""此论十二经脉、十五大络之外,而又有经别也……诸经者,十二经脉、十二大络、十二经别也……然经脉之外,又有大络,大络之外,又有经别。""正者,谓经脉之外,别有正经,非支络也……盖从经而别行,复属于太阳之经脉,故名经别,谓经脉之别经也。"(《黄帝内经灵枢集注·经别》)"经别者,五脏六腑之大络也。别者,谓十二经脉之外,别有经络。阳络之走于阴,阴络之走于阳,与经脉缪处,而各走其道。"(《黄帝内经灵枢集注·经脉》)

(2)实践基础与理论立意

经别这种以其之前的知识为基础,赋予新内涵来表达新说,乃是中医针灸拓展知识内容、构建理论体系的一般方法。简帛脉书所代表的经脉早期形态,阳脉与阴脉有清楚的区别:一是体表的内外侧分布不同,阳脉布于体表外侧,阴脉布于体表内侧;一是体表与体内分布不同,阳脉只布于体表而不入体腔,阴脉兼入体腔而联系内脏。加之诸脉同向循行,没有分支交通,故阳脉与阴脉之间并无循行关联。以此形式体现其临床意义的区别,阳脉主病在筋肉,阴脉主病在内脏,所谓"凡三阳,天气也,其病唯折骨裂肤一死。凡三阴,地气也,死脉也,腐藏烂肠而主杀"(《阴阳脉死候》)。随着针灸实践经验的不断积累丰富,阳脉亦用于治疗内脏(腑)病,比如《灵枢·邪气脏腑病形》中即有六腑病症表现及取阳脉下合穴治疗的详细记载。理性认识的逐渐深化催生新的理论形式,以阳脉内行体腔、联系脏腑而与相应阴脉具有一定共性关系的新说,替代那种阴阳经脉判若黑白的临床意义及其理论形式的旧识。经别就属于这个认识阶段的新理论形式,代表着从经脉角度对经脉与脏腑关系认识的完成。这个新理论,要在表达基于经脉的表里关系而非脏腑表里关系,是一种对阴脉与阳脉在分布位置上呈现的身形部位对应关系及其临床意义的理论说明形式。对此,《素问·血气形志》表述为:"足太阳与少阴为表里,少阳与厥阴为表里,阳明与太阴为表里,是为足阴阳也。手太阳与少阴为表里,少阳与心主为表里,阳明与太阴为表里,是为手之阴阳也。"经脉正、别及出入合循行方式,《灵枢·经脉》十二脉属络脏腑和肢端衔接的方式,二者所构成、展现的阴阳脉表里关系图景大不一样,具有直接且直观经脉形象的显然是前者。面对经别的图景,引导的是立足于经脉自身,从阴脉与阳脉分布的部位对应关系中,启发对经脉概念、经脉规律的更深层思考。

据《灵枢·邪客》记载的手太阴、手心主两条经脉可知,经脉理论的形成发展过程,从简帛脉书到《灵枢·经脉》,存在一个介于二者之间的中间阶段,这个中间阶段的经脉理论具有如下基本特征:经脉的数目为十二,循行为向心性,脉名尚无脏腑成分,与脏腑对应联系,手太阴脉联系肺,新增脉称手心主但尚未联系心包(络)。然而,其更具体的内容,因《灵枢·经脉》构建的高度理论化十二经脉成为经脉的主体形式而被替代。好在《黄帝内经》中还汇集、保存有不少与中间阶段十二经脉理论同属一个理论模式(即十一脉模式)的相关内容,经别乃其中之一。《素问·阴阳应象大论》中对经脉六合概念少见地突出,如"余闻上古圣人,论理人形,列别脏腑,端络经脉,会通六合,各从其经",应该即是这一阶段经脉理论模式特点所在的反映。因此,经别的另一意义,在于折射出先于《灵枢·经脉》存在的向心循行十二经脉理论的部分面貌。这对我们了解经脉理论演变、认识经脉本质是很有价值的。

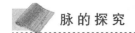

相关问题探讨

(1)"经别"之名,《黄帝内经》中仅用于篇名,表明不是出自其理论内容的始创者,乃整理汇编者所为

在《黄帝内经》的类编性著作中,如《针灸甲乙经》《太素》《类经》,也不以"经别"相称,而分别作(经脉)"支别""经脉正别""十二经离合";其内容在三本书中出现的位置,《针灸甲乙经》中在十二经脉、十五络脉及皮部之后,《太素》《类经》均置于《灵枢·经脉》的十二脉之后,反映出各自理解上的差异。比较而言,"支别""经脉正别"表脉的层次区别,"十二经离合"表脉之间的联系,后者更能传达《灵枢·经别》内容"所重者在合"的主旨;对经别内容的位置安排以《太素》《类经》为妥。

经别的内容,按照《灵枢·经别》首节所说:"十二经脉者,此五脏六腑之所以应天道。夫十二经脉者……请问其离合出入奈何?"这是从脏腑理论的角度论说十二经脉,视经别为这种十二经脉系统的组成。但是,篇中所论十二经别,名称不冠以脏腑名,记述以阳脉为先,阴脉与脏腑联系的内容很少,甚至一些阴脉无脏腑联系内容(如足厥阴、足太阴),这些特点都与篇首经文的论述角度不合,表明冠于篇首的这个"帽子"很可能也是后人戴上去的。

(2)阳脉为主的原因

如前所述,经别理论以阳脉为重点。通观《黄帝内经》全书会发现,这种只及阳脉或以阳脉为主的现象,在以经脉形式出现的循行或腧穴或治疗等内容中为数不少,集中见于《灵枢》,诸如"根、溜、注、入"只有手足阳脉(《灵枢·根结》);六阳脉下合穴,包括脉的联系、六腑病症及阳脉病候辨证(《灵枢·邪气脏腑病形》);阳脉颈部穴及其治疗应用,手阳明、足阳明、足太阳

等阳脉头颈部循行及腧穴(《灵枢·本输》《灵枢·寒热病》);
手足阳脉的血气形气之候(《灵枢·阴阳二十五人》)。《素
问》中,系统论列归经腧穴的经脉,十二脉中只有手足阳脉
(《素问·气府论》)。类似情况却很少见于阴脉,如阴脉的
五脏原穴,没有像六阳脉下合穴那样从穴、脉、病、治等各方
面完整论述。

对此,一般从阳脉与头身联系密切,也因而循行路径长
于阴脉来解释。这只是形式的层面,形成这种形式差异的原
因何在?简帛脉书《阴阳脉死候》指出的"凡三阳,天气也,
其病唯折骨裂肤一死。凡三阴,地气也,死脉也,腐藏烂肠而
主杀",应该才是阴阳脉差异的根本所在;它反映当时的刺
灸治疗状况与相应的认识水平。在治疗经验仍属于积累的
早期阶段,这种阴阳经脉不同临床意义的认识,同时也是阳
脉被更多选用的重要因素,在对经脉与腧穴的认识上、治疗
规律的总结上,可能就更早更多于阴脉,其认识形式留存于
《黄帝内经》汇集的文献之中。除了经脉以外,《黄帝内经》中一
些有关脉诊的论述,如:

三阴俱逆,不得前后,使人手足寒,三日死。(《素问·
厥论》)

厥逆连脏则死,连经则生。(《素问·阳明脉解》)

别于阳者,知病处也;别于阴者,知死生之期。三阳在头,三
阴在手,所谓一也。别于阳者,知病忌时;别于阴者,知死生之
期。(《素问·阴阳别论》)

故曰:别于阳者,知病从来;别于阴者,知死生之期。(《素
问·玉机真脏论》)

追根溯源,都与《阴阳脉死候》所代表的对阴脉与阳脉不同
临床意义的认识有关,也是上述推测的依据之一。

　　至于阳脉也与脏腑相关的认识,有些内容经后世的不断实践而丰富、发展,成为临床常用方法,比如足三里、肾俞、命门、大椎、膏肓俞等的补虚强身作用与应用,而阴脉上的这类腧穴相对少些。从理论的高度对此类临床发展的内容作出解释,形成合于临床而具实践指导意义的理论形式,这种理论建设,《黄帝内经》之后可以说相当缺乏,与针灸临床发展很不相称。

────

　　理论的建立,都是为着说明某种事理、表达某种思想认识。十二经别,较之《灵枢·经脉》的十二经脉、十五络,以及十二经筋等,纯粹理论说明的性质明显,以阳脉连通内脏,完成经脉与内脏的联系,表达阴阳经脉的共性关系,属十一脉模式的十二脉理论的重要构成与形式。

　　通过经别理论可以看到,对经脉、脏腑的认识,两者互为生成新理论的促进因素。在十一脉模式的十二脉理论中,经脉与脏腑的联系已趋密切,但立论基础仍在经脉。至《灵枢·经脉》时经脉与脏腑两个系统融合,形成新十二脉理论,意义在于经脉与脏腑一体地而不是分离地用以阐明人体生命活动及疾病原理,主导的观念转向脏腑理论。

　　由于《灵枢·经脉》所载十二脉理论的一统地位,十一脉模式的十二脉理论面貌在出土简帛脉书之前无从知晓,在这种情况下,后人视"经别"为《灵枢·经脉》篇十二脉系统中的一种构成或附属部分,混淆了两种经脉理论。

　　作为十一脉模式的十二脉内容遗存,经别体现出古人构建针灸理论的创造力,使今人看到经脉理论(形式)的多样性,也映衬出至今仍普遍存在的经脉理论一体性的认识误区。这提示

我们,对经脉理论的科学内涵挖掘和发展,前提是正确的理解和
传承。

9. 阳脉的嬗变

> 阳脉面貌的阶段特点
>
> 阳脉理论解读
>
> 自然的启示

经脉和腧穴理论中,相对于阴脉,阳脉有些内容和形式较为
特别,以往的解释基本是就单一内容或方面的自我说明,理解多
在朦胧之境。实际上,从形成发展过程角度看,这类特别之处乃
理论演进的痕迹,循此做整体考查,才能明了其意义所在,揭示
蕴含的针灸治疗规律,使诠释接近本义,并引导对针灸理论的深
层思考。

阳脉面貌的阶段特点

今人研究传统针灸的视野,由于马王堆和张家山出土的丰
富医学文献而陡然扩大[1],尤其是经脉内容,不同时期材料呈
现出的变化面貌,使我们得以从医学实践的历史发展角度,予以
重新审视,获得更为科学的认识。

(1)简帛医书

出土简帛医书所载《黄帝内经》前的经脉内容,有关阳脉的
记载有如下特点:

1)阳脉皆无体腔内分布描述,更无与内脏的联系。

2)记述经脉的顺序却是突出阳脉、足脉。对 11 条脉的记

---

[1] 李学勤.《二十世纪出土中国古医书集成》导言[M]//魏启鹏,
胡翔骅.马王堆汉墓医书校释(壹).成都:成都出版社,1992:3.

载,几乎都是阳脉为先,其中《足臂十一脉灸经》以手足为序,先足后手,足脉为先阳后阴;《阴阳十一脉灸经》述脉以阴阳为序,先阳脉后阴脉[1]。

3)阳脉病候基本都集中在四肢筋肉关节、体表组织及头面器官;阴脉病候则明显集中于内脏、胸腹部。对阳脉与阴脉病变尤其在主病意义上的区别,《足臂十一脉灸经》说:"阳病折骨绝筋而无阴病,不死。""三阴病杂以阳病,可治。""三阴之病乱,不过十日死。"《阴阳脉死候》有更为理论化的概括,即"凡三阳,天气也,其病唯折骨裂肤一死。凡三阴,地气也,死脉也,腐藏烂肠而主杀"。这些论述,简明而生动地反映了当时的治病经验水平和相应理性认识。

(2)《黄帝内经》

至经脉理论基本形成阶段的《黄帝内经》,阳脉呈现的特点主要有:

1)出现内脏联系:在经脉与内脏联系的发展方面,阴脉与内脏之间属于对循行分布的具体细化,而阳脉与内脏的联系则完全属于新建。

2)阳脉变化较阴脉明显,形式独特:阳脉所主病候的表达方式异于阴脉;出现了阳脉为主或独具的内容,如经别、根溜注入、手足阳脉脉气所发、下合穴、颈穴等。

对上述内容、特点及相互关系,一直未见有贯通性的认识。

阳脉理论解读

(1)阳脉认识过程及相应理论

归结有关阳脉的认识,有明显的先后两个阶段。先见于简

———————

[1] 赵京生.针灸经典理论阐释[M].上海:上海中医药大学出版社,2000:7.

帛医书的是只分布在体表,特点是路径长,都达至头部,而且经脉病候体现了这些特点;后见于《黄帝内经》的是与内脏联系。两个阶段的特点影响了《黄帝内经》诸多有关理论形成。

认识过程显示:第一,阳脉在体表分布范围广泛的特点先被发现和总结。从全身的角度看,足阳脉由足行经躯干至头,通达人体上下,充分体现了其所主病候涉及全身广大范围的特点。阳脉的这一特点,早在明代张介宾《质疑录》中即有明确阐述:"欲求外症,但当察于周身,而周身上下脉络,惟足六经尽之,手经无能遍也。""以十二经脉分阴阳,则六阳属腑为表,六阴属脏为里;以十二经脉分手足,则足经之脉长而远,自上及下,遍络四体。故可按之以察周身之病。"这是两部简帛经脉文献(《足臂十一脉灸经》《阴阳十一脉灸经》)皆以足脉为首的重要因素之一,也是《黄帝内经》根结只及足脉、根溜注入只及阳脉、《灵枢·本输》出现阳脉颈穴、《素问·气府论》手足经脉脉气所发腧穴只及阳脉的主要原因。第二,阳脉与内脏的关系发现和总结在后。此时,与内脏的联系已非阴脉独有,从而催生出新的理论,而新理论内容自然包含了上述阳脉的先后认识,其形式既表达阳脉上达头项之循行分布广泛,又表达阳脉入体腔之联系内脏。

变化后的阳脉理论,出于表达上下和内外两大方面关系的需要,形成以阳脉为主或独有的理论形式。对这些理论的特点、历史及体系中的定位和意义,就需要从经脉形成演变过程的大视野来分析认识。

1)根溜注入:内容只涉及手足阳脉,以"根溜注入"归纳体现腧穴的部位及相互关系,表达阳脉对身形上下及内外的联系。其中的"入"穴包括上下二处,四肢部"入"穴体现上入体腔的关联,颈部"入"穴体现上入头颅的关联。这样,就分别以四肢与躯干内脏、四肢与头面器官的两个部分,表达出四肢与头身的整体"上下"关系,以及内外关系。其形式,上下联系更为直观突出。

2)十二经别:以四肢内外侧对应分布的阳脉和阴脉,在上行躯干部及头项部过程中两两相合,表达阳脉入体内脏腑、阴脉系头项器官的内外上下联系。每对表里经脉的循行尤其是与内脏的连接,阳脉详述而阴脉简略,而且记载顺序是先阳脉后阴脉。所以,形式上突显阳脉及其与内脏关系。

3)六腑下合穴:是(足)阳脉主治六腑病症的专门类穴,又以支脉入体内联系六腑("此阳脉之别入于内,属于腑者也"),直接体现阳脉与内脏的关系和临床意义。

4)阳脉脉气所发腧穴:《素问·气府论》以专篇主要记述手足阳脉的腧穴归经,应该视为阳脉体表分布范围广泛、头身腧穴出现为早为多的体现。

此外,"四街"所在为头、胸、腹、胫,"所治者,头痛眩仆,腹痛中满暴胀,及有新积",部位特点是身体主干/轴的上下延伸,主治病症在头及腹内,这与足阳脉之通达头足上下来体现全身范围、主治头及六腑病症是一致的,故称"六腑之气街"(《灵枢·卫气》)。

上述阳脉理论,形式不一,或经络或腧穴或部位,内容多包括了上下及内外两方面关系,是对先后认识到的阳脉之机体联系规律的不同角度归纳和理论提升。由于此时阳脉的上下内外关系已呈交织状态,所以对这两方面关系的表达也多是兼而有之(如"入"穴实含向内和在上二义)。

(2)经脉表里关系的本真形式

简帛医书中,阴阳经脉区别明显,主要体现在循行和病候,尤以循行显著。这种区别清晰简明:阳脉走头项,阴脉连内脏;阳脉病在体表而易治,阴脉病在内脏而难疗。由这种区别尤其是循行分布所构成的阴脉与阳脉关系,体现为明了的阴阳对应现象——在肢体内外侧(即阴阳面)对应分布的经脉形成表里关系。形式虽然简单,却是经脉自身的表里关系形式。

此时的经脉表里关系,基于体表循行分布,是单一层次。至《黄帝内经》,对表里关系表达已是多层次,除了经脉的体表循行分布,还有脏腑联系。在经脉理论的循环模式(《灵枢·经脉》)中(参见本书《向心与循环》),经脉表里关系的表现形式最为复杂,包括体表分布、体内循行、脏腑关系、在手足末端衔接等诸方面。

可知,在经脉之间关系中,表里关系是首先被认识和表达的;其初始形式由经脉自身构成,而不是基于经脉与脏腑的联系,更不依赖于脏腑表里关系。在这一点上,应该说经脉表里不能完全对等经脉所系脏腑之表里。

在简帛医书经脉表里基础上,结合阳脉与脏腑的联系,形成新的经脉表里形式,即是经别(参见本书《经别——向心模式遗存》),具体形式为六合,即肢体内外侧对应分布的阴脉和阳脉,在循行过程中两两相合。这是《黄帝内经》中在循环模式经脉理论之外的经脉表里形式,明确这一点,对于认识经脉理论本质和腧穴主治特点有非常意义;也就解决了经别与十二络脉区分欠明的认识问题,后者是关于腧穴主治(原理)的说明形式,乃腧穴主治表达形式演变的重要环节。

(3)经脉与脏腑关系的"实与虚"

阳脉与内脏的关系从无到有,见于《黄帝内经》。此时,尽管阴脉系脏为主(属脏络腑)、阳脉系腑为主(属腑络脏)的形式,体现出在与内脏关系上阴阳经脉仍有所区别,但由于阴阳经脉都已联系内脏,故区别只在系脏还是系腑的差异,已非简帛医书时代那样非有即无之判然有别。这为在功能作用及其关系上以脏腑统领经脉,或二者等同的认识形成,提供了易于理解的组织联系基础,并逐渐视为理所当然。

与内脏的联系,阳脉是从无到有,跨度极大;阴脉属调整完善,不过是微调,所以经脉与脏腑关系的演化主要在阳脉方面而非阴脉。

但应明确的是,经脉与脏腑之间不是完全的一一对应关系,其中属于理论构建之需的名义上的经脉与脏腑配属,虽然形式完善,却有不容忽视的负面影响——成为从脏腑理论角度阐发经脉内容的依据,经脉脏腑一体化,淡化、遮掩了经脉认识的自身特性,使经脉的本真面貌愈发模糊,给经脉的内涵发掘和临床运用造成很大阻碍。

其表现相当广泛,例如:对经脉表里以脏腑表里来认识;关注经脉脏腑关系远甚于经脉与体表远隔部位之间的关系;“经脉脏腑相关”命题,一定程度上使手足经脉与躯干经脉(任督脉)、腧穴的远道作用与局部邻近作用等不同性质内容相混而特性不明;经脉气血流注说,基于脏腑气血生化认识并结合经脉阴阳关系,同时又与脏腑理论矛盾;表证之经脉划分和脏腑划分的矛盾;以经脉脏腑关系推论腧穴主治,等等。下合穴问题是其中的突出例子:

六腑病的主治穴都在下肢足阳脉上,而手阳脉与腑的联系主要体现为理论上的配属关系。这是其时阳脉与内脏关系认识的实际情形,是阳脉特性的一个方面,在相当程度上与简帛医书反映的只有阴脉关乎内脏、阴阳经脉区别鲜明的早期经脉形态特点相吻合。此类主要因为理论建设而出现的矛盾,本是探究被遮蔽的经脉特性、认识被扭曲的经脉原貌的绝好路径,但在错误的观念及视角下,只是去作如何符合既有中医理论框架合理性的解释,也就难怪至今甚至缺乏正视理论与实践相矛盾问题的验证性研究。

(4)经脉辨证的特殊性

经脉理论意义的直接指向是针灸疗法运用,因此如何认识经脉也就必然影响临床实践。基于对经脉特性与意义的明了,来把握经脉辨证与脏腑辨证的关联及差异所在,才能正确运用经脉辨证,增强运用的自觉,彰显其应有的临床价值。

经脉辨证的依据,主要是循行和病候。《经脉》篇中,阳脉在循行及病候方面都有明显特别之处:

其一,六腑病候。虽然阳脉与内脏建立了明确关系,但主要体现在循行联系上,而病候中并未明显而普遍地随之增加六腑病变内容,亦即阳脉的内脏联系多无病候对应。

其二,所生病。有关病候部分的表述方式,阳脉与阴脉有别。阴脉直言主某脏(所生病),阳脉则以"津液气血筋骨"代替六腑之名,即手阳明脉主津、足阳明脉主血、手太阳脉主液、足太阳脉主筋、手少阳脉主气、足少阳脉主骨。津、液、气、血、筋、骨,是对六腑功能主要方面或特性的概括、代表,在此实为对六腑的间接表达。这样表达的道理,从病候内容本身难以解释,从六腑功能分析也无异于未释,根据前述阳脉与内脏关系的演变,这应该是作者对涉及有关阳脉实践内容时的一种委婉表达,提示在与内脏关系上阳脉毕竟异于阴脉,所举病候只关系到腑的部分方面,甚或无明显相关,若直言主腑则未免绝对。这种审慎态度使《经脉》篇仍在较大程度上保留了阳脉病候的一些早期面貌。

阳脉与六腑关系的不完全对应,较为明显的是手阳脉。《灵枢·邪气脏腑病形》记载的下合穴所治六腑病,有些辨证为手阳脉病的内容较勉强,如"手太阳脉病"取下巨虚所治小肠病"小腹痛,腰脊控睾而痛,时窘之后……"并非小肠的代表病症,后人认为是小肠疝;后世所论下巨虚穴主治症,逐渐转为水谷运化失常方面,如《针灸甲乙经》载下巨虚穴的新见主治症皆无关前阴,而《铜人腧穴针灸图经》仅录其中腹部主治症。这些在一定程度上说明,阳脉与六腑的关系,理论与实际有所不合。

此外,经脉病候的特殊性,突出的如足阳明脉主神志病等容易被注意,但有的常被忽视,如表证之经脉在足太阳、内脏在肺。足太阳脉与表证的关系,简帛医书中已出现,而手太阴脉与肺的联系及相应病候至《黄帝内经》始见;《素问·热论》之伤寒热病分经,初始即在(足)太阳脉("伤寒一日,巨阳受之,故头项痛,腰脊强");在由经脉辨证演化的《伤寒论》六经辨证中,太阳主一身之表。故表证以经脉辨证则不尽合脏腑理论,以脏腑辨证则不尽合经脉理论。

这些情况提示,以经脉连接脏腑所呈现的二者完整关系,仍属一种体现阶段认识的理论形态,含有理想化成分。如果今天不加区分地全作机体活动规律的客观反映而用之指导临床治疗,是思维和认识的简单化,至少应在理论上予以指出,提醒我们临床辨证不能简单地以经脉所系脏腑关系去推论所主病症,不能简单地以经脉等同脏腑而实际以脏腑辨证代替之。

经脉辨证的意义,从腧穴作用规律可知,主要在于明确病位(经脉)后对远道腧穴的选取。对头面、颈项部病症,尤其首先考虑阳脉。根据前述阳脉与内脏关系的情况,在运用经脉辨证方法时,阳脉循行分布所及,不能完全视作脏腑的关联部位,如手阳脉与腑的关系。

（5）阳脉经穴主病的特性

经脉及腧穴主治范围，以经脉之手足（上下肢）划分，则上肢经穴主治膈以上为主，下肢经穴主治膈以下为主。而从经脉之阴阳来看，足阳脉主治范围不仅限于膈以下，还上达头项，如《医学入门·附杂病穴法》所说"头取手足三阳，胸腹取手足三阴"。这种"突破"范围的特点，古人用根结、根溜注入、经别、经脉标本、《气府论》腧穴归经等，从不同角度反复体现和说明之。

将腧穴主治经验体现出的一定规律性，归纳提升为一定理性认识，形式或为经脉或为腧穴的理论；反过来，可据此理论推论合于其规律的某些主治作用等。中医针灸的理论和实践中，此类方法不在少数。但理论所含"规律性"成分如何判识？推论方法怎样为"合理"？推论的范围、边界如何确定？以之指导治疗的有效性又如何确认？而在这些既有理论内容之外，新出现的腧穴主治作用，是由上述推论方法而来，还是实践经验的真实反映？该如何总结，作出理论说明？诸如此类理论的、实际是直接关系治病方法的问题，至今缺乏应有的认识和研究。

阳脉就是其中有代表性的例子。一些阳脉腧穴的主治作用，如足三里、肾俞、命门、大椎、膏肓俞等补虚强身，已获广泛认同而为临床常用。此类具全身性作用的腧穴，阴脉上却相对为少。对此，既有的阳脉与脏腑关系理论，尚不能很好地说明。这些理论建设问题值得深思，至少，在针灸治疗经验的积累总结上，应关注阳脉如手阳脉与腑、阳脉与脏等的经验性内容，这是在前人阶段性认识基础上继续探索治疗规律，扩大治疗范围，丰富和发展针灸理论的一个重要方面。

自然的启示

为什么阳脉上达头面，或者说为什么头面区域归于阳脉？

是人为的阴阳属性规定,还是确为某种规律性现象的反映和表达?

留意观察不难发现,形体体表内外(阴阳)侧面的对应关系及其特点,不独见于人类,也是较普遍存在于脊椎动物(从低等到高等动物)中的一种生物学特征,其中以表皮、羽毛、毛发等的颜色表现出来的体表同色区域的特征(书末彩图 a ~ 彩图 f),形式更为明显。其特征表现为:

体表外侧,头部口以上,经项背至四肢外(伸)侧,为同色。

体表内侧,头部口以下,经颈胸腹至四肢内(屈)侧,为同色。

人体取手足着地姿势时,则肢体内外侧(阴阳面)的概念,不同区域之间的特定关系,与动物基本一致,只是由于人类进化为直立行走而稍有不同,即:头部口以上经项背延伸至四肢外(伸)侧及下肢后侧,为阳性区域,阳脉分布与此相当;头部口以下经颈胸腹延伸至四肢内(屈)侧,为阴性区域,阴脉分布与此相当。也就是说,阴阳经脉的体表分布特点和借此表现的区域间关联,有生物学基础。在现存首部针灸专著《针灸甲乙经》中,记述腧穴的方式为头身分部、四肢分经,其中头身部腧穴记述顺序是:头(发际以上)、项、背、面、耳、颈、胸、腹。古人采用这种方式和顺序记述腧穴,所依循和体现的正是上述动物及人的体表区域间关系。

对包括动物在内的自然界各种现象特征的普遍关注,与人类生活方式有关,在人类文明的早期尤为明显[1]。中国古人重视现象观察,并善于归纳其中关联、发现共性规律。即如《周

---

[1] 罗桂环,汪子春.中国科学技术史·生物学卷[M].北京:科学出版社,2005:6,35.

易·系辞下》所说:"古者包牺氏之王天下也,仰则观象于天,俯则观法于地,观鸟兽之文,与地之宜,近取诸身,远取诸物。"动物的这类体表特征现象也应在其视野之内。

对动物和人的共有现象的观察,可以从下面的例子体会,其间的关联显而易见。《吕氏春秋·季秋纪·精通》记载,古人观察到蚌蛤的肉质多少随月亮盈亏而有变化,即"月也者,群阴之本也。月望则蚌蛤实,群阴盈;月晦则蚌蛤虚,群阴亏"。《黄帝内经》中则记载人体肌肤毛发随月亮盈亏而变化的现象,并据此推论体内气血随月亮盈亏而盛衰有时,制定出相应治疗原则。如《灵枢·岁露论》云:"月满则海水西盛,人血气积,肌肉充,皮肤致,毛发坚,腠理郄,烟垢著……至其月郭空,则海水东盛,人气血虚,其卫气去,形独居,肌肉减,皮肤纵,腠理开,毛发残,腠理薄,烟垢落。"《素问·八正神明论》云:"月始生,则血气始精,卫气始行;月郭满,则血气实,肌肉坚;月郭空,则肌肉减,经络虚,卫气去,形独居。是以因天时而调血气也……月生无泻,月满无补,月郭空无治,是谓得时而调之。"

经脉体表分布特点的认识形成,除医疗实践因素外,或有来自自然界现象的启发。

————

从理论发展过程看,阳脉相对于阴脉的两个循行联系特点,即主要由上达头面体现的全身性联系,得以延续;与内脏的联系,先无后有。以此表达和说明阳脉及其腧穴的治病范围与原理。其理论形式和变化,直接反映阳脉与内脏、阳脉与阴脉等关系认识的阶段及演进。自《黄帝内经》以降,文献中只见阳脉认识变化后形成的内容与形式,自难明乎其共同变化背景下的意义指向。

在不断丰富的临床经验中寻求治疗规律的新发现,在既有观念支配下追求理论构建的完善化,是阳脉理论发展的两方面动因,且相互影响。其最高理论形态即为十二经别。以脏腑为核心的经脉循环理论模式的建立,统一了阳脉与阴脉的理论形式,而阳脉理论发展也终结于此。这个理论模式提供了经脉、脏腑及阴阳完美关联的整体形式,从这个角度来看,阳脉认识的发展,对经脉结构自身、经脉与脏腑所代表的整体功能系统的完善,意义非常;也是人体结构与功能合于阴阳之理的体现乃至依据。然而,这却不是科学认识经脉的视角(而只是正确分析和解释经脉理论本身的视角和方法,是科学认识经脉本质的必要基础)。

阳脉与内脏关系认识变化的本身,已提示这种关系不似阴脉之显著、完整、确定。这究竟是实在情形,还是阶段性认识的局限? 探寻其答案的意义,临床重于理论,应该正视并且重视。

10. 经脉系统重构

经脉系统的由来与演化

经脉系统的结构基础

经脉系统的建构——历史性抑或科学性

经脉系统是由十二经脉与奇经八脉及其相互关系所形成的结构,形成于古代,深刻影响着当今对经脉及其理论框架的认识,在一定程度上也左右着现代经脉研究。经脉系统结构是对经脉理性认识的高度概括,具有重要理论意义。然而,为什么是这种结构关系? 它说明了什么? 科学性如何? 存在什么问题?怎样解决? 迄今未见深入的系统研究,这些问题不理清,针灸理论的当代建设就难以真正推进。

经脉系统的由来与演化

经脉系统的组成,有个由少到多的过程。目前所见最早的经脉记载——出土简帛医学文献中,经脉的数目是11条。《黄帝内经》中,十一脉又增一条而成十二脉,各经脉内容完整,相互之间有明确而密切的关联,常以"十二经脉""十二经"相称而已自成系统,标志即《灵枢·经脉》篇。十二脉自成系统的体现,还有经别是十二,经筋是十二,皮部也是十二。在此之外,还出现了任、督、冲、带、维、跷诸脉,但分布与病候等内容都不完整,没有独立的整体概念与完整关系,未成系统形式。《难经》提出奇经八脉的概念,将任、督、冲、带、维、跷诸脉独立为一个系统,相对于十二脉系统。此后,《针灸甲乙经》即以此分类经脉内容;《备急千金要方》所绘"明堂三人图"则以不同颜色区别这两类经脉,"十二经脉五色作之,奇经八脉以绿色为之"。至元代以《十四经发挥》为标志,将任督二脉合十二脉,成十四经脉。与十二脉和奇经八脉不同的是,十四经并不是独立于这两个子系统之外的新系统,而是指称其中部分经脉的一种组合。

大体上,《黄帝内经》之后直至元代前,十二经脉始终保持稳固的独立性,与奇经分而视之;十四经则将十二脉与奇经中的任督脉并视之。那么,任督脉与十二脉之间关系的基础是什么?是怎样变化的? 这个过程可简单概括为先合、后分、再合。

(1)所谓先合

《黄帝内经》中,任督二脉曾与十二脉相提并论。《灵枢·经脉》篇中,十二脉顺序相接,至最后的足厥阴脉,直行"与督脉会于巅"(后世论及十二脉流注常略之)。《灵枢·营气》叙述的督脉循行,实际含有任脉循行区域,如"……上额循巅下项中,循脊入骶,是督脉也,络阴器,上过毛中,入脐中,上循腹里,入缺盆,下注肺中,复出太阴"。这两篇的经脉是环形连接,主体为十二脉,着眼于血气(环流)运行方式的说明,这是任督二脉出现于中的一个主要因素。

在《灵枢·脉度》《灵枢·五十营》两篇中,经脉连环结构中还包括跷脉,共为28条经脉,称"二十八脉"。但跷脉计入其内,为的是凑满"十六丈二尺"之经脉总长度,方合一昼夜"气行五十营于身,水下百刻,日行二十八宿"(《灵枢·五十营》)。

《灵枢·经脉》篇所论十五络,包括任脉络和督脉络,在《灵枢·九针十二原》中与十二经脉合称"二十七脉"。记述腧穴归经的《素问·气府论》,任脉、督脉和冲脉都各有所属腧穴(分别为28穴、28穴、22穴),与手足六阳脉并论。

此外,督、任、冲、跷、维诸脉的循行,都有与十二脉相合的部分。督脉,在躯干下部(下腹、臀)与足少阴经、在头项背部与足太阳经有部分循行相合(《素问·骨空论》)。冲脉,"其下者,注少阴之大络"(《灵枢·逆顺肥瘦》);冲脉与十二脉的关系,被称为"十二经之海"(《灵枢·海论》《灵枢·动输》)。"跷脉者,少阴之别。"(《灵枢·脉度》)"刺阳维之脉,脉与太阳合腨下间,去地一尺所。"(《素问·刺腰痛》)

可以看出,无论《灵枢》还是《素问》,虽以十二脉为主体,在说理中却已将任督二脉纳入其中,跷脉、冲脉则或被纳入。督、冲、跷、维诸脉的部分循行分布,与足少阴、太阳等经脉实为同一区域。

(2)所谓后分

真正将十二脉与另外的八脉分作两个系统的是《难经》。《难经》从功能角度,以水系比喻经脉系统,十二脉流行气血而比之沟渠,奇经八脉溢蓄气血而比之深湖,从而将二者区别开来。但这种区分实有主次,即以十二脉为主,奇经八脉为次,仍是维持早已自成体系的十二脉在经脉系统中的主体地位,而其以外的经脉另成一系。《难经》之论,在方法上是简单的,而且以湖泊比喻奇经在气血运行中的作用,甚至也不合《黄帝内经》中任、督、跷脉直接参与气血循环的认识。这一点明代楼英已指出:"……督、任、跷脉,岐伯谓在十二经荣气周流度数一十六丈二尺之内,扁鹊谓奇经八脉不拘于十二经。二说矛盾,以待贤者。"(《医学纲目·阴阳脏腑部·阴阳》)

（3）所谓再合

北宋官修针灸腧穴典籍《铜人腧穴针灸图经》,上卷所述经脉（循行、病候和腧穴）为十二脉和督脉、任脉。将任督脉与十二脉相并,主要是出于全身腧穴周全的考虑。如该书《夏竦序》所说:"天之数十有二,人经络以应之;周天之度,三百六十有五,人气穴以应之。上下有纪,左右有象,督任有会,腧合有数,穷妙于血脉,参变乎阴阳。"元代王国瑞对《标幽赋》"正经十二,别络走三百余支"一句从十四经所作解释"十二经络、督任两经,贯串三百六十余穴"（《扁鹊神应针灸玉龙经》）,或是受《铜人腧穴针灸图经》的影响。

元代滑伯仁基于经脉与腧穴关系,认为任督二脉自有专穴,不同于奇经中的其他六脉,而与十二脉并列。即《十四经发挥·凡例》所云:

"十二经所列次第,并以流注之序为之先后。附以任督二奇者,以其有专穴也。总之为十四经云。"

在中卷又进一步说明:

"按:任督二脉之直行者,为腹背中行诸穴所系,今特取之,以附十二经之后……其余如冲、带、维、跷所经之穴,实则寄会于诸经之间尔,诚难与督任二脉之灼然行腹背者比,故此得以略之。"

显然,滑伯仁将任督二脉与十二脉并言,是出于实用的考虑,角度不同于《难经》。而其明确提出十四经概念,有前人提供的相当认识基础。

综上,十二经脉最先自成体系,在涉及全身(尤其躯干部)的经脉分布及腧穴时,往往要并言任脉、督脉;任督二脉具有相对独立性,提示奇经八脉的结构并不稳固。奇经虽然成为独立系统,但冲、带、维、跷诸脉因无专属腧穴,而只具理论意义。十四经有实用价值,但不具独立系统的理论意义。所以,无论十二经脉系统、奇经八脉系统,还是十四经,都难以兼顾理论和应用的统一。理论与临床脱节,此是表现之一,也是源头性原因之一。

经脉系统的结构基础

经脉系统形成演化过程提示,出现在前并一直作为主体的是十二经脉,共同的分布特点是一端在四肢末(原本起于四肢),一端在头或身,故而以手足经脉相称。为什么四肢经脉先出现?意味着什么?据现有资料和研究,主要与脉动、诊脉、刺血及艾灸治法等有关[1,2,3,4],而这些因素都与四肢尤其是肘膝以下末端部位密切相关,却极少关涉躯干部。亦即四肢肘膝以下为针灸的诊察和治疗部位,头身为其治疗的效应部位。对经脉的描述,始于四肢而终于头身,说明经脉所要表达的是针灸

[1] 赵京生,史欣德.针灸与脉诊之关系初探[J].江苏中医杂志,1990(6):259-261.

[2] 黄龙祥.从《五十二病方》"灸其泰阴泰阳"谈起——十二"经脉穴"源流考[J].中医杂志,1994,35(3):152-153.

[3] 赵京生.经脉与脉诊的早期关系[J].南京中医药大学学报:自然科学版,2000,16(3):168-171.

[4] 黄龙祥.经络循行线是如何确定的[J].中国中医基础医学杂志,2001,7(9):641-643.

的远隔作用。在此基础上,发展出以肘膝以下腧穴为主的一系列理论和方法,这些理法同样也是腧穴理论的主体内容。所以,四肢经脉最先出现、最先形成理论形态并且位居理论主体这一事实,深刻反映了对针灸治疗诸种规律性所赋意义的不同,而不仅仅是发展过程的历史性经过。

出现在后的任脉、督脉等,分布部位只在头身。这些经脉的出现,又意味着什么?《素问·气府论》对认识这个问题有重要启发,篇中以"脉气所发"形式专论腧穴归经,但只包括手足阳脉和任、督、冲脉,且这些腧穴的部位涉及相应经脉循行的全程,记穴顺序依身形自上而下。而手足阴脉,仅在篇末记为"足少阴舌下,厥阴毛中急脉各一,手少阴各一,阴阳跷各一,手足诸鱼际脉气所发者"。考此句之前,《太素·输穴·气府》有"五脏之输各五,凡五十穴"。参考《太素》可知,对胸腹部腧穴(的作用),原本以任、督、冲脉来表达,而不是手足阴脉。与此相对照的是:①《灵枢·九针十二原》以"十二原"表达手足阴脉四肢穴及不言经脉归属之躯干穴(膏之原、肓之原)对(躯干)内脏的治疗作用;②《灵枢·本输》(以五输穴形式)赋予四肢穴极重要意义。

此外,《素问·气府论》篇中冲脉"脉气所发"之穴全在腹部,称"腹脉法"。《黄帝内经》所载冲脉循行主要在躯干部,只在《灵枢》的《逆顺肥瘦》《动输》两篇记有下肢循行(并足少阴脉)。《难经》同《素问·气府论》。《针灸甲乙经》卷三论及冲脉的22个腧穴也是在腹部(见下文)。后《铜人腧穴针灸图经》《十四经发挥》《奇经八脉考》等宗《素问》《难经》之说。因此,冲脉循行分布,多数认为在腹及胸部,在下肢的循行多视同足少阴脉,落实于腧穴则只在腹部,这与诸书所论冲脉功能和主病范围是一致的。

《针灸甲乙经》(卷三)记述全身腧穴,没有完全沿袭《素问·气府论》的思路和方式,而是按照人体自然形态,以头身分23个区域、四肢分十二经脉的不同形式和先后顺序记述。在头背胸腹,明确言及循行的经脉只有督脉、任脉和冲脉(即头部背部"循督脉",胸部"循任脉",腹部"循任脉""循冲脉"),同《素问·气府论》。躯干部腧穴与四肢经脉并非没有关系,而是以脉气所发(从属性质)、尤其是交会穴(多重关联)为主要形式。《针灸甲乙经》这种记穴方式,形象地提示腧穴于头身、四肢不同所在与经脉的关系有别。同时,也再次显现了十二脉的特殊性。

《十四经发挥》中,任督脉以其自有腧穴而从奇经中分出,加上十二脉腧穴,而能"隧穴之周于身"(自序),故滑伯仁主张十四经的目的是确立一种穴及全身的经脉组成。然而,十四经的这种涵盖"全身"的构成形式,在彰显整体性的同时,也掩盖了十二脉与任督脉原本各为体系所体现的四肢与躯干(不同部位)腧穴的意义区别。

上述各时期对腧穴与经脉关系的认识和表述方式,都表现为四肢与躯干的部位区别。显然,腧穴所在部位,决定腧穴作用特性,是腧穴与经脉关系及其表现形式的重要基础。以所在部位与主治病症之间的普遍关联来划分腧穴,大致可分为四肢穴与头身穴两大类。以临床意义更为重要的脏腑病(内脏病)而言,全身腧穴中突出的差异主要是肘膝以下穴与躯干穴。孙思邈正是从这个角度将十二经脉的重要腧穴概括为五输穴、俞募穴,即四肢穴与躯干穴两类,"五脏六腑三阴三阳十二经脉,脏腑出井、流荥、注俞、过原、行经、入合,募前后法"(按:"募前后法"应是"募俞前后法"),并以手太阴肺经穴为例说明,"假令肺手太阴,为脏出于少商为井,流于鱼际为荥,注于大泉为俞,过于列缺为原,行于经渠为经,入于尺泽为合,募在中府,俞在第三椎。他皆仿此"(《千金翼方》卷二十六第一)。

经脉系统的建构——历史性抑或科学性

经脉系统由各类经脉组成,不同组成经脉(即子系统)之间的关系形成一定的结构。"经脉"的普遍性质,是所有经脉形成系统整体的基础;"经脉"的特性,是经脉分类并形成子系统的基础。符合经脉科学内涵的系统结构,要能反映经脉的本质特性和逻辑关系。

经脉系统演化过程提示,其组成部分与相互关系的结构,影响至今的是十二脉与奇经八脉。其中,在经脉的循行分布及其反映的腧穴主治特点上,十二脉具有高度的共性,具有科学性,因而体系稳固,一直占据系统整体的主体地位。奇经八脉则不具备这种共性,因而其体系也不稳固,现今仍作为一个子系统,是《难经》之说的历史沿袭。也就是说,在整体上,传统的经脉系统结构尚不够科学。要使经脉系统的整体充分体现针灸治疗规律,表达经脉临床意义,就不能照搬古代、简单承袭,而需要在科学分析的基础上予以结构重组。

经脉之间的内在关系,决定着经脉系统的结构。腧穴的部位及其主治特点,反映在经脉上即循行联系的特点,亦为经脉之间差异的表现形式,这是经脉分类的依据之一。十二脉自成系统且结构稳固的内在根据,即都具有四肢部腧穴,都基于四肢穴对头身病症的远隔治疗效应/作用,其经脉起于四肢、终于头身的形式反映了这种特性。所以,古人指称十二经多强调其手足之部位。如《难经·二十三难》称"手足三阴三阳"。《太素·十二水》杨上善称"手足十二经"。《医心方》卷二第八称"四肢脉"。《医学纲目·痛痹》称"盖经脉者,为手足十二经脉也"。《古今医统大全》卷五有《论手足经》一节。《黄帝内经灵枢注证发微·卫气》马蒔谓"手足六经"。从这个角度分析奇经八脉系统,自能明了其结构的问题所在及经脉系统整体结构的重建方法。

按照经脉的起始部位,手足十二经脉起于四肢,为四肢经脉(简称四肢脉);任脉、督脉起于躯干,为躯干经脉(简称躯干脉)。将这种划分扩展到整个经脉系统,则阴阳维脉、阴阳跷脉属四肢脉,冲脉、带脉属躯干脉。即经脉系统由四肢脉和躯干脉两个子系统及其关系构成。

上述内容可简略表述为:

经脉系统:四肢经脉,躯干经脉。

重构之后的经脉系统,组成部分虽然也是二元的,但划分的基准不是某组经脉,而是所有经脉的身形分布及其腧穴主治的特点。与这个系统结构相应的经脉循行形式是向心型。这样,经脉系统结构的整体就更为科学;在形式上体现经脉之间、经脉循行全程的意义并非同一;突显四肢与头身之间的远隔作用联系这一独特的针灸治疗规律。

————

传统的经脉系统结构,以十二经脉为构建基准,虽然这部分具有内在的科学性,但系统整体未能充分反映经脉的不同性质与意义。重构的经脉系统,基于经脉的共同特性,分为四肢脉和躯干脉,两个子系统具有统一的内在逻辑关系,整体的科学性得以提高。

经脉系统,无论十二脉与奇经八脉,还是四肢脉与躯干脉,都是二元结构,十四经则是其简化形式。经脉系统包括的20条经脉(正经和奇经),其中有专属腧穴的,四肢脉只有三阴三阳脉,躯干脉只有任督,从实用角度看,十四经(四肢脉和躯干脉)属实用结构,而20条经脉的系统则是理论结构。重构的经脉系统二元结构,实用结构嵌在理论结构中,是以临床实践为基础的理论形式。在针灸发展史上,这种结构内涵的反映,《针灸甲乙经》主要是腧穴形式,《十四经发挥》是经脉形式,重构的经脉系统在相当程度上是对《针灸甲乙经》所代表的经脉腧穴认识的回归,由此亦可见二书的实践价值与学术意义。

重构的经脉系统二元结构,以部位分类经脉,形式上突显四肢与头身的区别与联系,引导关注四肢肘膝以下腧穴特异性远隔作用联系,有助于理解针灸学对人体认识的独特贡献。

概念考辨与理论史

11. 针灸概念与理论范畴

"以痛为输"与"阿是穴"

> 以痛为输
>
> 阿是穴
>
> 异同

　　"以痛为输"和"阿是穴"是传统针灸的重要概念术语,在理解和使用上至今尚难说已经明晰,但影响认识相关理论。

以痛为输

　　本术语出《灵枢·经筋》。实际上,《黄帝内经》中也唯用于此篇,以"治在燔针劫刺,以知为数,以痛为输"的固定形式,出现在每条经筋的病症内容之后,作为十二经筋病症的针刺治疗原则与方法。

　　"输"的本义为转运、运送。体内气血行于经络,由脏腑而经脉而络脉到皮肤,再由皮肤而络脉而经脉至脏腑,循环不息,称"血气有输""相输如环"(《灵枢·动输》)。阴脉与阳脉之间的气血通过输注达到平衡,所谓"夫阴与阳,皆有俞会,阳注于阴,阴满之外,阴阳匀平,以充其形,九候若一,命曰平人"(《素

180

问·调经论》)。俞、输、腧三字古相通,输穴即腧穴,是身体内外气血相通、输注之处(经脉上的搏动处称作动输),同时也是邪气出入的途径。在这个意义上腧穴又称为气穴、会。杨上善说:"三百六十五穴,十二经脉之气发会之处,故曰气穴也"(《太素·气穴》);张志聪说:"穴乃气之所注,故曰气穴""盖穴者,脉气之所注也""气穴者,荣卫血气之所注也"(《黄帝内经素问集注·气穴论》)。通过针刺腧穴来治病,其机制表达为通调经脉气血而祛除邪气,"以微针通其经脉,调其血气,营其逆顺出入之会"(《灵枢·九针十二原》)。所以,"腧"依赖经脉,因为经脉主气血运行。就此而言,经筋是没有腧穴(输穴、气穴)的,因为经筋不行气血,所谓"脉为营,筋为刚"(《灵枢·经脉》)。《灵枢·九针十二原》有段话说得很明白:"节之交,三百六十五会……所言节者,神气之所游行出入也,非皮肉筋骨也。"经筋没有腧穴,姑且将所刺之处称作输(穴),而筋病多在体表局部组织,病痛部位即针刺治疗之处,所以称"以痛为输"。

对此,历代的解释中,唯隋唐杨上善有深切思考,并从这个概念的语境角度予以阐释:"输,谓孔穴也。言筋但以筋之所痛之处即为孔穴,不必要须根据诸输也。以筋为阴阳气之所资,中无有空,不得通于阴阳之气上下往来,然邪入腠,袭筋为病,不能移输,遂以病居痛处为输。"(《太素·经筋》)

"以痛为输"的"痛",乃泛指经筋为病,而不仅指疼痛症状,否则无法解释以下这些经筋病候的针刺治疗:

足少阳之筋……维筋急,从左之右,右目不开……故伤左角,右足不用。

足阳明之筋……卒口僻,急者目不合,热则筋纵,目不开。

足少阴之筋……病在此者,主痫瘛及痉。

足厥阴之筋……阴器不用,伤于内则不起……伤于热则纵挺不收。

手太阳之筋……应耳中鸣痛,引颌目瞑,良久乃得视,颈筋急则为筋瘘颈肿,寒热在颈者。

手少阳之筋……舌卷。

足之阳明,手之太阳,筋急则口目为僻,眦急不能卒视。

所以《灵枢·卫气失常》说:"筋部无阴无阳,无左无右,候病所在。"杨上善注意到这一点,对如何判定所病部位作了说明:"当此筋所过之处为痹,即是所行之筋为病也。"这符合《灵枢·四时气》所说"转筋于阳治其阳,转筋于阴治其阴,皆卒刺之"(卒,焠也,指火针,即燔针)。阴阳即内侧、外侧,所谓"但随其病而卒刺之"(张介宾)。故"以痛为输"即以病症处为输,而不是强调刺"痛点"。

在对"以痛为输"语境准确把握的基础上,杨上善在一定程度上开始扩展运用这个术语,而不仅限于以"筋"论病的内容。例如他对经文"寸口大于人迎一倍……紧则为痹,代则乍痛乍止。盛则泻之,虚则补之,紧则先刺而后灸之"的注解:"紧有痹痛,先以痛为输荥,针刺已,然后于其刺处灸之。"(《太素·人迎脉口诊》)

明代楼英在《医学纲目》中多次论及"以痛为输"的有关内容,有的解释与"经脉"相对应比较而起到一定提示作用,如"但随筋之痛处为输穴,亦非如取经脉法有荥俞经合之定穴也""是于转筋痛处,用火针刺之也"。对于实际操作中,以痛为输之处(或病痛处)可能恰好是腧穴处的情况,《医学入门·子午八法》给出很好的说明:"若夫折伤跌扑、损逆走痛,因其病之所在而针之,虽穴亦不顾其得与否也(指痛针痛,徐氏谓之天应穴)。"

此后,脱开术语语境的情形日渐明显,直接后果是解释的简单化,像明代《黄帝内经》注家马莳释作"以痛处为腧穴"。这为该术语扩展运用提供了示例,同时也不可避免地引致概念理解的混乱,如"其所取之腧穴,即痛处是也"(《黄帝内经灵枢注证发微》)。

阿是穴

语出《备急千金要方·针灸上·灸例》:"有阿是之法,言人有病痛,即令捏其上,若里当其处,不问孔穴,即得便快成痛处,即云阿是。灸刺皆验,故曰阿是穴也。""成",当为"或"之形误,如《普济方·针灸门·论壮数多少法》即引作"或"。

原文是说患者自己或医者在病症处及附近按压探寻,病痛缓解或感觉明显之处即是"阿是穴",或可恰为腧穴处,刺灸之效验显著。从其方法可知,"阿是穴"实为病痛局部体表反应点。从其经验可知,这种反应点是刺灸治疗的敏感点(有效点)。

《黄帝内经》已记载这类探查而得的反应点及其方法,如"缺盆骨上切之坚痛如筋者灸之"(《素问·骨空论》),但绝大多数集中于背部,如"……皆挟脊相去三寸所,则欲得而验之,按其处,应在中而痛解,乃其腧也"(《灵枢·背腧》);"邪在肺……取之膺中外腧,背三节五脏之傍,以手疾按之,快然,乃刺之"(《灵枢·五邪》);"灸噫嘻,噫嘻在背下侠脊傍三寸所,压之令病者呼噫嘻,噫嘻应手"(《素问·骨空论》);"邪客于足太阳之络……刺之从项始数脊椎侠脊,疾按之应手如痛,刺之傍三痏,立已"(《素问·缪刺论》)。明代吴崑解释说:"此不拘穴俞而刺,谓之应痛穴。"(《黄帝内经素问吴注·缪刺论》)

《备急千金要方》的阿是穴则更广泛,不限于某一区域,如"凡孔穴在身……又以肌肉、纹理、节解、缝会、宛陷之中,及以手按之,病者快然,如此仔细安详用心者,乃能得之耳"(《备急千金要方·针灸上·灸例》)。

此外,《备急千金要方》阿是穴内容常与其上文一并被引用,上文为:"凡人吴蜀地游宦,体上常须三两处灸之,勿令疮暂瘥,则瘴疠、温疟、毒气不能著人也。故吴蜀多行灸法。"此为预防病患的保健灸,与阿是穴实无关系。其法,一是只用灸,若阿是穴之"灸刺皆验"指此则不当言"刺""皆验";一是有经验性既定施灸部位"三两处",而不是也无需在病痛附近探寻反应点。

异同

阿是穴常被视同"以痛为输"。虽然二者有相似之处:皆以病痛部位为依据,皆在病痛局部。但实际上,二者所指有别,反映不同层次的针灸治病经验。"以痛为输"是以病痛处为针刺处,属选穴法;本指"筋"病治法,不要求刺经穴,相对"脉"病而言;反映刺近部即可治病,故直接刺病症处的一般治疗经验,即常言所说头痛医头、脚痛医脚的治法。"阿是穴"即病症近部反应点。"阿是之法"是确定这种反应点的方法,没有限定适用范围;反映刺灸敏感点则更有效,故需在病症处附近进一步探查准确位置的特殊经验。以痛为输与阿是穴,二者易混淆的主要原因在于:二法常并用,尤其是痛症;仅从"以痛为输"四字理解而不问限定原义的语境。

从源头来说,对"以痛为输"的解释脱离原文语境而致概念不清,则难免与"阿是穴"等同。如《针方六集》说:"天应穴,即《千金方》'阿是穴',《玉龙歌》谓之'不定穴'。但痛处,就于左右穴道上卧针透痛处泻之,《经》所谓'以痛为腧'是也。"(卷一《附:针经不载诸家奇穴》)。按"天应穴",据《针经摘英集·治病直刺诀》载:"凡痛勿便攻之,先以正痛处针之,穴名天应穴,针名决痛针。针讫以手重按捻之,而随经刺穴即愈。谓痛捻之发散,荣卫流行,刺之速愈也。"其"以正痛处针之"区别"随经刺穴",显然"天应穴"同"以痛为输",也是刺病症处。王国瑞释义同此:"不定穴,又名天应穴,但疼痛便针,针则卧针,出血无妨,可少灸。"(《扁鹊神应针灸玉龙经·一百二十穴玉龙歌》)马莳谓以痛为输即"俗云'天应穴'者是也"。杨继洲亦云:"不定穴,即痛处。"(《针灸大成·玉龙歌》)故"天应穴""不定穴"也不同于"阿是穴",而《针方六集》以天应穴为阿是穴,亦误。

临床上,尤其痛症的针灸治疗,在局部施术为常法,即"以痛为输"(天应穴、不定穴);又常在局部按压寻取病痛反应点、刺灸敏感点,即"阿是穴"法,所以二者往往结合为用。《针灸易学·认症定穴》所说就属这种情况,即"先治周身疼痛多矣,必病人亲指出疼所,即以左大指或食指爪掐之,病人啮牙咧嘴,惊颤变色,若疼不可忍,即不定穴也,即天应穴也"。不过,文中仅称不定穴、天应穴而不提阿是穴,尚未能准确使用术语。

前人理解之误延续至今。对"以痛为输"的解释与运用已经泛化,与"阿是穴"混淆使用,在概念上前者已不限于经筋病的范围,部位包括了病痛局部和反应点,基本上皆相对于循经取穴来运用。

正确定义和使用针灸术语,是当今中医学术传承和科学研究面临的一个重要问题,所需工作颇多,基本而首要的是梳理有关文献载述,正确释读本义,明了含义变化,理清与相关理论方法形成发展的关系及所起作用,才能在不依赖原文语境情况下明确概念内涵,才谈得上引向对针灸规律性认识的深层研究。

下合穴术语分析

名与实

二"合"之义

下合穴定义

对于"下合穴",习针灸者皆耳熟能详,其内容早见于《黄帝内经》,术语却是出于现代,这种情形在针灸理论中少见。《黄帝内经》以"合"称之,其后多以六腑限定,如"腑病合输""六合之输"(《太素》),"六腑之合"(《医学纲目》),"六腑合"(《黄帝内经素问注证发微》)等。由于称谓与五输穴之合相同,内容似是而非,故《针灸甲乙经》卷四第二下注云:"按:大肠合于曲池,小肠合于小海,三焦合于天井,今此不同者,古之别法也。又详巨虚上下廉,乃足阳明与大小肠相合之穴也,与胃合三里、膀胱合委中、胆合阳陵泉以脉之'所入为合'不同。三焦合委阳,委阳者乃三焦下辅腧也,亦未见有为'合'之说。"[1]这种自古疑惑,至今依然。概念术语对认识针灸理论的重要性,下合穴具一定代表性。为方便读者,文中仍以下合穴称之。

名与实

六腑病的六个主治腧穴,位于下肢足三阳经脉,现称"下合穴"。其最早专论见于《灵枢·邪气脏腑病形》,包括类穴名称、六腑联系、取穴方法、主治原则与范围,以及具体应用。为方便分析,将原文除应用外的主要内容引录如下:

黄帝曰:余闻五脏六腑之气,荥输所入为合,令何道从入,入安连过,愿闻其故。岐伯答曰:此阳脉之别入于内,属于腑者也。黄帝曰:荥输与合,各有名乎? 岐伯答曰:荥输治外经,合治内腑。黄帝曰:治内腑奈何? 岐伯答曰:取之于合。黄帝曰:合各有名乎? 岐伯答曰:胃合于三里,大肠合入于巨虚上廉,小肠合入于巨虚下廉,三焦合入于委阳,膀胱合入于委中央,胆合入于阳陵泉。

原文对这六穴统以五输穴之"合"相称。但是,据五输穴专篇《灵枢·本输》,其中属五输之合者,只有足三里、委中、阳陵泉,而上巨虚、下巨虚及委阳三穴不在其列;大肠、小肠、三焦配

---

[1] 张灿玾,徐国仟.针灸甲乙经校注[M].北京:人民卫生出版社,1996:839-841.

属的手三阳脉,其五输之合(曲池、天井、小海)并不主治六腑病,也就不在下合穴范围。对这种内容不同而称谓相同的现象,前人如张介宾已经言及:"五脏六腑,皆有五腧,五腧之所入为合,即各经之合穴也。然手之三阳,复有连属上下气脉相通者,亦谓之合……"(《类经·针刺类·二十四、六腑之病取之于合》)。术语不加区分导致一定程度的概念混乱:以"合"所称足阳脉六穴,有半数不是五输之合;"合治内腑"治则,只适用于半数阳经五输之合。这是导致后人如王冰释《素问·痹论》"五脏有俞,六腑有合"时,将曲池、小海和委阳混作一体,宋臣林亿纠正亦误,以及现代教材下合穴定义混乱的主因。

二 "合"之义

那么,"合治内腑"与五输穴之"所入为合",二"合"字含义如何区分?

五输穴之"合"的含义,《灵枢·九针十二原》已有说明:"经脉十二,络脉十五,凡二十七气,以上下,所出为井,所溜为荥,所注为腧,所行为经,所入为合,二十七气所行,皆在五腧也。"井、荥、输、经、合,意思上一体关联,是以水流为喻,从经脉而言。杨上善的注解较贴切:"人之血气出于四肢,故脉出处以为井也……如水出井,以至海为合,脉出指井,至此合于本脏之气,故名为合"(《太素·本输》);所释手太阴脉合穴尺泽,"水出井泉,流注行已,便入于海。十二经脉出四肢已,流注而行,至此入五脏海……十二经水之脉,从外而来,内合脏腑之海,故为合之也"(《黄帝内经明堂·手太阴》)。杨注符合《黄帝内经》之旨,井荥输经合,是以地上水行流转的不同阶段状态,形容四肢不同部位腧穴的经脉气血特点,包括大小及方向。更为明白的是唐代杨玄操所云五输穴之"'经'行既达,合会于海,故名之曰合。合者,会也"(《难经集注·六十三难》)。滑伯仁从其说,"由经而入于所合,合者,会也"(《难经本义·六十八难》)。以及《经络全书·经络篇》后编:"经过于此,乃入于脏腑,与众经相会,故为之'合'。"《医宗金鉴·刺灸心法要诀》:"所入为合,合者如水之会也。"《难经正义·六十八难》:"合,水流而会合之处也。"皆正确解释了五输穴之"合"的含义,即会也,会聚、会合的意思。而《难经》的解释虽然较早,却是基于五行而作敛藏之义(与所释井之始生、生发相对)。如《六十五难》曰:"所出为井,井者,东方春也,万物之始生,故言所出为井也。所入为合,合者,北方冬也,阳气入藏,故言所入为合也。"张介宾从此说:"脉气至此,渐为收藏,而入合于内也。"(《类经·经络类·十四、井荥经合数》)乃引申之义。

大肠、小肠、三焦的经脉在手、主治穴在足,有关这种特殊情况的"合"字之义,《灵枢·本输》已说明:"六腑皆出足之三阳,上合于手者也。"上合,指腑名上配手阳脉,篇中述手三阳脉五输穴,句首都作强调说明,如"三焦者上合手少阳""小肠者上合手太阳""大肠上合手阳明",即张介宾所说"按:诸经皆不言'上合',而此下三经独言之者,盖以三焦并中下而言,小肠大肠俱在下而经则属手,故皆言上合某经也"(《类经·经络类·十六、五脏五六腑六》)。此从下言上,所指在脉。对相关之穴,《本输》篇以"三焦下腧"称委阳穴,张介宾统言"……手之三阳,下合在足也"。此从上言下,所指在穴。无论上合还是下合,皆立足脏腑,由大肠、小肠、三焦而论,"经之在上者属手,腧之在下者居足"(《类经·针刺类·二十四、六腑之病取之于合》)。故这里的"合"乃相应、相合之义。《针灸甲乙经》卷三第三十三所载"巨虚下廉,足阳明与小肠合……巨虚上廉,足阳明与大肠合"已言此义。杨上善对经文"针中脉则浊气出者,取之阳明合也"的解释"……阳明之合者,胃足阳明合三里,至巨虚上廉与

大肠合,至巨虚下廉与小肠合也"(《太素·九针要解》),义同
《针灸甲乙经》。杨注:"膀胱之气,循足太阳脉,下合委中,故膀
胱有病,疗于委中也。"(《太素·腑病合输》)

"合治内腑"之"合",指主治六腑病的腧穴,包括了五输之
合及大肠、小肠、三焦之下合(《太素·输穴·腑病合输》杨注:
"此言合者,取三阳之脉别属腑者称合,不取阴脉""此言合者,
唯取阳经属内腑者,以疗内腑病也"),是以经脉之"合"穴名,指
称主治腑病之穴,既有经脉角度,也有脏腑角度,故含义混杂,后
人解说亦乱。概念不清,对相关内容的理解也就难免差误,如
《素问·痹论》"六腑有合"之王冰注及新校正。

下合穴定义

"下合穴"之称,古医籍中未见。1957年出版的中医研究院
编《针灸学简编》,仅在上巨虚穴条下述及"系大肠经的下合
穴"[1],尚非专门的、普遍运用的称谓。作为专门的类穴称谓
始见于全国统编教材《针灸学》2版[2](1版称"合穴")。既言
"下合",则所及经脉唯手三阳,腧穴唯上下巨虚和委阳,正所谓
"十二经中,惟此手之三阳,乃有下腧"(《类经·针刺类·二十
四、六腑之病取之于合》)。以此观之,有关下合穴的解释,以
《针灸学》2版的1973年修订版[3]和4版为妥,且4版更准确
些——"是指手三阳经下合于足阳经的腧穴"[4]。对"合"的解
释,第1版最准——"合字有相应的含义"[5]。然而,具体腧

[1] 中医研究院.针灸学简编[M].北京:人民卫生出版社,1957:145.
[2] 南京中医学院.针灸学讲义[M].北京:人民卫生出版社,1964:14.
[3] 江苏新医学院.针灸学[M].上海:上海人民出版社,1973:14.
[4] 南京中医学院.针灸学[M].上海:上海科学技术出版社,1979:17.
[5] 南京中医学院针灸教研组.针灸学讲义[M].北京:人民卫生出
版社,1961:174.

穴,教材1~5版的有关腧穴表(及一般专业辞典)所列都是六腑在足阳脉的六穴(表15),定义与内容不尽相符。

表15 有关教材及辞典的下合穴称谓与释义

书名	术语	释义
《针灸学》 1版	合穴	合字有相应的含义,说明合穴与内腑有关而得名……按《灵枢·经脉》篇手三阳无腑症,这是因为手三阳的下俞(合穴)在足阳明(大肠、小肠)和足太阳(三焦)
2版 2版修订	下合穴	"下"指下肢而言,"合"有汇合的含义,下合穴乃六腑相合于下肢阳经的腧穴 是指手三阳经在下肢的三个合穴而言,又称"手三阳下输"
3版	下合穴	基本同2版
4版	下合穴	是指手三阳经下合于足阳经的腧穴。如"大肠合于巨虚上廉;小肠合于巨虚下廉;三焦合于委阳。"故又称"手三阳下合腧"
5版	下合穴	是指手足三阳六腑之气下合于足三阳经的六个腧穴,故称下合穴。主要分布于下肢膝关节附近
《针灸学辞典[1]》	六腑下合穴	简称下合穴,指六腑在足三阳经上的合穴

[1] 安徽中医学院,上海中医学院.针灸学辞典[M].上海:上海科学技术出版社,1987:159.

此外,《灵枢·官针》提到"腑腧","凡刺有九,以应九变。一曰输刺;输刺者,刺诸经荥输脏腧也。二曰远道刺;远道刺者,病在上,取之下,刺腑腧也。三曰经刺;经刺者,刺大经之结络经分也。四曰络刺;络刺者,刺小络之血脉也……""经刺""络刺"之名称和内容是一种对应表述方式,与之类似,"输刺"和"远道刺"是从腧穴角度的一种对应表述,则脏腧与腑腧相对。脏腧即五输穴中的"输",乃五脏原穴,在上下肢的阴脉;与五脏原穴意义相应的六腑之穴为下合穴,而下合穴都在下肢的足阳脉,符合"病在上,取之下",故此处"腑腧"当指六腑下合穴。但后人对"腑腧"的理解,除张志聪释下合穴外,杨上善、马莳、张介宾等皆概指足阳脉腧穴(这是囿于《灵枢·终始》"病在上者下取之,病在下者高取之。病在头者取之足,病在足者取之腘",从身形整体之头身与下肢的"上下"位置关系解释)。而《黄帝内经》其他篇出现的"腑腧",或指阳脉五输穴,如《素问·气穴论》"脏俞五十穴,腑俞七十二穴";或是取阳脉腧穴,如《灵枢·刺节真邪》"发蒙者,刺腑输,去腑病也""刺此者,必于日中,刺其听宫,中其眸子,声闻于耳,此其输也"。所以,《黄帝内经》中"腑腧"的具体所指,还要视其语境而定。

综上,下肢足阳脉主治腑病的六穴,《黄帝内经》以"合"相称,同五输穴之"合",实无专名,易致概念混淆;其后的古代称谓,增入"腑"字,却仍不能严格限定"合"字所指。《黄帝内经》所谓"上合""下腧"之上下,皆以大肠、小肠、三焦之腑而言,手三阳经为其上合之脉,上巨虚、下巨虚、委阳为其下合之穴,所以说"六腑皆出足之三阳,上合于手者也",所以有"三焦下腧"之称。今称"下合穴",始于教材,术语名及概念表达仍未避免既存问题,初时(1版、2版修订)针对手阳脉之三腑而言,即三腑下合之穴,概念尚清;后涵盖足阳脉五输之合,概念混淆。以概念术语须准确规范的要求衡量,应当重新命名,可在前人基础上作适当调整,明确从脏腑角度而论,不用易致混淆的"合"字,称"六腑下腧"。如果考虑到"下合穴"使用至今已有40余年,影响极广、使用频率很高,按照术语稳定性原则,虽不理想,也尽量不作变更,则或将错就错,如同成语"病入膏肓"之误,但须重新定义,然"合"字之义终难妥帖。

八脉交会穴术语分析

> 术语演变
>
> 概念内涵
>
> 概念理解

在前人总结腧穴主治特性和规律所形成的类穴[1]理论中,后出的八脉交会穴最是独特,对其概念表述、理论阐释、规律揭示、价值发现的难度也就更大。以下试从演变过程角度,梳理其少见的术语繁乱情况,探讨概念内涵,为进一步深入研究提供基本前提。

术语演变

现今所谓八脉交会穴,其内容在存世文献中首载于元代窦汉卿《针经指南》,称"流注八穴""交经八穴"。这两个名称,显然"交经八穴"更能反映"八穴"交会经脉的内容特点。此后,《医经小学》称"经脉交会八穴",至徐凤《针灸大全》以"八脉交会八穴"相称,始体现出八穴与八脉的联系。还见有"八法交会

[1] 赵京生.针灸经典理论阐释(修订本)[M].2版,上海:上海中医药大学出版社,2003:100.

八脉""八法交会八穴""八法交会""八法穴""八法八穴""奇经八穴"等名,以及简略如"八会""八法""八穴"。

简称有时令人难明所指。如"八会",窦汉卿《针经指南·针经标幽赋》中的"但用八法五门,分主客而针无不效。八脉始终连八会,本是纪纲",因与《难经》"八会"穴相同而多被误解,如《扁鹊神应针灸玉龙经》对《标幽赋》的注解即是,而《针灸大全》沿袭其误(有悖其以八脉交会穴释上句之八法)。对此,明代吴崑在《针方六集》中已有指出。早于《针经指南》的《子午流注针经》中亦见"八会",所载《流注指微针赋》有"躁烦药饵而难拯,必取八会"句,对此阎明广从八会穴解释:"躁烦热盛在于内者,宜取八会之气穴也。谓腑会太仓中脘穴,脏会季胁章门穴,筋会阳陵泉穴,髓会绝骨穴,血会膈俞穴,骨会大杼穴,脉会太渊穴,气会三焦膻中穴,此是八会穴也。"说本《难经·四十五难》:"热病在内者,取其会之气穴也。"

又如"八法",《针灸大全》以"八法流注"总称窦汉卿所论八脉交会穴内容,还有"八法主治病证"、《针灸聚英》之"八法手诀歌"、《针方六集》之"八法针方"等。"八法",先见于《针经指南·针经标幽赋》,其所在一段赋文讲腧穴及用法,故此"八法"当指八穴(之法)[1]。但《扁鹊神应针灸玉龙经·注解标幽赋》却从针法解释,即"用针八法者,迎随一也,转针二也,指法三也,针头四也,虚实五也,阴阳六也,提按七也,呼吸八也。补虚、泻实、损益,在此八法"。对针刺方法,按其数目而称八法者,有《玉龙经》注云"古人云有八法:弹、捻、循、扪、摄、按、爪、切。用

[1] 李鼎,王罗珍,李磊.针灸玉龙经神应经合注[M].上海:上海科学技术出版社,1995:190.

此如神,故不再执呼吸也"及《针灸大全·金针赋》"考夫治病之法有八……"载烧山火等八种针法,《针灸聚英》即设"八法"专篇引用。若不加辨析,就易使人混淆。对此,吴崑《针方六集·窦太师标幽赋(吴注)》指出:"八法:公孙、内关、临泣、外关、后溪、申脉、列缺、照海,八穴之法……尝见一注云:八法者,循而扪之,切而散之,推而按之,弹而怒之,抓而下之,通而取之,动而伸之,推而纳之,谓之八法。然此八句虽是经言,乃术之粗者。窦公所指八法,开针家一大法门,能统摄诸病,简易精绝,岂若是之粗陋哉。噫!道之不明也久矣。"需要指出的是,吴崑在该书中即以"八法"指称八脉交会穴概念,而不是作简称使用,如其卷一谓"列缺为八法之一""公孙为八法之一"等。

较特别的是《琼瑶神书》,以八法指八脉交会穴,而论穴强调(呼吸)补泻刺法的运用,曰"神仙法""神针法"(见卷三《琼瑶讲论五脏答问》)。这种八穴合刺法的内容,还见于《针灸聚英·八法手诀歌》(《古今医统大全》卷七称《八法飞腾手诀歌》)。

《针灸大成》的有关解释,明显受上述内容影响,如"问:八法流注之要诀何如?答曰……上古流传真口诀,八法原行只八穴。口吸生数热变寒,口呼成数寒变热。先呼后吸补自真,先吸后呼泻自捷。徐进疾退曰泻寒,疾进徐退曰补热"(卷四《经络迎随设为问答(杨氏)》)。因而对《标幽赋》"八法"作"针之八法""身之八法"两解,即"针之八法,一迎随,二转针,三手指,四针头,五虚实,六动摇,七提按,八呼吸。身之八法,奇经八脉'公孙冲脉胃心胸'八句是也……"(卷二《标幽赋(杨氏注解)》)。表明杨继洲对原文所指尚不很把握。

杨珣《针灸集书》称"八法穴",所指就较为明确。吴崑《针方六集》的解释较妥,即"八法:公孙、内关、临泣、外关、后溪、申脉、列缺、照海八穴之法"。

"八穴",《针经指南》中已经用之,朱良能在序文中即以称之,但太过普通而极易混淆,故高武《针灸聚英》中以"窦氏八穴"相区别。

此外,因八穴交会八脉,徐凤称"八脉交会八穴",甚至简略为"八脉",其《针灸大全》之《八脉配八卦歌》中的"八脉"实指八穴。

概念内涵

八脉交会穴的概念内容,不仅在八个腧穴及其与奇经关系,这只是其形式的一面,而内核是腧穴主治共性和用穴方法,只有把握了这个本质才有可能解释清楚其特有的联系形式。

(1)上下合与通八脉

交经、交会,都是说明此八穴与奇经八脉相通的联系,这是从八穴主治病症归结出来的。《针经指南·定八穴所在》详述八穴主治病症,以三种形式表达八穴之间的关系:

其一,在论一穴的归经、定位和取穴法之后,言"合某穴",指二穴配伍而用,唯内关、外关二穴下言"独会"(谓可以单独而用)。

其二,在论一穴的主治病症之后,言"先取某穴,后取某穴",如列缺主治症后言"先取列缺,后取照海",照海后有"先取照海,后取列缺"。

其三,在统论诸穴刺法中指出"先刺主证之穴……如病未已,必求合穴"。

可知,此八穴以手足上下两穴相合为四对,是一种腧穴配合用法,即其序所言"上下合而攻之"。

这种两两应和关系,徐凤以父母、夫妻、男女、主客来比喻(《针灸大全·八法交会八脉》),并有《八穴相配合歌》说明每对穴主病相关而合用之义——"公孙偏与内关合,列缺能消照海疴;临泣外关分主客,后溪申脉正相合"。《针灸大成》卷五《八法交会歌》表述为:"内关相应是公孙,外关临泣总相同;列缺交经通照海,后溪申脉亦相从。"

四对穴的主治规律,早在《针经指南·八穴交会》中已被提炼归纳出来,且以奇经八脉说明其原理:"公孙通冲脉,内关通阴维,合于胸心胃;临泣通带脉,外关通阳维,合于目锐眦耳后颊颈肩缺盆胸膈;后溪通督脉,申脉通阳跷,合于内眦颈项耳肩膊小肠膀胱;列缺通任脉,照海通阴跷,合于肺系喉咙胸膈。"明初刘纯的《医经小学·十五络脉》所载《经脉交会八穴》,以歌诀形式进一步精炼,便于记习,广为流传——"公孙冲脉胃心胸,内关阴维下总同。临泣胆经连带脉,阳维目锐外关逢。后溪督脉内眦颈,申脉阳跷络亦通。列缺肺任行肺系,阴跷照海隔喉咙。"

《针经指南·针经标幽赋》中还归纳了奇经八脉主病特点,脉分阴阳,证分表里:"阳跷阳维并督脉,主肩背腰腿在表之病;阴跷阴维任带冲,去心腹胁肋在里之疑"。吴崑认为此即指八脉交会穴主病而言,"此论八法孔穴分主表里也。阳跷谓申脉,阳维谓外关,督脉谓后溪,阴跷谓照海,阴维谓内关,任谓列缺,冲谓公孙,带谓临泣……阳跷督脉主表,阴跷阴维任冲主里,阳维带脉主半表半里者也"(《针方六集·标幽赋(吴注)》),将八穴主治从阴阳表里关系角度进一步概括为四个方面,体现四对穴之两两相合关系在经脉阴阳属性上的一致。

对八脉交会穴的经脉联系、原理解释,以清代《医宗金鉴·刺灸心法要诀》中《八脉交会八穴歌》的注文,较为简明全面,形式规范。所云公孙、内关"四穴通于阴维脉",临泣、外关"四穴通于阳维脉",后溪、申脉"四穴通于阳跷脉",列缺、照海"四穴通于阴跷脉",所通奇经由单穴变为对穴,应是受上述奇经之阴阳表里划分的影响,为四对穴的每组二穴关系提供更直接的经脉联系基础,以说明其主治规律,较之《针经指南》有所发展。

综上可知,八脉交会穴与奇经的关系,正如《针经指南·八穴交会》所说,是八穴与八脉相"通",而交会之谓并不恰当[1]。这种相通体现于四对上下穴主治的相关性,是对配穴主治病症共性的理论说明。李梴《医学入门·子午八法》认为,八穴主治病症体现其经脉的主病特性,为代表经脉,"凡脾经左右四十二穴,统于公孙二穴,一切脾病皆治。余经仿此,心包络内关,胆临泣,三焦外关,小肠后溪,膀胱申脉,肺列缺,肾照海",这种特性也是各穴与奇经关系的基础。

此外,对八穴配用的基础,李梴还注意到腧穴所在部位的特点,指出"其八穴亦肘膝内穴,又皆以阴应阴,以阳应阳"(《医学入门·附杂病穴法》);认为这种腧穴选用思路方法可推而广之,"此八穴配合定位,刺法之最奇者也,是故头病取足,而应之以手;足病取手,而应之以足;左病取右,而应之以左;右病取左,而应之以右。散针亦当如是也。散针者,治杂病而散用某穴,因病之所宜而针之,初不拘于流注也"(《医学入门·子午八法》)。

---

[1] 李鼎.针灸学释难(重修版)[M].上海:上海中医药大学出版社,2006:111.

所以,对八脉交会穴之精妙,前人赞誉有加。《琼瑶神书》称作"神仙法"。《医学入门》说:"周身三百六十穴,统于手足六十六穴;六十六穴,又统于八穴。"徐凤推崇八脉交会穴,所撰《针灸大全》以专卷(第四卷)论述,故龚云林序言其"得窦太师之真传"。推崇备至、阐发最详并有所创见者当属吴崑,所著《针方六集》卷二认为八脉交会穴有着开蒙启智的意义,赞其开创用穴一大法门,且极为精炼,"窦公所指八法,开针家一大法门,能统摄诸病,简易精绝";"以其分主八脉,而该乎十二经也""皆泻络远针之法,四面攻讨之兵也";卷四甚至将八穴之法比之仲景六经辨证,而并称"六经八法",认为八穴之法堪为用针之宗。

须指出的是,后世不少有关八穴的歌诀等内容,如《针灸聚英》之《八法八穴歌》等,从表述方式已经看不出四对穴的配用特性,在相当程度上脱失了八脉交会穴的内涵。

(2)配穴泛化,主治增扩

受八脉交会穴配伍用法的启发,《针经指南》之后,针灸家们重视腧穴配伍应用经验的积累总结,使之得以丰富,其中以《扁鹊神应针灸玉龙经》《针灸大全》《针灸大成》《针方六集》载述较多。但须注意,《针灸大全》卷四《八法主治病证》中,八穴各列有大量其他配穴及其主治病症,却只在首穴公孙下说明"凡治后证,必先取公孙为主,次取各穴应之"("应之"指配用),而此句式在其后七穴文中皆无,易被忽略而误以为各配穴亦是主治腧穴;八穴原本两两相配,此处变为各自皆有配穴,不但破坏了八穴关系和用法原貌,所配之穴也非八穴配伍基于部位对应的原意,亦与《扁鹊神应针灸玉龙经》中《穴法相应三十七穴》性质不同;虽然配伍用穴内容得以丰富,但因八穴主治内容与各自配穴源自不同文献,所以八穴主治病症数与实际所载内容有很大出入[1]。

《针方六集》丰富八穴主治病症,明确强调"必取""二穴配合",而且在具体用法和操作上也有充实,切近原法而详明。如卷二的"八法针方直诀八句"节:"以上八法,下针必以四穴为主,或补手而泻足,或补足而泻手,左右亦复如是";"八法主治配合八条"节:"先刺主证之穴,随病左右上下所在取之,仍循扪导引,按法祛除。如病未已,必求配合孔穴,兼施处治,须要停针,待气上下相接,快然无所苦,而后出针"。卷四"上古用针曲尽其妙"节认为"病邪甚者,主以重剂,酌以大方;病邪微者,以平剂调之,药之正也。八法每以四针为主,以进退疾徐为轻重,亦针之正也……学者潜心体念,自然有得"。吴崑据其亲身经验("以验之者素也""以验之者非一日也"),详列八穴的应用方法,其卷四"揆八法"四节尤具特色,除列出每对穴的本经病候和所通奇经病候(主要据《黄帝内经》《难经》),还举出相应方剂用药,并归纳主病特点、提示补泻方法和补充治法。此外,在专记腧穴的卷五,于八穴主治病症又有补充。然而,对八穴"神识通贯"如吴崑者,却仍未明四穴相合的真正基础,因而会提出八穴未及经脉的"问题"及其解释,如卷四"八法外训"节谓:"按八法八穴者,以其通乎奇经八脉也。在手部不及阳明大肠经及少阴心经,在足部不及厥阴肝经者,非缺也。列缺本络手阳明,心主犹之乎心,又肝肾之邪同一治,皆不及之及也"。

(3)方法异变

《针经指南》所载交经八穴,初时重在对病症的配伍运用,后人又演变出按时用穴的"灵龟八法""飞腾八法"。飞腾八法

---

[1] 黄龙祥.针灸名著集成[M].北京:华夏出版社,1996:522.

见于《扁鹊神应针灸玉龙经·飞腾八法起例》,灵龟八法见于《针灸大全》,两法都只取八脉八穴,而更早的按时取穴方法"子午流注",所用为十二经五输穴,且二者具体方法也有不同,而李梴在《医学入门·附杂病穴法》中对此有所分析。此法虽然影响很大,但亦有持异议者,如清人李学川《针灸逢源》评价道:"按徐氏灵龟、飞腾针法乃无稽之说,故此不录。所可宗者,惟八脉交会八穴也。"除却学术观点的不同外,其法确已脱离形成此八穴配用的实践基础。

概念理解

通过以上梳理可以看出,指称八脉交会穴概念的术语几经变化。窦汉卿初称"交经八穴",已表达出交会经脉之义,至徐凤《针灸大全》称"八脉交会八穴",则所交会经脉尽管仍未直言,一般亦明白其意指奇经(因自《难经》始即以八脉相对十二经)。在术语使用、变化过程中,多见以"八法"为核心构成的术语,体现对其内容独特性的一种理解,然而,其用语过于普通,且"八法"及"八会""八穴"也过于简略而易致混淆。

尚需指出的是,窦汉卿所称"交经八穴",以八穴为主体,而交经只是八穴的一种特性,即所谓"八穴交会"。后人所表达的意思在渐渐转变,从《医经小学》"经脉交会八穴"、《针灸大全》"八法者,奇经八脉也""八脉交会八穴"、《医学入门》"八法者,奇经八穴为要,乃十二经之大会也""奇经主病要也",至《针灸易学》"奇经八脉主穴",直至现今所称"八脉交会穴",所表述的主体在改变,奇经由所交会经脉(对象)变为主体属性,八穴变为奇经交会的对象,概念已然变化。这种变化,影响和反映于表述的用语与形式,对此,可从下列古医籍有关公孙和内关二穴内容记述的不同,加以体会,见表16。

表16　八脉交会穴公孙与内关的古文献记述比较

书名	《针经指南》"定八穴所在"	《针灸大全》卷四"八法主治病证"	《针灸大成》卷五"八脉图并治症穴（徐氏杨氏）"
内容	公孙二穴,足太阴脾之经…… 内关二穴,手厥阴心包之经…… 临泣二穴…… …… 公孙穴主治二十七证:九种心痛…… 内关二穴主治二十五证:中满不快……	公孙二穴:通冲脉……主治三十一证九种心疼…… 内关二穴:阴维脉……主治二十五证中满不快……	冲脉 考穴:公孙二穴,脾经…… 治病:九种心疼延闷…… 徐氏:九种心疼…… 杨氏治症:月事不调…… 阴维脉 考穴:内关二穴,心包经…… 治病:中满心胸痞胀…… 徐氏:中满不快……

表中所举三书,后两部皆分别在前者基础上编撰增扩,而公孙和内关是八穴中一般顺序的第一对。论八穴内容,前两部书都以八穴为篇节名,最后者《针灸大成》则以"八脉图并治症穴"称之,形式是八脉统领八穴,即各以相应的奇经名为目,下为相应八穴名及其内容,如以"冲脉"统公孙穴内容。这种八脉显而八穴隐,以八脉引八穴的方式,将概念主体变为奇经八脉,非窦氏八穴概念原意。与之类似,冠以(奇经)八脉的术语名,如"八脉交会八穴""八脉交会穴",如果没有对概念原本内容的充分了解基础,几乎必然引致对概念理解的偏差。

从反映概念本义来看,已有术语名中唯窦汉卿"交经八穴"尚妥。

术语变化导致对概念的理解和解释失于准确,这种影响至今未消。现代对八穴术语的定义问题,就是这一结果的反映。见表17。

表17　有关出版物对八脉交会穴的定义对照

文献		定义
《针灸学》	1版	八脉,是指奇经八脉;交会,是指通于八脉的八个相配合的穴位[1]
	2版	是指与奇经八脉相配合的八个腧穴[2]
	3版	是指奇经八脉与正经的八个交会穴[3]
	4版	即任、督、冲、带、阴跷、阳跷、阴维、阳维八脉交会于十二经脉中的八个腧穴[4]
	5版	是指奇经八脉与十二经脉之气相交会的八个腧穴[5]
	6版	十二经脉与奇经八脉相通的8个腧穴[6]
《腧穴学》1版		奇经八脉与十二正经脉气相通的八个腧穴[7]
《针灸学辞典》		指四肢部通向奇经八脉的八对穴[8]

　[1]　南京中医学院针灸教研组.针灸学讲义[M].北京:人民卫生出版社,1961:175-176.

　[2]　南京中医学院.针灸学讲义[M].北京:人民卫生出版社,1964:15.

　[3]　江苏新医学院.针灸[M].上海:上海人民出版社,1975:113.

　[4]　南京中医学院.针灸学[M].上海:上海科学技术出版社,1979:17.

　[5]　邱茂良.针灸学[M].上海:上海科学技术出版社,1985:17.

　[6]　孙国杰.针灸学[M].上海:上海科学技术出版社,1997:32,223.

　[7]　杨甲三.腧穴学[M].上海:上海科学技术出版社,1984:14.

　[8]　安徽中医学院,上海中医学院.针灸学辞典[M].上海:上海科学技术出版社,1987:16.

文献	定义
《中医名词术语精华辞典》	是四肢上与奇经八脉脉气相通的八个穴位[1]
《中国中医药学术语集成·治则治法与针灸学》	是四肢上与奇经八脉脉气相通的八个穴位,包括公孙、列缺、临泣、内关、外关、照海、后溪、申脉等[2](原注:《中国中医药学主题词表》)

注:列表中的文献非全部,只是选择部分影响较大、具一定代表性者。

比较表 17 中的定义,统编教材中以《针灸学》第 1 版的表述相对为妥,尽管其形式并不完善;《针灸学》第 3、4、5 版和《腧穴学》所表述的主体都颠倒了;《针灸学》第 6 版基本恢复了初时教材的表述,颇为难得,可惜在“治疗总论”章的定义又重复此前之误(“奇经八脉与十二经之气相交会的 8 个腧穴”)。辞书中,皆基于《针灸学辞典》的表述,且该辞典言及的“四肢部”“八对穴”两点,后者与《针灸学》第 1 版的“(八个)相配合的穴位”属相同理解,抓住、给出了该概念的两个区别特征,在上述文献中最为恰当,只是,按总穴数而言“八”对穴似易致误解。

按照术语标准化工作方法,分析八脉交会穴概念的特征,应包括四个方面:部位、主治、配伍、联系八脉。其中,一般所强调的联系八脉,在针灸专业领域内可为区别其他概念的特征,但却非该概念的本质特征,所以重要程度实际上是最低的。有关八脉交会穴与奇经关系、价值所在等,参见本书《八脉交会穴》。

综上,八脉交会穴的概念与术语,自元代出现以后,变化繁

[1] 李经纬,余瀛鳌,蔡景峰.中医名词术语精华辞典[M].天津:天津科学技术出版社,1996:15-16.

[2] 李剑,曾召.中国中医药学术语集成·治则治法与针灸学[M].北京:中医古籍出版社,2006:9.

多,很不规范;原本配伍用法趋于淡隐,配穴突破八穴范围而泛化;概念理解与术语表述的错误互为因果,影响不绝于今。解决的基本方法之一当然是先予"正名"——修订术语,但在本领域内改变习用已久的术语恐怕是太理想化了,而不理会术语名之误,直接着眼于概念的把握和解释,可能是更现实的方法。

"穴会"——针灸施治处理论的延伸

> 何为"穴会"
>
> 穴会的意义
>
> 针灸施治处的理论表达

针灸治病,在体表选取的施治部位,可分为固定和不固定两类。固定施治处有经穴、奇穴等,相关理论丰富;而非固定处历来关注不多,仅见于"以痛为输"、阿是穴等论述中。因此,针灸的非固定施治处一类内容,相应理论薄弱,其内容在针灸理论体系中呈缺位状态,这种状况又进而影响对其深入认识乃至施治处整体的研究。

"穴会"概念始见于《黄帝内经》,其主要探讨孙络之会、溪谷之会,从《黄帝内经》注家的解释之中,可知古人多从腧穴理论角度理解,今人几乎没有针对性研究,仅于有关孙络、溪谷及气穴概念的探讨中或有论及[1],或从血液生成等其他理论角度理解[2],释义基本同前人。笔者分析认为,《黄帝内经》有关"穴会"的论述,正是对针刺非固定处有关内容的一种理论认

---

[1] 刘斌.基于《气穴论》探讨气穴、孙络、谿谷关系[J].中华中医药杂志,2016,31(10):3960-3962.

[2] 衣正安.《内经》血液生成理论的初步探讨[J].上海中医药杂志,1979(5):49-52.

识,深入发掘并引申思考,对认识针灸疗法的丰富发展、理论建设、机理探究,应是有所裨益的。

何为"穴会"?

"穴会"一词,于《黄帝内经》中只见于《素问·气穴论》,从篇名可知主要内容是论"气穴"。"穴会"之谓与穴相关,所以,欲明"穴会"之义需要先弄清"气穴"所指。

(1)气穴

气穴的称谓,《灵枢》和《素问》皆见,但出现篇目有限,基本是强调作为针灸施治处的意义,如"灸刺之道,得气穴为定(一本作'宝')"(《灵枢·四时气》)。唯《气穴论》篇总述其具体内容,所记诸穴都有穴名,或以部位代之,部分已有归经(如"脏俞五十穴,腑俞七十二穴"),即《素问·阴阳应象大论》所说"气穴所发,各有处名";其总数称"气穴三百六十五",但据林亿新校正统计"除重复实有三百一十三穴",故气穴总数正如经文所说的"以应一岁",是个虚数。因此,气穴是当时指称有名称、有定处之穴的一个概念术语,基本同"腧穴"之义。与本篇相接的是《气府论》,按经脉列穴,称"脉气所发",知其意在腧穴归经,但只包括手足阳经、任督冲三脉。杨上善对气穴的解释,是综合两篇之后的理解,"三百六十五穴,十二经脉之气发会之处,故曰气穴也"(《太素·输穴·气穴》),即归经之腧穴。

(2)穴会

在论述"气穴"之后,就是"穴会"内容,分为两类,一类"孙络之会"(杨上善语),"孙络三百六十五穴会,亦以应一岁";一类"溪谷之会",即"溪谷三百六十五会,亦应一岁"。对各自有关功能、异常及治疗意义等,有较全面论述。

孙络,为细微的络脉;溪谷,为肌肉间隙,所谓"肉之大会为谷,肉之小会为溪",都遍布周身而难以计数。为何有"三百六十五"的定数？从原文"余已知气穴之处,游针之居,愿闻孙络、溪谷,亦有所应乎"的语气可知,孙络之会、溪谷之会是气穴范围之外而与气穴有某种相关("亦有所应")的针刺处,其数目是与气穴相同的"三百六十五",表达了这种内在相关性。意思是说,气穴有其定数范围,就是相应于一岁之数(三百六十五),而孙络、溪谷之会也是这个所应定数。以"一岁之数"为准,基于天人相应观念,因为这个数象征着天道,即某种恒定的运动规律,是事物原本如此的状态,也就成为"合理性"的依据、代表,此处用以论证孙络之会、溪谷之会"应该"是这样的数量。那么,其与气穴内在相关的真正基础是什么？

按篇中所述,孙络和溪谷,都是通行气血之处,也是外邪侵入径路。如果孙络有邪,气血阻滞,体表可见血络,充盈郁结,或颜色异常;溪谷邪气壅盛,热生肉败,而成肿痛痈脓,或寒邪留积,关节不利,肌肤不仁。针刺治疗,则刺血络,或近取病处,而不必为腧穴,也就是刺络或刺分肉,即篇中所说"孙络之脉别经者,其血盛而当泻者,亦三百六十五脉","见而泻之,无问所会";"溪谷三百六十五穴会,亦应一岁。其小痹淫溢,循脉往来,微针所及,与法相同"。

所谓"见而泻之,无问所会",就是依显现血络而刺;所谓"微针所及,与法相同"(按:"相同"《太素》作"相思",杨上善从"相司"解释,日本医家森立之据此认为杨氏所见本应作"相司"[1]),就是随痹痛而刺。这都是针刺病在络脉、分肉的常法,取刺之处并不以有定位之腧穴为准,即"无问所会"。对这种相类,张志聪已有认识:"盖谓溪谷分肉之间亦有穴会,循脉

[1] (日本)森立之.素问考注(下册)[M].北京:学苑出版社,2002:418-419.

往来,邪气淫溢,用微针取之,与取络脉之法相同。"

"所会",指与"三百六十五穴"之会。"三百六十五穴"皆有定处,而上述取刺部位皆非定处,可知"三百六十五穴会"只是一种理论上的说法,所以杨上善称作"与三百六十五穴气会",以"气(会)"表达其相关于腧穴的内在因素,因此,经文虽然谓之"穴会",而应用时实为"无问所会"。张介宾则从组织关联角度解释,认为溪谷、孙络、腧穴三者乃是一体的不同层位,"有骨节而后有溪谷,有溪谷而后有穴俞。人身骨节三百六十五,而溪谷穴俞应之,故曰穴会""孙络之云穴会,以络与穴为会也,穴深在内,络浅在外,内外为会,故曰穴会。非谓气穴之外,别有三百六十五络穴也"。张志聪认为穴会是与经穴并列的一类穴,"夫经俞、络脉、溪谷,各有三百六十五穴,皆脏腑之气所游行"。这三种理解,具有代表性。虽然大多持以张介宾为代表的组织层位观理解,如"凡穴不离分肉之间、动脉之中。是溪谷之会,以行荣卫,以会大气……"(《针经摘英集·折量取腧穴法》),但从《气穴论》篇语境以及内在逻辑来分析,杨注不拘于具象有形的实体存在,而偏重虚化的对相关性的陈述,更贴合原文的实际意义。

穴会的意义

为什么在腧穴主题篇章中论述血络、分肉问题?其实,类似情形除《素问·气穴论》外,还有数篇可见,如《灵枢·官针》载刺有"九变",将刺五腧穴之"输刺"、刺大经之结络经分之"经刺"、刺小络血脉之"络刺"、刺分肉之间之"分刺"等并论;《素问·调经论》列举"其病所居,随而调之"的诸种针刺方法。这些论述,虽然角度不一,但都将刺腧穴与刺血络、或刺分肉放在一起。对比可知,《素问·气穴论》是其中理论阐述最详的。

刺血络以出血为法,刺腧穴则在于调气,无论是所刺组织还是操作技术,二者区别显然。刺腧穴与刺分肉则不然,二者既有关联,也有区别。腧穴所在,不在于某特定组织,而在于明确定位的体表限域及其下映射,涉及由皮至骨的各类组织。腧穴为"脉气所发"(《素问·气府论》),而"经脉十二者,伏行分肉之间,深而不见"(《灵枢·经脉》),所以,分肉间是腧穴位置的主要组织层位。因而刺腧穴与刺分肉在一定程度上存在着包含关系。有此不同,筋肉关节等外经病,多取刺于病痛处,即包含"刺分肉",则刺分肉也代表一类施治处;脉象异常提示的内脏病,多取刺于远隔部位之经穴,即"刺腧穴",所以《灵枢·官针》言"病在分肉间,取以员针于病所……病在脉,气少当补之者,取以锃针于井荥分输",在"九变"刺中,才分别言"一曰输刺;输刺者,刺诸经荥输脏腧也……(四曰络刺;络刺者,刺小络之血脉也)五曰分刺;分刺者,刺分肉之间也"。

因此,针刺治病的所取之处,除腧穴一类外,血络、分肉是另外的主要类别,腧穴、血络、分肉等都属针刺施治处,此为三者的共性,也是《素问·气穴论》提出"穴会"概念的共同认识基础。从两类施治处的称谓、性质来看,一类以"气穴"相称,表达其为特殊作用之所,是"脉气所发"(《素问·气府论》),而不在于某类身形组织,所谓"神气之所游行出入也,非皮肉筋骨也"(《灵枢·九针十二原》)。孙络、溪谷一类,则在身形的一定组织范围。所以,该篇旨在阐述针灸施治处的不同构成维度,包括特定功用之处(气穴)与身形一定组织层位(血络、分肉),内容特性上是"无形"与"有形"。它促使我们深入思考针灸施治处的多样性。

针灸施治处的理论表达

(1)理论范畴的扩延

针灸疗法以体表刺激为治疗手段,实施的要素即施治处和施术法(参见本书《从应用角度检视针灸理论》)。针灸理论中，这两方面的有关内容一般分别在"腧穴""刺灸法"两个范畴。然而，"腧穴"理论中，只有经穴、奇穴和阿是穴，并未包括作为针灸之处的血络、分肉等一类内容。也就是说，"腧穴"是施治处的类别之一或理论形式之一，而非涵盖针灸施治处的整体。这种理论构建上的缺失，也是造成对"腧穴"概念、与其他针灸施治处关系认识模糊的主因之一。按照现今对腧穴的分类，其中经穴、奇穴，共同点是都有定处，区别只在与经脉是否有确定关系；阿是穴，原指主要在病痛附近有按压反应的一类部位，具体所在不是既定的。照此，从部位所在的角度划分，则"腧穴"有固定与不固定两类。此外，"以痛为输"，属于施治处的选取方法，非某类施治处的概念。而阿是穴和"以痛为输"所取之处，都不排除可能实为经穴或奇穴之所在。对于不固定的施治处，元代王国瑞提出"不定穴"[1]概念，可为这类所取之处的共名；民国《金针百日通》有"不定穴论"[2]，所论内容也是此类。从针灸施治处的层面来说，无论经穴、奇穴还是阿是穴，着眼点都在于体表位置，而血络、分肉等针灸施治处，则为体表组织或层位。

《素问·气穴论》篇所论特点在于，将上述不同性质的施治处并置而论，分别以"气穴""穴会"指称，概括为有定处之穴、无定处之血络和分肉等两类，二者之间具有"三百六十五"的相同尺度，从而使各类施治处概念化，具有理论上的内在关联。所论范畴是针灸施治处的整体，层次高而涵盖广，不同于他篇对腧穴

[1] 李鼎,评注.王罗珍,校勘.针灸玉龙经神应经合注[M].上海:上海科学技术出版社,1995:37-38.

[2] 王可贤.金针百日通[M].铅印本.宁波:东方针灸学社,1934:55-56.

或刺血络、分肉等单独、散在的论述。因此,"穴会"的提出,丰富了针灸施治处认识的概念,相关论述的理论作用,是对针刺施治处认识的一种理论补充和延展。对针灸施治处分类及概念的明晰,临床上选用施治处思路才有明确的认识基础;不同性质施治处,所需或适宜的刺法也有区别,认识刺法因施治处特点而异,是适宜技法探索与创新的理论引导。所以,"穴会"及其有关内容,具有认识上的启发性,是针灸理论建设的重要资源。

(2)对"穴"的理解

"穴会"之称,体现与腧穴的关联,而实际所取针刺处又"无问所会",则"穴会"概念岂不是空有其名? 其实,这颇似经筋病"以痛为输",明明不是取刺腧穴,却从腧穴角度称谓。可推知其时的一种认识:视(有定处之)腧穴为典型的针灸之所,甚至是针灸施治处的直接象征与指称,因而对血络、分肉间这些施治处也都冠以"穴"字,从腧穴范畴来指称,形式上与腧穴联系,理论上也纳入了腧穴体系。这种认识与表达方式,影响深远,后来的"阿是穴""天应穴""不定穴""应痛穴"等等称谓,都属此类。扩展来看,经络范畴的理论概念之成形,也与之情况类似,如筋、皮等本不同于脉,却以十二经脉的形式划分或类似称谓,而成十二经筋、十二皮部。

"穴会"与气穴,其所在,一为不定处,一为定处,表面看完全不同,但同为针灸施治处,实有内在的一致性。孙络、溪谷之会虽非固定处,但也非随处即是,仍有其范围,近取之肌肉间多在病痛处或附近,正所谓"盖不定者,非真不定也。即病之所在处,即其穴之所在也"[1]。血络也多在病痛附近,而且须是充

---

[1] 王可贤.金针百日通[M].铅印本.宁波:东方针灸学社,1934:55-56.

概念考辨与理论史

盈赤紫等形色有异者,这都是取治依据,是关乎针灸施术的"内在规定"与筛选条件,在这个意义上,这类表面上的不定,实际也有其内在确定性。

———————

综上分析,针灸施治处,部位固定者,有经穴、奇穴等,是体表与某类病症相关的固定处,经穴尤其是四肢穴体现着更明显的线性分布规律;部位不固定者,有"以痛为输"、阿是穴,还有血络、分肉间等,是体表与某类病症相关的非固定处,包括多随病痛所在部位而定的体表位置,或即时的按压反应点,或形色异常的细小络脉,或是病邪所在的某类组织及层位。明代楼英称经穴为"定穴"[1],王国瑞解释"不定穴"义同"以痛为输",这两个术语的使用表现了上述两类施治处一般内容的划分与依据,"穴会"则扩大了其中不固定者的涵盖范围。现代针灸教科书所体现的针灸理论框架,尚缺少宏观针灸施治处的概念范畴及其理论建构,对刺血络、分肉间等一类内容很少专门论述,一般是在刺灸法范畴中涉及,视角多在技法方面;腧穴范畴中,对腧穴的三类划分——经穴、奇穴、阿是穴[2],亦存在矛盾之处。

挖掘"穴会"有关内容,其直接意义是将非固定施治处理论化,提升除有定处之穴以外的一大类施治处经验的理论地位,从而丰富针灸施治处的理论内容。由此深入思考,可促进相关理论建构研究,启发对针灸体表刺激部位的经验、规律与本质的认识。

————————————

[1] (明)楼英.医学纲目(上册)[M].北京:人民卫生出版社,1987:504.

[2] 南京中医学院针灸教研组.中医学院试用教材:针灸学讲义[M].北京:人民卫生出版社,1961:11-12.

211

针灸理论体系概念范畴

认识基础

研究范围

范畴的确定

概念范畴是理论体系的基础,因此研究针灸理论体系及其框架结构,首要的是确定概念范畴。"概念是事物的本质的反映""是对于客观事物的类型和规律的反映"。所谓范畴,"是基本概念,是关于世界事物的基本类型的概念"[1]。构成理论体系的基本范畴,也就是最高层级的类概念。在此基础上,研究和确定其下的不同层级范畴。范畴问题的研究目的,在于明确针灸理论体系框架的基本内容范围,从而把握、统摄整个针灸理论概念群及其关系[2]。

认识基础

范畴研究关系理论体系的整体与特性。研究针灸理论体系的范畴,需要正确认识针灸学科的本质特征。概括针灸学科在各方面的一些特点,主要有四:

1)涵盖基础理论、技术方法、诊查治疗等全面的医学内容,虽属中医整体的一部分,却具有相对独立的医学学科性质。

2)理论概念本身的独特内容、疑难问题较为集中;方法范畴的经验成分偏重,认识主要在感性层面;理论概念主要出自经典,技术方法为后世发展的主要方面。

---

[1] 张岱年.张岱年全集(第四卷)[M].石家庄:河北人民出版社,1996:148-149.

[2] 刘虹.医学哲学范畴[M].北京:科学出版社,2014:3.

3)以体表物理刺激为治疗手段的方法特征,以及说明其效应规律和治疗原理的理论学说,与基于人体形质认识的西方医学更易于关联,因而其近现代发展与现代医学科学技术关系紧密,技术方法上有不少结合,在理论认识上有明显的科学化转向。

4)针灸理法的应用广泛,尤其是较早时期,因而文献载述分散而量大,不仅止于针灸专著。

这些特点提示,针灸理论体系范畴研究包括从基础到临床的广泛内容,难度颇大,具有一定挑战性。对这些问题的解决程度,也就决定着针灸理论框架研究的基础和水平。充分分析认识针灸学科内容的特性,才能正确、合理地确定本研究的内容、重点和方法,也是使研究结果符合针灸学科理论建设所需的基本前提。

根据这些特点,针灸理论体系研究需要以归真为基础,以经典理论和概念范畴诠释与结构关系的研究为重点。通过对源头文献概念本义的理解,理论规律的认识,把握和评判后世的演化与发展,使概念范畴的界定及结构关系符合、体现其理论自身的逻辑。对前人有关针灸理论认识的考察,还需要梳理和分析针灸理论体系的构建过程、主要医家及学术流派、关键概念的内涵与外延及其演化、针药不同疗法的理论中对共有概念范畴的运用;考查的文献,除针灸专著外,还须包括中医综合论著、重要中医临床著作及专科著作、代表性方药书,以及主要的经典注本和出土医学文献等。这些方面的研究,为确定针灸理论体系范畴提供认识基础。

研究范围

"针灸学"为针灸学科的核心内容,包含针灸疗法的基础理论、技法、应用等多个方面。属于理论性质的内容,基础理论部分自不必说,技法和应用部分多为技术方法内容,其中有关性质、作用、原理、法则等认识,以及重要因素及其关系的归纳、概括等为应用理论。针灸理论体系是针灸的作用基础、原理、观念、法则、规律等理论认识,包括"针灸学"的基础理论,以及技法和应用部分的相应内容,是经过归纳提炼、抽象概括的反映针灸疗法本质与特征的系统的理性认识,对针灸疗法起着理论说明和应用指导的重要作用。"针灸学"与针灸理论体系,二者并不等同,前者涵盖后者。

针灸理论体系是逐渐形成的,这个过程有古今两个阶段(参见本书《针灸理论体系构建的早期过程与方法》),其体系结构古代较为简单、松散,现代则具有较强内在逻辑性,以皇甫谧《针灸甲乙经》与现今高校统编教材《针灸学》为主要代表。针灸理论奠定于《黄帝内经》《难经》经典著作,经《针灸甲乙经》初步系统化和结构化,后世医家、注家又有丰富和完善,理论体系逐渐形成。近现代以来,针灸理论知识体系的构建,主要体现于针灸教材,其中影响最大的当属高等中医药院校统编教材《针灸学》,内容上"肯定中医传统理论"[1],体例逻辑上亦有西方科学、医学的潜在影响[2],自20世纪60年代初至今已编有9版,成为现代针灸理论体系的实际载述形式和代表。

但是,《针灸学》的内容体系并不完全等同针灸理论体系,其原因,除了前述"针灸学"与针灸理论体系的关系与区别外,作为中医专业本科生教材的《针灸学》,内容是针灸的基本理论知识和方法,且还受限于课程设置决定的与相关课程之间的关系。所以,《针灸学》教材内容,在理论深度和广度上有限,有的

---

[1] 李鼎.针道金陵五十年——记1957年南京《针灸学》出书前后[J].中医药文化,2007,2(6):30-32.

[2] 廖育群.科学对中医的影响[J].科学对社会的影响,2006(2):40-45.

也不属理论体系的范畴。由于长期以来忽视针灸理论的研究，对这些问题很少探究，认识上多模糊不清或是混淆的。研究和确定现代针灸理论体系的范畴，在基于《针灸学》的同时，还需有所扩展和舍弃，可供参考的如针灸专业本科的针灸分化教材，包括上海中医学院编写的《针灸学》(1974年出版)、《针灸学》教参、程莘农主编的《中国针灸学》，以及一些个人著作等等。

范畴的确定

纵观针灸理论体系形成发展的过程不难发现，无论古代还是现代，刺灸方法和诊察辨证是理论建设的主要薄弱环节，这两个范畴内容的规律、原理等总结归纳、理论提升不足，理论解释力及实践指导性较弱。经络和腧穴理论部分，疑难问题最为集中，如果不能正确理解认识，概念表述就难以清晰准确，理论的本义、蕴含的规律认识也就不能揭示出来，势必影响其临床指导意义。对完善表达针灸效应基础和原理所需的一些内容，如阴阳五行、气血营卫等，也应予以充分研究，合理地纳入针灸理论体系的基本范畴。

理论体系基于概念体系。概念体系是根据概念间相互关系建立的结构化的概念集合。概念间关系一般分为层级关系和非层级关系[1]。针灸概念间的关系，以层级关系为多。研究针灸理论框架结构，需要在明确理论体系的基本范畴、搞清概念关系结构基础上，确定所选概念范畴的层级。

从《针灸学》的概念范畴层级来看，各版不尽相同。除去穴名和病名，第1版只有4级，多是5级，少数达6级。这里需要讨论两方面问题。

---

[1] 国家质量监督检验检疫总局.术语工作概念体系的建立(GP/T 19100-2003)[S].北京:中国标准出版社,2003:1-2.

其一,《针灸学》中对一些内容的分类分级表达,虽然表示了理论内容的不同性质类别或范围,但还不是概念术语形式,如"十二经脉在体表分布的规律""常见病症治疗"等,这种情况在各版、各级内容中都有,第2、3级更多些。其原因,表层的是上文所说的教材性质,乃一般表述方式。此外,"经络输穴总论""经络输穴各论""经络学说概述""针灸理论""针灸技术""针灸应用"之类的表达,不能算是针灸理论内容本体的概念术语,也就不应作为针灸理论体系的概念范畴及其层级划分。深层原因是由于概念提炼不够,理论化不足,反映了针灸理论建设的薄弱,非《针灸学》教材之责。所以,针灸理论体系概念范畴研究的一项任务,是要对一些理论内容进行凝练概括,提炼概念,形成规范的术语表达。

其二,理论框架结构的研究,虽然关涉、基于理论内容的整体,而重点是构成体系之骨架,主要落在核心概念、关键结构位置的理论概念,为理论体系的纲目。这个纲目的疏密程度,当然不可能是巨细无遗、详尽备至地网罗所有理论内容,而应以能完整涵盖针灸理论的精髓,能够指导基本临床应用为宜。也就是说,针灸理论框架概念范畴层级的界定,要体现、满足、适合理论体系纲目的范围与要求。根据我们前期对针灸理论关键概念术语的初步研究[1],结合对统编教材《针灸学》1~9版、《针灸学》教参及上海《针灸学》等有关概念范畴划分的初步分析,针灸理论框架的概念范畴层级,应基本至4级,多为3~4级,少数可至5级。

针灸理论体系的概念范畴,涉及面广,既是针灸理论体系研究的对象,也是进一步研究的基础,实际是贯穿于整个研究过

[1] 赵京生.针灸关键概念术语考论[M].北京:人民卫生出版社,2012:3-11.

程、需要反复认识的重要基本问题，上述所及仅是对几方面要点的阶段认识思考。我们认为，在有待展开和深化的研究中，需要强调和牢固把握的宗旨，仍然是尊重、遵循、体现针灸学科自身特性及其发展规律。

12. 针灸理论的"演化史"

简帛脉学文献对经脉认识的意义

> "脉"与经脉
> 脉的走向与理论意指
> 学术的源与流

千百年来，人们所能见到的最早医籍只有《黄帝内经》，今人印象中的经脉理论内容源自于此，而其更为早期、原始的面貌则不得而知，这给理解和研究经脉带来相当困难。近几十年出土的简帛医学文献，特别是其中以马王堆帛书为代表的有关脉学文献，其发现"填补了我国早期医学史上的一大空白，对于研究我国古代医学理论特别是对经脉学说的起源与发展以及诊断学的脉法，都是极其宝贵的文献资料"[1]，其内容与《黄帝内经》有渊源关系[2]，有学者认为马王堆医书成书时代不早于战国末期[3]。国内外学者对此已开展了大量相关研究，成果丰富，

---

[1] 中医研究院医史文献研究室.马王堆帛书四种古医学佚书简介[J].文物,1975(6):16-19.

[2] 李学勤.《马王堆汉墓医书校释》序[J].四川大学学报(哲学社会科学版),1990(2):102.

[3] 张显成,程文文.从副词发展史角度考马王堆医书成书时代[J].文献,2016(2):9-18.

这里不一一赘述,只在此基础上结合个人认识,以"脉"的概念、走向和足脉为要点,梳理和探讨简帛脉学文献对经脉认识的意义。

"脉"与经脉

经脉,是针灸学的核心概念,有关理论认识构成针灸理论体系核心,其独特性最为突出,不仅闻名于现代医学界,也广为社会民众所知晓。这种特殊性,主要不在其作为专业术语的性质,而是由于现代科学和医学知识背景的映衬,成为今人认识传统医学的一个著名未解之谜。

(1)脉的概念

无论经脉还是络脉,都统归于"脉"。那么,脉指什么?这些概念之间是什么关系?出土简帛医书中的相关内容,为厘清这些问题认识提供了极宝贵资料。试看:

脉的功能 《脉书》:"脉者渎也。"

脉的诊查 《脉法》《脉书》:"相脉之道";《脉书》:"夫脉固有动者,骭之少阴,臂之钜阴、少阴"。

脉病表现 《脉书》:如果病"在肠……左右血先出,为脉"。

脉病特点 《脉书》:"脉痛如流。"

脉的称谓 经脉命名方式,《阴阳十一脉灸经》为"足+×阳/×阴+脉""臂+×阳/×阴+脉";《阴阳十一脉灸经》足经脉为"×阳/×阴+之脉",手阴经为"臂+×阳/×阴+之脉",手三阳经为"肩脉""耳脉""齿脉"。

脉的主病范围 《阴阳十一脉灸经》各经脉内容于病候之后,皆曰"是××脉主治"。

脉病治则(取治范围) 《足臂十一脉灸经》各经脉于病候之后,有"诸病此物者,皆久(灸)××脉"。

脉病治法 《脉书》:"治病者取有徐而益不足,故气上而不下,则视有过之脉,当环而久之……气一上一下,当郤与胕之脉而砭之。用砭启脉者必如式。"

可以看出,这些不同内容,都以"脉"来表达。对"脉"的作用,张家山汉简《脉书》解释为"脉者渎也"。渎,《说文·水部》释:"渎,沟也。"所以,《脉书》中形容"脉"的病痛为"脉痛如流";肠病而"左右血先出,为脉",即脉痔[1]。在足少阴脉、手太阴和少阴脉(骭之少阴,臂之钜阴、少阴)处常察知脉的搏动,可为诊查之用。脉病之时,用砭石在腘窝和肘窝部刺脉(出血)治之[2]。以上论及"脉"的内容,都与血管、血流、血(液)相关,所以"脉"的基本含义即血管,如同行水之沟渠,用以行血液,可以在体表诊查之,可以在体表显现处刺之出血以治病。这些包括经脉、诊脉和刺脉等内容记载在同一文献中,而统称《脉书》,可知古人将诊察和治疗之"脉"与经脉之"脉"视为同一的,将血管(脉)与经脉视为一体。这种血管(脉)与经脉一体的概念,主要基于实体形态[3]。提示:(经)脉概念的形成,与对血管、血行、脉动的认识密切相关,二者同源。

(2)经脉的概念

在《黄帝内经》中,脉,已经分化为不同的下位概念:脉—经脉—络脉(血脉)—孙络,等。早期的脉与经脉关系,在《黄帝内经》中仍可见到,但认识已经不仅是"脉"的单一方面,而是与血的生成、运行方式、经脉作用、脏腑功能,以及经脉与脏腑联系等等紧密关联,成为说明生命活动原理的理论成分。

[1] 周祖亮,方懿林.简帛医药文献校释[M].北京:学苑出版社,2014:346.

[2] 周祖亮,方懿林.简帛医药文献校释[M].北京:学苑出版社,2014:362.

[3] 赵京生.针灸经典理论阐释[M].上海:上海中医药大学出版社,2000:69.

《灵枢·玉版》:"人之所受气者,谷也。谷之所注者,胃也……胃之所出气血者,经隧也。经隧者,五脏六腑之大络也。"

《灵枢·痈疽》:"肠胃受谷……中焦出气如露,上注溪谷,而渗孙脉,津液和调,变化而赤为血,血和则孙脉先满溢,乃注于络脉,皆盈,乃注于经脉。"

《灵枢·营卫生会》:"人受气于谷,谷入于胃,以传与肺,五脏六腑,皆以受气,其清者为营,浊者为卫,营在脉中,卫在脉外,营周不休。"

《素问·经脉别论》:"食气入胃,浊气归心,淫精于脉。脉气流经,经气归于肺,肺朝百脉,输精于皮毛。"

也就是说,经脉,较之简帛医书时期,更深地与血("气血""营气")的活动关联起来。

如此看来,《黄帝内经》对脉的定义,实际有两个角度:一是从"气"而言,如"壅遏营气,令无所避,是谓脉"(《灵枢·决气》)、"脉为营"(《灵枢·经脉》)等;一是从血而言,如"夫脉者,血之府也"(《素问·脉要精微论》)。两者都是从功能来说,但显然前者更为抽象,偏于说明实现气(气血)的循环运行,实为"经脉",来自对经脉运行营气功能的认识,"营气之道……精专者行于经隧,常营无已,终而复始"(《灵枢·营气》),"经脉者,所以行血气而营阴阳,濡筋骨,利关节者也"(《灵枢·本脏》)。后者则在容纳血液的基本功能,出于诊法篇章,实为血管,认识背景是脏腑与脉、血的关系,"心主脉"(《素问·宣明五气》《灵枢·九针论》),"心藏脉"(《灵枢·本神》),"诸血者皆属于心"(《素问·五脏生成》),"心主身之血脉"(《素问·痿论》),"心藏血脉之气也"(《素问·平人气象论》)。因此,《黄帝内经》中"脉"的概念涵盖血管和经脉。

古代医家接受的是《黄帝内经》奠定的医学理论,对上述脉、经脉、血三者,总体上是糅合在一起的,如对"脉者血之府也"之脉,仍是从经脉理解,唐代注家杨上善:"经脉以为血之府之也"(《太素·诊候·杂诊》);王冰注:"府,聚也,言血之多少皆聚见于经脉之中也"(《重广补注黄帝内经素问·五脏生成》)。张介宾的理解还兼及经脉运行气血功能,如"血必聚于经脉之中……然此血字,实兼气为言,非独指在血也"(《类经·脉色类·二十一、诸脉证诊法》)。

从演变过程来看,"脉"出现较早,在先秦文献中已见。《周礼·天官冢宰》:"凡药以酸养骨,以辛养筋,以咸养脉,以苦养气,以甘养肉,以滑养窍。"《春秋左传·庄公》:"乱气狡愤,阴血周作,张脉偾兴,外强中干。""血脉"概念则晚些,如《吕氏春秋·达郁》有"血脉欲其通也",到汉代古书中已大量出现。医学文献中,马王堆、张家山出土简帛医书中尚未见,在《黄帝内经》中已见有数十处之多,多用于指称体表显现的血管,因为血液淤阻而过于充盈、色深,为针刺出血或诊查之处,在这层含义上又称作"血络",但"血脉"也用于言说"脉""经脉(经络)"之义[1]。而"经脉"指有特定循行分布和病候等的脉的主干(主要是十二经脉、督脉、任脉、跷脉等)。

所以,脉的概念,大约到秦汉之际出现血脉、经脉的划分,初时"血脉"实际涵盖经脉内容,且这种界限不清或者使用尚不严格的情况,在以后的应用中也仍有影响,除《吕氏春秋》之外,《史记·扁鹊仓公列传》也有反映,如"疾之居腠理也,汤熨之所及也;在血脉,针石之所及也;其在肠胃,酒醪之所及也;其在骨

---

[1] 赵京生.针灸关键概念术语考论[M].北京:人民卫生出版社,2012.

髓,虽司命无奈之何"。但总体上其含义逐渐偏于指血管,内涵范围缩小,《黄帝内经》如此,《汉书·艺文志》将血脉、经络相提并论,也应是这个原因,如"医经者,原人血脉经落(络)骨髓阴阳表里,以起百病之本,死生之分,而用度箴石汤火所施,调百药齐和之所宜"。

搞清楚血脉、经脉的这种关系特点,也才能正确理解和诠释经典针灸理论,如有关针刺补泻原则的表述,《灵枢·九针十二原》有"凡用针者,虚则实之,满则泄之,宛陈则除之,邪胜则虚之",虚者治以补法,实者治以泻法,两种情况是相对的,即"虚则实之,满则泄之",而其后的"宛陈则除之,邪胜则虚之"却还谈泻法,为什么?《灵枢·小针解》解释说:"所谓虚则实之者,气口虚而当补之也。满则泄之者,气口盛而当泻之也。宛陈则除之者,去血脉也。邪胜则虚之者,言诸经有盛者,皆泻其邪也。"前句是讲泻血脉除瘀血,即刺"血络"(小血管)出血,后句是说泻经脉邪气。

（3）现代诠释

现代于此,则有很大不同,简单说,就是趋向尽量清楚界定概念术语含义范围。如《内经词典》"脉"的义项有七种,前三种分别为"血脉""经脉""指搏动显现于外的脉"[1]。在中医、针灸理论的一般表述中,将"脉"和"经脉"区别开来,并且还多少有意强化二者的区别。对"脉"概念,内涵限定于脉管、血管。在20世纪50年代编著的《中医学概论》中,未见对"脉"的专门解释,只在"藏象"理论部分的心"主血脉"功能提及[2],而在

---

　　[1]　张登本,武长春.内经词典[M].北京:人民卫生出版社,1990: 429-430.

　　[2]　南京中医学院.中医学概论[M].北京:人民卫生出版社,1958: 41-42.

"经络"理论中,亦无说明。《中医名词术语选释》:"脉:指脉管。脉管与心相连,是血液运行的通道。"[1]《辞源》(修订本)第一个义项即"血管","脉:《说文》作'衇'。俗作'脉'。血管"[2]。而《中医大辞典》(针灸推拿气功养生分册)(试用本)[3]、《针灸学辞典》[4]则不单设"脉"的条目,《中国医学百科全书·针灸学》[5]无"脉"的条目。《针灸学辞典》只在"血络"条中有所涉及,"又称血脉,指细小经脉和动脉"[6]。对"经脉"概念,内涵限定于运行气血和联系通路。20世纪50年代江苏省中医学校编《针灸学》,表达为"经络是人体运行气血经过联络的通路"[7]。经《针灸学简编》[8]、统编教材《针灸学》2版[9]等修改后,包括运行气血、联络全身两个方面,遂成为现代经络定义的一般表述,同时,也深刻影响着人们对经脉的理解认识。

也就是说,脉、血脉的内涵反而缩小,经脉的内涵却扩大了。

---

[1] 中医研究院,广东中医学院.中医名词术语选释[M].北京:人民卫生出版社,1973:23.

[2] 广东、广西、湖南、河南辞源修订组,商务印书馆编辑部.辞源(修订本)[M].北京:商务印书馆,1979:2559.

[3] 中医大辞典编辑委员会,中医研究院、广东中医学院主编,安徽中医学院、上海中医学院编.中医大辞典(针灸推拿气功养生分册)(试用本)[M].北京:人民卫生出版社,1986.

[4] 安徽中医学院,上海中医学院.针灸学辞典[M].上海:上海科学技术出版社,1987.

[5] 王雪苔.中国医学百科全书·针灸学[M].上海:上海科学技术出版社,1989.

[6] 安徽中医学院,上海中医学院.针灸学辞典[M].上海:上海科学技术出版社,1987:452.

[7] 江苏省中医学校针灸学科教研组.针灸学[M].南京:江苏人民出版社,1957:3.

[8] 中医研究院.针灸学简编[M].北京:人民卫生出版社,1957.

[9] 南京中医学院.针灸学讲义[M].北京:人民卫生出版社,1964.

脉的走向与理论意指

（1）箭形与环形

按照《黄帝内经》所载，经脉的主体有十二条（十二经脉），手足各六（手足各有三阴脉、三阳脉），分支称络脉（络脉有三百六十五），如网络般分布于全身，将四肢、头、身和内脏器官等连系为一个整体，各经脉依序相连如环，气血循行于中。《灵枢·海论》："夫十二经脉者，内属于脏腑，外络于肢节。"《灵枢·经水》："经脉者，受血而营之。"《灵枢·邪气脏腑病形》："经络之相贯，如环无端。"

马王堆出土文献《足臂十一脉灸经》《阴阳十一脉灸经》，呈现的经脉面貌却有相当的不同。简言之，在脉的数量、名称、循行、与脏腑联系、各脉间联系、主治病症等方面，都与《黄帝内经》有较大差异，且更显原始。脉的总数只有十一条；除《阴阳十一脉灸经》"肩脉""太阴脉"外，绝大多数脉始于四肢走向头身；记述十一脉的顺序，《足臂十一脉灸经》以手足为序，即先足后手，《阴阳十一脉灸经》以阴阳为序，即先阳后阴，又各以足为先；对脉的循行分布描述简略，躯干部尤为模糊，很少联系内脏；各脉之间无连接关系，更无循环相连[1]。

研究发现，十二经脉源自十一脉，其内容与《阴阳十一脉灸经》《足臂十一脉灸经》都有关，体例则是仿照前者[2]。对照《灵枢·经脉》十二经脉、出土文献中十一脉内容特点，除简朴外，突出的不同是经脉走向（描述经脉走行的先后顺序）：十一脉如箭形，十二经脉如环形。所谓箭形，即各经脉都是始于四肢

---

[1] 赵京生.针灸经典理论阐释[M].上海:上海中医药大学出版社,2000:2-5.

[2] 廖育群.岐黄医道[M].沈阳:辽宁教育出版社,1991:23-26,81-82.

末端(手足)而终于头身的单一方向。所谓环形,是指各经脉按序衔接如环,则半数经脉始于四肢末端而终于头身,半数始于头身而终于四肢末端,即"脉行之逆顺"——"手之三阴,从脏走手;手之三阳,从手走头。足之三阳,从头走足;足之三阴,从足走腹"(《灵枢·逆顺肥瘦》)。

综上,两类经脉走向的特点如下:

十一脉:四肢端→头或身(胸腹)。

十二脉:胸→手→头→足→腹胸→手→头→足→腹胸→手→头→腹→头→胸("阴气从足上行至头,而下行循臂至指端;阳气从手上行至头,而下行至足"(《素问·太阴阳明论》)。

简帛医书中的十一脉,各经脉的内容都由三部分组成,先是经脉循行,次列病候,最后为治则。三部分内容的性质,提示三者之间有内在关联。分析表明,病候所在部位与经脉所到之处高度吻合[1],即病候属于该经脉,病症治疗要取该经脉。如手少阴脉:

《足臂十一脉灸经》:

循筋下兼(廉),出臑内下兼(廉),出夜(腋),奏(凑)胁。

其病:胁痛。

诸病此物者,皆久(灸)臂少阴温(脉)。

《阴阳十一脉灸经》:

起于臂两骨之间之间,之下骨上廉,筋之下,出臑内阴,入心中。

是动则病:心痛,益(嗌)渴欲饮,此为臂蹶(厥)。

是臂少阴眽(脉)主治。

---

[1] 赵京生.针灸经典理论阐释[M].上海:上海中医药大学出版社,2000:8-10.

其所产病:胁痛,为一病。

因此,对于病症,经脉(循行)有说明意义。手少阴脉,从前臂端(经上臂、腋)走向胁、心,病候有胁痛、心痛及嗌渴欲饮,病症部位与经脉所至密切相关,因而这些病症为该脉"主治",治疗即施灸于该经脉。手少阴脉病症的具体针灸部位,在此后的《黄帝内经》中,是取其经脉上"掌后锐骨之端",以及手厥阴经脉的五输穴(位于中指端至肘部的五个穴)。这些穴都在肘关节以下,远隔于心及胁部,而手少阴脉始于肢端,终于胁、心。这提示,十一脉简形走向,是以经脉上下远隔部位之间的联系,表明肢端穴对头身部的治疗意义。

《黄帝内经》的十二经脉,脱胎于十一脉,各脉内容也都是这三部分组成,而且更为丰富完整,但是经脉走向、连带十二经脉记述顺序,都发生了很大改变。通过这些变化,经脉就将周身上下内外连通起来,各经脉依序衔接为一条循环通路,气血以一定方向环运周身,从而维持和协调人体功能活动,即《灵枢·本脏》所说"经脉者,所以行血气而营阴阳,濡筋骨,利关节者也"。

十一脉和十二经脉,都以一定的论述形式,表达其经脉意义,属于两种经脉理论的模式(参见本书《经脉理论:从形式到本质》),理论指向有异,分别说明不同医学原理,代表了不同的医学观念。

不难看出,简帛医书中的十一脉内容,虽然简朴,却与临床更为相关,如脉与病症及其治疗的关系、病与部位及脉的关系、取治之脉等等,直接体现了经脉对针灸治疗的意义。"脉"的含义,如第一部分所析,在简帛医书中指血管,上述内容是血管概念的延伸与运用。这些基于血管概念而形成的理论内容和形式,反映的是对针灸治疗规律的一种认识。可以说,从早期经脉理论来理解和认识经脉,尚不很复杂。

《黄帝内经》中的十二经脉,尽管内容更为齐整,包含机体多种重要关系,理论化程度更高,但是,十一脉走向特点所表达的针灸治疗意义,在环形走向的形式下被遮掩大半,转而突出(今则强化)的是联系全身、运行气血的意义。这两方面意义说明的是身体生理结构和功能,属于中医对人体及其生命活动的理论说明,已经不是经脉原本意义所在。而且,在概念上,偏于指血管的"血脉",以及后人的运用和今人刻意区别于经脉的解释,都是在将血管之义从经脉概念中分出(参见本文第一部分),同时,络脉、血络等下位概念的出现又承载了此义,经脉概念逐渐抽象,不仅经脉环运气血作用被"架空",联系全身作用也失却基础。这些,使经脉本义不得彰显,对经脉理论的理解认识难得要领。

(2)经脉理论再认识

由于经脉理论概念的核心地位,如何理解经脉,影响几乎所有重要针灸理论的认识。如上所析,基于脉的概念、经脉走向和理论模式的分析,简帛医书十一脉内容,较之后人熟知的《黄帝内经》十二经脉,更接近和体现经脉概念的初始内涵,其价值所在,不仅是分析和认识十二经脉的基础,也为研究其他经典针灸理论及相关问题提供了新视角。

《黄帝内经》中为数不少论经脉及腧穴的内容,明显不是基于经脉循环形式的产物,而是体现箭形向心模式的特点,即以起于手足终于头身的经脉走行形式,体现四肢部腧穴对头身的远隔效应规律及其联系基础。而手足十二脉为经脉的主体内容,早于简帛脉书已经出现,具有远隔效应的腧穴主要在四肢部,体现经脉特性,经脉理论形成的临床基础和初始内涵即在于此。这些意蕴并不直接予以说明,而主要通过经脉的走向、循行、联系等形式来表达。经脉环形模式,将阴阳经脉改为不同走向,以使各脉首尾相接成环,来说明气血循环,体现阴阳升降互济及脏腑表里关系,从而合于天道,所谓"经脉留(流)行不止,与天同度,与地合纪"(《灵枢·痛疽》)(参见本书《经脉理论:从形式到本质》),是一种天人相应观念下构筑的理论模式。

1)十二经脉箭形走向的痕迹:在《黄帝内经》中出现了十二经别内容,其特别之处,为表里经脉循行的两两相合形式,一般将其视为对《灵枢·经脉》十二经脉表里联系的补充、强化。然而,十二经别的排列顺序、走向等,都不同于《灵枢·经脉》,却是与简帛经脉文献一致。简帛脉书所代表的经脉早期形态,阳脉与阴脉有清楚的分别:阴脉入体腔而联系内脏,阳脉只布于体表而不入体腔。十二经别,阳脉连通内脏且描述详细,反而阴脉体腔内循行联系表述简略,以此说明经脉皆与内脏有联系,及阴阳表里经脉具有共性关系。因此,十二经别属于简帛脉书与《灵枢·经脉》之间的一种经脉理论形式,是对阳脉与内脏关系、与相应阴脉关系等新认识的理论说明,体现或折射出在《灵枢·经脉》之前存在的箭形走向十二经脉理论的面貌。这个面貌在出土简帛脉书之前无从知晓,而《灵枢·经脉》所载十二脉理论的一统地位,使后人视"经别"为其补充或附属部分,混淆了先后两种形式的经脉理论(参见本书《经别——向心模式遗存》)。

2)经脉诊查:在经典针灸理论中,极为强调脉诊的运用和意义,所谓"凡将用针,必先诊脉,视气之剧易,乃可以治也"(《灵枢·九针十二原》)。从简帛医书可知,这种重视其来有自。十一脉与脉诊的内容都以"脉"字表达,包括这两部分内容的古籍名曰《脉书》(张家山汉简),说明诊察之"脉"与经脉之"脉"属同一个概念;诊察的明显"动"脉为足少阴与手太阴、手少阴三脉,"是主动,疾则病",将脉之搏动异常的意义与经脉本身联系在一起,视为该经脉病变的表现。

《黄帝内经》中,"经脉诊"的典型方法是人迎寸口脉诊。其法:颈部人迎脉动代表阳脉之气状况,腕部寸口脉动代表阴脉之气状况,通过比较上下两处脉动,来判断所病经脉,根据阴阳经脉盛衰情况,决定针刺补泻的经脉。这是一种比较诊脉法,只用于针灸疗法。简帛医书中所见诊脉法,即是比较的方法,且更为简朴。

《脉书》:

相脉之道,左□□□□□案之,右手直踝而簟之。它脉盈,此独虚,则主病。它脉滑,此独渐(涩),则主病。它脉静,此独动,则生病。夫脉固有动者,骭之少阴,臂之钜阴、少阴,是主动,疾则病。此所以论有过之脉殹,其馀谨视当脉之过。

比较二者,不难看出其间的方法关联和演变。针灸实践、经脉与脉诊之间这种源头上的密切关联,有助明了何以《黄帝内经》论针灸有大量脉诊内容,增强对其针灸临床经验的研究发掘意识。

如《灵枢·九针十二原》提到针刺中可出现一种反应现象"气至",对针刺治疗获效有重要意义,即"刺之要,气至而有效,效之信,若风之吹云,明乎若见苍天",并载有一种通过针刺后脉象变化判断"气至而有效"的方法。后世针灸临床虽然非常重视"气至",但一般只谈到从医者或患者的针下感觉来判断"气至"与否,且这种主观感觉难以体察和言传,向为针灸技法的要点与难点。而对察脉判断气至效果的方法,除了注解经文以外,罕见运用的记载。上述经脉与脉诊之间渊源关系表明,《黄帝内经》载述的这种方法,应是在针灸临床极为重视脉诊情况下的经验所得,而后世针灸临床普遍不重脉诊,其情形早有医家指出,如"世之专针科者,既不识脉,又不察形,但问何病,便针何穴"(《针灸问对》卷上),显然是此法于临床少有运用体验而近乎失传的重要原因。

学术的源与流

不同时期学术理论之间,有着内在关联和演变。简帛医书所提供的更大跨度的历史视野,可使我们的认识清晰度得以提高。以下试举两例。

(1)腧穴记述方式与经脉关系

首部针灸专著《针灸甲乙经》,对腧穴的记述方式,既不同于《黄帝内经》(如《素问·气府论》),也非后世习见,而是头身与四肢分别记述的形式,反映了四肢与头身不同部位腧穴的意义有别(参见本书《〈甲乙经〉针灸学术意义》)。其第三卷为腧穴专卷,包括定位、取法、与经脉关系等,总体以自然身形之头、躯干、四肢为顺序,分为两种记穴方式:头身按部位,进而按经脉;四肢部则直接按经脉记穴,始于末端。头身部腧穴与经脉的关系,大量的是以"某脉之会"(交会穴)的形式出现,即一穴与数脉相关联,实际反映了头身部腧穴的经脉归属有不确定的一面,而确定的经脉划分体现于四肢部尤其是肘膝关节以下腧穴。这与简帛医书中的经脉特点一致:始于四肢而走向头身,四肢部描述详细具体,躯干部描述简单模糊甚至缺如。这应该属于简帛脉书认识的延续和影响。这种看似自然简朴的记述方法,却恰恰蕴含着腧穴的特性与规律,形象地提示腧穴之头身与四肢不同所在与经脉的关系有别(参见本书《经脉系统重构》),也是经脉箭形向心走行影响巨大的反映(参见本书《经脉理论:从形式到本质》)。后世乃至现代绝大多数针灸书按照经脉、并且常以经脉流注次序列穴的方法,与此有着根本区别,无论对经脉还是腧穴,都未能在形式上彰显其规律性。

(2)《伤寒论》分证方法的经脉渊源

《伤寒论》以太阳、阳明、少阳、太阴、少阴、厥阴分类病证，一般称六经辨证，后世尊为辨证之祖。从经脉理论角度看，《伤寒论》所列六经病的主要表现，明显属于足六经病候范围和特征，古人已注意到这一点，却从病变规律角度解释，“伤寒只传足经不传手经”（朱肱《类证活人书》卷四）。如果将视野扩大到简帛医书，就会发现这是源自足六脉认识和运用的影响，属于认识方法而非疾病本身的原因。

简帛医书十一脉中，有关足脉的内容及其行文方式，与手脉相较有明显特点，简单罗列，就不难看出，如：对经脉的记述顺序为先足后手，《足臂十一脉灸经》是先述足脉后述手脉，《阴阳十一脉灸经》按阴脉阳脉分述，但仍各以足脉为先。其突出足脉的用意显然。经脉名称，《阴阳十一脉灸经》对上肢脉皆冠以部位名称，以明其所指，如“臂太阴脉”“肩脉”等；而对下肢六条脉，仅以阴阳命名，径称“太阳脉”“太阴脉”等。这种命名特点提示，足脉先于手脉而成熟，因此，只称“某阳脉”或“某阴脉”即可明其所指，而无需加“足”字以别之[1,2]。对足六经的这种称谓特点，直到《黄帝内经》仍留有大量遗迹。足脉循行，《阴阳十一脉灸经》中除太阴脉止于腹部外，余五脉皆经躯干至头部，分布范围远较手脉广，故足脉所主病候亦相应地较手脉广泛，具有全身性和数量多（数倍于手脉）的特点。此外，有关死候内容，都见于足脉文中。古人视诊死候水平为医技高低代表，帛书中即有《阴阳脉死候》之专文，《黄帝内经》有数篇论及，《史记·扁

[1] 袁玮.“十一脉”说之前可能存在足“六脉”说[J].上海针灸杂志，1988，7(1)：37-38.

[2] 赵京生.针灸经典理论阐释[M].上海：上海中医药大学出版社，2000：159.

鹊仓公列传》对两个名医诊生死病案的大量载述,都属这种认识的体现。

可见,简帛医书时代总结的医疗实践经验,已显现出足脉临床意义重于手脉,所蕴含对足脉的认识与强调,影响深远。

《黄帝内经》中,常见以足六经划分病症类型,如腰痛、疟疾等常见病中都有运用。《素问·热论》更以足六经分类、阐释伤寒热病,而该篇方法与《伤寒论》六经辨证形式的关联,显而易见。但《黄帝内经》以足六经分类,并非专为热病所设,而《伤寒论》的六经辨证实际上仍然属这一方法的延续和发展。足六经辨证属经脉辨证,经脉辨证的形成又是基于对经脉病候、经脉循行的认识。所以,《伤寒论》六经辨证的思想方法源远流长,它的较早形式为六经分证,而六经分证实际是以足六经分类病证,源头在简帛医书中即已显现的足脉的特殊性,与经脉的形成和早期认识有十分密切的关系[1]。

综上,针灸理论概念的主体内容形成于古代,历史性特点非常突出,同时,又传沿至今。这种性质特点,决定了相关古文献对理解与诠释针灸理论的直接价值,而不仅是一般意义上的历史资料;也决定了研究方法须从其形成演变过程入手,在理清学术史的基础上,诠释理论概念。

《黄帝内经》中的一些经脉腧穴理论,与《灵枢·经脉》篇阐述的十二经脉理论有明显的不同,在这些古经脉文献出土之前,难以有令人信服的解释,通过与简帛医学文献比较分析,可以看出,这些经脉腧穴理论是十一脉理论进一步发展的内容。对这些内容的阐释,如果忽略其内在关联与过程,很可能阐发得越多

[1] 赵京生.针灸经典理论阐释[M].上海:上海中医药大学出版社,2000:161-163.

反而离其原本认识越远。

经脉内容的繁简多少,主要反映针灸运用经验程度及其理论提升水平;经脉形式的不同,则取决于认识观念及理论指向。理论的建立,都是为着说明某种事理、表达某种思想认识。经脉理论的产生基础、运用及特点,没有因历史环境的变化而消失,而是不同程度的遗留、反映于发展着的医学理论和方法之中。对其理解、诠释和认识,也就需要有历史的观念和研究方法的把握。

简帛医学文献,虽然内容和形式都较简单、原始,却提供了更本真的内涵和面貌,对经脉理论概念的认识尤为珍贵,而任何认识都有其阶段性,也因此,简帛医书有着长久的文献研究价值。

上下内外:经脉脏腑相关探赜

关于命题的意义与内涵
经脉自身特点及其与脏腑关系演进

中医主要治疗手段——施用针灸与服药,其作用产生的途径,一从外,一由内。古人因此归纳为外治和内治两法,所谓"毒药治其内,针石治其外"(《素问·移精变气论》)。中医对人体的认识,相应地分为体外与体内两个角度,并以经络与脏腑两大理论与之对应。中医对疾病的认识,历来有外经病与内脏病的约略划分。经络于体表肢节联系内脏及器官,角度是由外而内;脏腑在体腔之内而联系体表和组织,角度是由内而外。所表达的人体组成、活动及其关系,概言之即上下内外、部分与整体;而对于有机统一体和站立形体特点,经络与脏腑,也都偏于各自的角度和一定范围的表达,二者从独立发生发展,到融合统一。经过演变的经络、脏腑理论,存在概念内涵复杂、界定模糊、理论构建掺杂主观想象、牵强理论完美性等问题。因此,对针灸理论,在整体上传承的同时,还需要细致分析,具体把握,才能深入理解而正确认识,进而指导应用和现代研究。

经脉脏腑相关的命题,正是上述焦点,相关讨论不厌其多,自提出之后数十年来已有不少学者进行探讨[1~5],从中西两个角度阐发了该命题的科学价值与研究意义,也论及研究中应注意的一些理论或方法问题。在此基础上,这里仅从有关经脉理论理解的角度,略作分析。

关于命题的意义与内涵

针灸学科中,与"经脉脏腑相关"同为现代提炼的重大命题,似乎只有"经脉所通,主治所及"。相较而言,本命题的关涉相当广泛,含义则相对模糊。那么,这个命题的意义何在?

一方面,经脉与脏腑的联系,是针灸的重要理论认识,也是中医基础理论内容,有大量的不同角度的论述。对这个并非新创,甚至是"老生常谈"的认识内容,以命题形式从头绪繁多的理论中提炼出来,简明表达,意在使我们在一定程度上跳出论说习惯,更清晰地审视和思考那些更具价值的宝贵经验、规律认

[1] 季钟朴.经络现象研究的今天和明天[J].中医杂志,1981,22(8):47-49.

[2] 季钟朴.经络研究思路的探讨[J].中西医结合杂志,1987,7(8):497-500.

[3] 国家中医药管理局科技司.经络研究进展[J].中国医药学报,1990,5(2):62-63.

[4] 李瑞午.经络研究中应该澄清的一些问题[J].中国针灸,1998,18(8):497-498.

[5] 周逸平.经脉-脏腑相关是经络理论的核心[J].针刺研究,1999,24(3):238-240.

识,促进对经脉本质、经脉与腧穴关系、脏腑及其与经脉联系等的重新思考,研究更为深入具体的科学问题。

比如,对经脉概念的涵义,一般概括为运行气血、联系周身两大方面,而以运行气血为首。但实际上,表达人体的上下内外联系,才是经脉本意的指向,并对针灸疗法的运用具有直接指导作用。本命题的提出,突显的是经脉的这一根本意义,有利于对经脉真正价值的认识和把握。

又如,分析经脉脏腑的相关性,可能出现如下思辨:在经脉方面,是与整条经脉通路的相关,还是部分、点位的关联;在脏腑方面,是一脏(腑)一经、一脏(腑)多经,抑或多脏(腑)一经,是只与内脏关联,还是包括组织、器官等。对这些问题,已有学者论及[1];还有学者指出了中医脏腑概念的特殊性及其与经脉联系的认识问题[2]。这关系到经脉脏腑相关研究方向的确定与内容的选择等。

另一方面,以经脉理论表达针灸实践中发现的机体各部关联现象,简括而言有两大方面,即上下和内外。这里的上下和内外,是基于言说角度而定的身体具体部位、位置、层次、范围等。经脉相对内脏为外,属层次;四肢相对头身为下,属位置;足经与脏腑的联系,既是内外联系,也有上下联系。如,足少阴经循行不至耳,但本经属肾,而根据中医理论,肾开窍于耳,则从理论上足少阴经与耳关联,显然,这是基于五脏与官窍的关系,是脏腑理论角度的解说,并非经脉的直接联系。所以,足少阴经与肾脏确有内外(层次)关系,而该经与耳的上下关系则难以排除说理

[1] 朱兵.系统针灸学:复兴"体表医学"[M].北京:人民卫生出版社,2015:324-325.

[2] 沈雪勇,刘西娟.对称经脉与不对称脏腑的联系[J].中医杂志,2000,41(6):379.

性推衍的成分。对这类经脉联系的内容,我认为,在现代研究中应特别注意辨析,谨慎对待。

本命题所及主要是机体内外关系,尽管涉及一定的上下关系,如下肢经穴主治在上的体内脏腑病,但并不等同或涵盖经脉表达的机体上下联系。针灸理论中,足六经根结,以足趾末端穴为"根",以头、腹、前阴为"结",表达了足经肢端穴作用于头身的特性及其经脉联系上下的原理;手足阳经根溜注入,以各经四肢肘膝以下穴(根、溜、注、下入)和颈部穴(上入)的内在关联,说明阳经联结四肢与头项(身)、贯通身体上下的联系特点,及上下腧穴的作用趋向。经脉理论中这些偏重于说明身体上下联系的规律,本命题并不能尽数囊括。

也因此,不断有学者探讨本命题的表达[1~4]。

上述种种表明,经脉脏腑相关命题本身还需要进一步明确内涵,否则就不可避免地影响研究内容或方向的选择,或曲解研究结果的意义。

经脉自身特点及其与脏腑关系演进

如前所述,本命题涉及范围宽泛,这对具体研究内容即相关性的确定颇为不利。仅从经脉角度来说,哪些内容应是更为重要的研究关注点?这取决于对经脉理论的理解认识。

[1] 季钟朴.经络研究思路的探讨[J].中西医结合杂志,1987,7(8):497-500.

[2] 李瑞午.经络研究中应该澄清的一些问题[J].中国针灸,1998,18(8):497-498.

[3] 朱兵.系统针灸学:复兴"体表医学"[M].北京:人民卫生出版社,2015:324-325.

[4] 张军,李定忠.论体表-内脏相关性与经络的联系[J].中国针灸,1995,15(2):27-29.

经脉名称,反映与脏腑的关系。在经脉理论形成过程中,与脏腑的联系由个别渐发展全面,对此,原本是以"经脉循行至脏腑"的形式来表达,至《灵枢·经脉》的十二经脉,却以脏腑冠名,从名称上确定了经脉与脏腑的一体关系,且以脏腑为主,经脉为次,如"肺手太阴之脉"之名。对这种关系性质、特点的认识,更是贯穿于机体生理、病理及治法等理论的构建,视之为人体具有的结构和功能。如《素问·调经论》言:

"五脏之道,皆出于经隧,以行血气,血气不和,百病乃变化而生,是故守经隧焉""帝曰:补泻奈何? 岐伯曰:气有余,则泻其经隧……不足,则补其经隧"。

受这种认识的影响,腧穴中数量最多的一类穴——五腧穴,被表达为"五脏六腑所出之处"(《灵枢·九针十二原》),其专篇《灵枢·本输》才会以"某脏腑出于……某经也"的特别方式记述各经脉五腧穴。

"肺出于少商,少商者,手大指端内侧也,为井木;溜于鱼际……注于太渊……行于经渠……入于尺泽,尺泽,肘中之动脉也,为合,手太阴经也。"

后世针灸理论发展,承袭了这种认识。如首部针灸专著《针灸甲乙经》记载手太阴经五输穴:"肺出少商。少商者,木也。在手大指端内侧,去爪甲如韭叶,手太阴脉之所出也,为井……"唐代《外台秘要方》针灸专卷,认为"夫五脏六腑精灵之气,顺脉而出,附经而入,终而复始,如环无端";其记载经脉腧穴的篇章名为"十二身流注五脏六腑明堂",以"肺人""大肠人"等脏腑称谓形式记述十二经脉及腧穴(实含任督脉)。

经脉命名因素中有脏腑名的形式,《黄帝内经》中除《灵枢·本输》篇有"足阳明胃脉"之谓以外,仅见于《灵枢·经脉》篇。尽管如此,这种经脉名称至隋《诸病源候论》中已多见,经唐《备急千金要方》、宋《铜人腧穴针灸图经》作为(章节名)规范称谓,一直影响至今。经脉与脏腑一一对应的"完美"关系,甚至径以脏腑名来指称经脉(如"肺经")的一体化进程,已经被后人视为当然如此的经脉脏腑关系形态。

如果持这种认识,就脱离了经脉理论自身的独特性,也就很难解释、理解如《针灸甲乙经》中所载足厥阴肝经原穴太冲主治病症这一类经验内容:(独立为句的"太冲主之"原文共12条,笔者大致编作三类)

● 环脐痛,阴骞两丸缩,坚痛不得卧。狐疝。腰脊相引如解,腰痛少腹满,小便不利如癃状,羸瘦,意恐惧,气不足,腹中快快。男子精不足。女子疝及少腹肿,溏泄,癃,遗溺,阴痛,面尘黑,目下眦痛。女子漏血。飧泄。

● 呕厥寒,时有微热,胁下支满,喉痛,嗌干,膝外廉痛,淫泺胫酸,腋下肿,马刀瘘,肩肿吻伤痛。暴胀,胸胁榰满,足寒,大便难,面唇白,时呕血。乳痈。

● 黄瘅热中善渴。痉互引,善惊。

三类病症中,数量最多的第一类病症集中在下焦,尤其是前阴。这个特点,在《黄帝内经》中更明显。《针灸甲乙经》所载的太冲穴主治病症,影响极为深远,至清代基本从之。

到明代《针灸大全》卷一《马丹阳天星十二穴并治杂病歌》,将太冲穴主治病整理简括为"能除惊痫风,咽喉并心胀,两足不能动,七疝偏坠肿,眼目似云朦,亦能疗腰痛";《医学入门·针灸·治病要穴》载太冲穴增治霍乱,"主肿满行步艰难,霍乱手足转筋";后清代《医宗金鉴·刺灸心法要诀》而有"太冲主治肿胀满,行动艰辛步履难,兼治霍乱吐泻证,手足转筋灸可痊"。

现代统编教材《针灸学》第5版将之进一步概括整理为:"头痛,眩晕,目赤肿痛,口㖞,胁痛,遗尿,疝气,崩漏,月经不调,癫痫,呕逆,小儿惊风,下肢痿痹。"在排列上不难看出,肝脏主病的特点已经明显。

至《针灸学》第7版为:"①中风、癫狂痫、小儿惊风;头痛、眩晕、耳鸣、目赤肿痛、口歪、咽痛等肝经风热病证;②月经不调、痛经、经闭、崩漏、带下等妇科经带病证;③黄疸、胁痛、腹胀、呕逆等肝胃病证;④癃闭,遗尿;⑤下肢痿痹,足跗肿痛。"对比第5版,可以发现,其内容调整和增减就更是符合对肝脏主病的认识,而太冲原本的主治特点只略剩痕迹。这提示了什么?

让我们重新回到经脉名称的问题。在加入脏腑因素之前,十二经脉以手足冠名是主要形式,这不仅因为这些经脉都循行四肢,而且起始于手足,走向头身;更为重要的是,具有远隔治疗作用的腧穴,几乎都集中位于肘膝以下。这与后来尊为正统的《灵枢·经脉》中的经脉形式之异,意义不可小觑。这些原始的名称、走向才是这些经脉最重要意义的表达形式,即四肢远端穴为重,主治指向头身。这个阶段的经脉联系及其病候是怎样的?仍以足厥阴经为例,笔者以往研究已指出,简帛经脉文献中,其脉由下肢上行,主要到少腹、前阴部,主病以前阴、小便、少腹病候为特征;《灵枢·经脉》中出现与肝、胆和目的循行联系,但病候中并无相应反映,而仍以前阴、小便、少腹病候为特征[1]。此外,足厥阴经之络脉、经别,以及根结理论中厥阴之结,都反映了这种循行联系和主病特点。太冲穴主治病症的经脉特点,《针灸甲乙经》之后的古代文献载述变化不大,而在近几十年明显向脏腑特点转变,原因或不止一端,而其中脏腑中心观念之深锢影响,显然无法脱咎。

[1] 赵京生.针灸经典理论阐释[M].上海:上海中医药大学出版社,2000:64-66.

既明于此,经脉不同类别的意义自会引出。本命题之经脉,涵盖了所有经脉。任脉、督脉,虽然与十二经脉并称为十四经,实则二者有根本区别,即任脉、督脉只在头身而不行四肢。这个差异反映在腧穴上,就是任督经穴的作用绝大多数都只限于局部,而近治作用是针灸施治处普遍具有的,与经脉意义几无关联(参见本书《被忽视的近治作用》);而某些腧穴具有远治作用,原理也与手足经脉有别(参见本书《经脉系统重构》)。因此,不同类别经脉与脏腑的关系,所反映的经脉意义有所不同。

　　以上简要分析提示,经脉理论对机体上下内外联系规律的表达有其自身特点,经脉与脏腑关系中掺杂非针灸实践的因素,在经脉、腧穴的形成演变过程中,这些关系的理论表达差异,形式与内容不尽相应等问题,不仅不能无视或回避,相反,正有助于对研究思路的拓展。有此意识,也才利于研究中充分注意经脉理论自身特点,避免观念先行的干扰和研究误区。

针灸视域下的身体表达

```
早期的认识
成形的认识
理论化形式
实用化倾向
理论认识的特点与意义
```

　　针灸疗法以体表刺激为治疗手段,施术与身体直接相关,尤其与体表最为密切,需要对体表组织结构及其与深层关系进行探究,从而促进身体相关知识的积累;对运用针灸的方法、效应、特点、规律等的理解与解释,以及相应法则规定等理论的建构,需要身体认识的基础。针灸作为古代医学理论成形时期的主要治疗手段,不仅其概念理论与身体认识相关,而且也影响有关身体认识的形成,二者相互促进。有学者指出:"各种医疗活动针对的主要是人的身体,不同时期、不同文化的医学理论的形成和医疗手段的发明无不建立在对身体的认识之基础上。"[1]从人的"身体"来说,针灸理论体现着"针灸"视角的一种人体认识,因此,欲更清楚地认识"针灸","身体"就不能在视域之外。身体研究,在20世纪的西方知识界已成显学,90年代经由日本、中国台湾而影响中国大陆学界,开始从思想史角度系统研究中国身体观的问题[2,3],而"在医学的领域中考察古代中国的身体观念,亦是相当富有激发性的课题"[4],并已有相关联的探索[5,6];对有关古代解剖与中医的关系,也有不少论著,其中切中肯綮者当推廖育群和聂精保两位学者的研究[7,8]。这里则主

[1] 余新忠.中国疾病、医疗史探索的过去、现实与可能[J].历史研究,2003(4):158-168.

[2] 李清良.中国身体观与中国问题——兼评周与沉《身体:思想与修行》[J].哲学动态,2006(5):21-27.

[3] 梁嵘.从东洋医学的生命观看针灸医学的特征[J].国外医学(中医中药分册),1996(6):21-23.

[4] 周瑾.多元文化视野中的身体[D].杭州:浙江大学,2003:21.

[5] 申咏秋.浅谈《黄帝内经》的人体观[J].中国医学伦理学,2007(3):35-36.

[6] 张桂赫,王春红,郭伟.中西文化映照之下的中医身体观[J].医学与哲学(人文社会医学版),2007(10):64-65.

[7] 廖育群.古代解剖知识在中医理论建立中的地位与作用[J].自然科学史研究,1987,6(3):244-250.

[8] 聂精保.中国古代解剖长期不发达的历史事实及其原因[J].湖南中医学院学报,1986(2):4-6.

要从针灸与有形身躯关系角度,对出土简帛医学文献和《黄帝内经》中相关内容做初步梳理,分析针灸理论形成时期的身体相关概念理论,探讨对针灸的理解认识问题。

早期的认识

简帛医书中,尤其是关乎针灸、经脉的文献,较为集中出现有关身体组织的内容。盖因治疗的实施是在身体体表完成接触性操作:灸法是在皮肤上直接灼艾;刺法施术要破皮肉,或刺脉管以出血,所谓"用砭启脉",或割刺痈肿而排脓,以及刺阴囊[1]等。这些实际涉及外科技术的治法需要了解身体组织,同时也促进着对身体尤其是体表组织结构及其与深层关系的知识积累。

马王堆帛书《阴阳脉死候》论述了三阴三阳脉病变中出现不治情况的表现("死候")和原理,对这些情况或表现的划分,是从身体构成的角度,如阳脉死候是"折骨列(裂)肤",阴脉死候是"肖(腐)臧炼(烂)肠";对具体症状,则细分作"肉、骨、气、血、筋"五种死候(具体内容见下文《脉书》)。从身形角度来看,这些内容所呈现的人体基本组成结构是,整体为内外两部分,外之骨肉,内之脏器;整体尤其躯壳又包括肉、筋、骨、气、血的不同成分。

这些内容,也见于此后出土的张家山汉简《脉书》(称"死征"),并且更为丰富,如论运动对机体健康的作用,"动者实四支而虚五臧,五臧虚则玉体利矣",是以肢体与五脏概括身体整体结构;对身体基本构成与功能有简明论述,如"夫骨者柱殹,筋者束殹,血者濡殹,脉者渎殹,肉者附殹,气者昫殹";

---

[1] 周祖亮,方懿林.简帛医药文献校释[M].北京:学苑出版社,2014:121-122.

对其异常的论述,如"骨痛如斸,筋痛如束,血痛如涩,脉痛如流,肉痛如浮,气动则慢(擾)";对死征的论述,如"唇反人盈,则肉先死;龈齐齿长,则骨先死;面墨目圜视雕,则血先死;汗出如丝,槫而不流,则气先死;舌捆橐拳,则筋先死"。对身体基本组织为骨、筋、脉、肉的认识已经形成,涉及组织构成、功能特性、病痛特点、病变机制等有内在关联的多个方面,论说虽然较简单,但内容之间相互关联,具有一定系统性和整体视角,属医学理论的形成阶段;血、气,被视为形成身体的物质,而且显然是着眼于活体,这也是中医观看人体的一个鲜明特点。

所以,尽管具体内容是论述死候,却概貌性地反映了当时对人体解剖知识的相关认识,以及与针灸治疗手段的内在关联。而且,这种对身体的整体与各部表达特点,影响深远。

成形的认识

至《黄帝内经》时期,"皮肉脉筋骨"作为一个相对固化的整体被广泛运用,在身体组织构成的基本含义以外,又用于说明更多功能或原理,因而已经部分脱离了原本的形态实体,渐成抽象概念。

(1)脱胎于简帛文献的内容

《脉书》集中论述的"死征"和用砭石刺痈,在《黄帝内经》中分别被《灵枢·经脉》和《灵枢·官针》化裁而用,成为五脏阴脉"气绝"之候和针刺深浅原则之论。即原本的肉、骨、血、气、筋五种,变为"肉、骨、血、皮肤、筋",完善了从皮肤到骨骼的基本组织构成认识,并且分别对应五脏经脉及五行,合于五脏所主五体。如《经脉》篇"手太阴气绝则皮毛焦,太阴者行气温于皮毛者也,故气不荣则皮毛焦,皮毛焦则津液去皮节,津液去皮节者则爪枯毛折,毛折者则毛先死,丙笃丁死,火胜金也",以及

《官针》篇"疾浅针深,内伤良肉,皮肤为痈;病深针浅,病气不泻,支为大脓……"针灸理论中有关身体认识的传承与发展由此可见一斑。

（2）对身体结构的划分方法

简帛医书对身体结构的二分法,被承袭而用。《灵枢·师传》说:"身形支节者,脏腑之盖也。""身形",主要指躯干/躯壳。《灵枢·邪气脏腑病形》:"首面与身形也,属骨连筋,同血合于气耳。"对头面、身形、四肢,《黄帝内经》中虽然有清楚的区分认识,但一般论述身体,只言身形和四肢,而多不专门陈列或论及头面,且头面的内容往往包含在前者之中。头,只是作为目之府,如"头者精明之府"（《素问·脉要精微论》）;相关之脑,也是从"髓之海"（《灵枢·海论》）角度认识;头面之五官,隶属、通于五脏,所谓"五官者,五脏之阅也"（《灵枢·五阅五使》）。因此,身形、五脏,就代表了人身整体。所谓"志意通,内连骨髓,而成身形五脏"（《素问·调经论》）。而内脏以外的病痛,往往就以"身形"涵盖躯干和四肢,如《素问·调经论》所说"五脏者,故得六腑与为表里,经络支节,各生虚实,其病所居,随而调之。病在脉,调之血;病在血,调之络;病在气,调之卫;病在肉,调之分肉;病在筋,调之筋;病在骨,调之骨……身形有痛,九候莫病,则缪刺之"。《灵枢·百病始生》所云"卒然逢疾风暴雨而不病者,盖无虚,故邪不能独伤人,此必因虚邪之风,与其身形,两虚相得,乃客其形",对身体的认识视角,是从内外着眼,在一定程度上仍是基于医治方法或途径。

（3）身形内容与针灸的关联

对于四肢和身躯的基本组织构成、特点等,《灵枢》中多次论及,如《根结》篇谓之"五体"（"言人骨节之小大,肉之坚脆,皮之厚薄,血之清浊,气之滑涩,脉之长短,血之多少,经络之数"),《寿夭刚柔》《经水》等篇也有大体相同的论述,《卫气失常》篇谓"皮有部,肉有柱,血气有输,骨有属",体现出对这方面内容的重视及与针灸的关联。

"脉"的意义演化。《灵枢·经脉》是经典经脉理论专篇,奠定了经络体系的理论基础,内容脱胎于简帛医书载述的十一脉。这样一篇有关针灸核心理论的文献,开篇即言:"人始生,先成精,精成而脑髓生,骨为干,脉为营,筋为刚,肉为墙,皮肤坚而毛发长,谷入于胃,脉道以通,血气乃行。"虽然是论人体的发育成形,却蕴含有关身体认识的丰富信息,值得深入体会。其一,所论身体构形和基本物质,即"骨、脉、筋、肉、皮肤,血、气",已是成熟的认识,对针灸疗法有重要意义;其二,"脉"是身形组成成分之一;其三,突出和强调"脉"在身体组织和功能中的重要性,赋予运行气血之"(经)脉"的理论核心地位。在理论层面上,使身形知识在针灸领域具有特别意义。原本基于身体实体组织描述的十二脉,经调整改造其走行、分布、联系等,成为身体功能说理的基础。后人对经脉理论的核心地位、经脉运行气血功能等,强调有加,而对将经脉作为身体组织之一,身体组织构成及其与针灸关系的认识等,缺乏深刻理解,很少专门的系统论述,也影响对针灸理论体系应有的理论范畴的认识。

"血、气"与身形关系的变化。"血、气"在汉简《脉书》中尚与"肉、脉、筋、骨"并列,以后就逐渐与形体组织分别而论。《黄帝内经》中,可见以"血(血气)"代"脉",如"手少阴气绝则脉不通……其面黑如漆柴者,血先死"(《灵枢·经脉》),论"脉不通",却言"血先死";"然皮有部,肉有柱,血气有输,骨有属"(《灵枢·卫气失常》),此"血气"实从脉而言。"脉",因分别为经脉与络脉,则可见以"经、络"代不同意义的"脉",如《灵枢·官针》九刺之"经刺……刺大经之结络经分也""络刺……刺小络之血脉也";五刺之"豹文刺……取经络之血者,此心之应"。而这种表达形式演变的痕迹,于"气"就不明显,但仍可寻一二,如五刺中的"半刺……以取皮气,此肺之应","皮气",位置与刺脉的豹文刺中"经络之血"相对,但皮和气二字连用的表达,以及应肺之巧妙而使其愈加隐蔽。

"溪谷"概念与针灸关系。溪谷(亦作"谿谷"),是出现于《黄帝内经》的一个身体组织结构概念,有关其形态特点、功能、意义等的论述,集中于《素问》,如"肉之大会为谷,肉之小会为溪,肉分之间,溪谷之会,以行荣卫,以会大气"(《素问·气穴论》),"此皆卫气之所留止,邪气之所客也,针石缘而去之"(《素问·五脏生成》),即肌肉(分肉)之间形成的大小空隙,体表可呈现凹陷,是气血流行、邪气入客之处,也是针刺刺治部位。如此重视这样一种并非独立结构的身体组织,盖因针灸施治的需要;"分肉之间"为常用针刺部位或层次,其刺法称"分刺""合谷刺",皆见于刺法专篇《灵枢·官针》。所以,"溪谷之会"在功能和意义上类似于腧穴,而称"溪谷三百六十五穴会"。同样原因,常用于刺出血的体表络脉,谓之"孙络三百六十五穴会"。溪谷之会、孙络之会,与"气穴三百六十五",都建立在脉、血、气的概念上,成为独特的针灸角度的身体体表认识。

理论化形式

皮、肉、脉、筋、骨为身体构成组织,"脉"是其中一个部分而已,由于所行气血的作用在于全身,在运达过程中网络连通上下内外,具有基本的维系机体生命活动意义,因此,由"脉"概念演化形成的经络系统在其中最为重要,十二经脉在有关身体理论体系构建中起着核心作用。不仅是有关"脉"的理论发展围绕着十二经脉,皮、肉、筋等概念的理论发展也围绕、仿照最先成形的十二经脉系统来表达,形成十二皮部、十二经筋、十五络,及其以骨度形式呈现的骨骼系统(《灵枢·骨度》:"先度其骨节之大小广狭长短,而脉度定矣""此众人骨之度也,所以立经脉之长短也")。如表18所示。由这些系统综合构成有关身形认识的理论体系,说明更为复杂的功能与病变、治法与效应的原理。如《素问·皮部论》所说"皮有分部,脉有经纪,筋有结络,骨有度量。其所生病各异,别其分部,左右上下,阴阳所在,病之始终",体现了这种更高理论层面的身体认识及其意义。

表18　身形组织及其理论化形式

文献	组织基础	理论体系
《素问·皮部论》	皮	十二皮部
《灵枢·经脉》	脉	十二经脉
《灵枢·脉度》		十五络(十二络,加任督络脉及脾之大络)
《灵枢·经筋》	筋、肉	十二经筋
《灵枢·骨度》	骨	骨骼系统

实用化倾向

(1)指导和说明刺法

如前所述,在有关针灸疗法的文献中,频频出现身体组织结构的内容,是因为针灸治疗的方法与身体体表直接相关。在《黄帝内经》中,这种相关性已经体现于具体刺法,即根据不同体表组织与层次深浅,使用不同针具,选择不同施术处,施以不同针刺方式。以专论刺法的《灵枢·官针》篇为例,篇中将针刺技法分为"九刺""十二刺""五刺"三类,各有不同角度,分别"应九变""应十二经""应五脏"。

1)不同组织层次病变的适用针具

病在皮肤——镵针

病在分肉间——员针

病在经络痼痹者——锋针

病在脉——铍针

病在五脏固居者——锋针

2）不同组织层次病变的刺法

"九刺"中：

输刺……刺诸经荥输脏腧。

远道刺……刺腑腧。

经刺……刺大经之结络经分。

络刺……刺小络之血脉。

分刺……刺分肉之间。

毛刺……刺浮痹皮肤。

焠刺……刺燔针则取痹。

前4种刺法（输刺、远道刺、经刺、络刺），所刺的组织、部位都属于身体组织之"脉"的范围或分化，即输刺、远道刺是针刺（经）脉气所发的腧穴，经刺、络刺是针刺经脉（实为经脉行经范围内的"结络"）和络脉。焠刺，即刺"筋"；"刺燔针则取痹"是以经筋刺法之燔针（"燔针劫刺"）代表刺"筋"。

"五刺"，所刺为皮、肉、脉、筋、骨等组织，分别对应五脏，即按五脏理论推论不同刺法作用的范围。如：

半刺……无针伤肉，如拔毛状，以取皮气，此肺之应也。

豹文刺……以取经络之血者，此心之应也。

关刺……尽筋上，以取筋痹，慎无出血，此肝之应也。

合谷刺……针于分肉之间，以取肌痹，此脾之应也。

输刺……深内之至骨，以取骨痹，此肾之应也。

3）说明不同针刺深浅的作用及反应：该篇论"三刺则谷气出"的问题，即一个针刺施术过程所及浅、中、深层体表组织，产生不同作用与反应。先浅刺透皮而出"阳邪",再刺稍深而出"阴邪",最后刺入较深的分肉之间而引出"谷气"反应,这是产生治疗作用的表现。

(2)说明体表不同部位的组织特性

腧穴是针灸部位中最富理论色彩的内容,其中最系统也是数量最多的为五输穴。十二经脉于四肢部位都有五输穴,分布于手足末端至肘膝关节,分别归为"井、荥、输、经、合"五类,这些称谓都以水流为喻,用以形容腧穴所在体表组织由薄浅到丰厚的过渡,以及相应的气血由肢端流向体内脏腑的特性,即肢端腧穴是气血从体内出体表为"井",肘膝关节处腧穴是气血从体表入体内为"合",肢端到肘膝之间腧穴是气血从细流到盛大为"荥、输、经"。又如,头部腧穴,因所在之处皮肉薄少,所以为"浮气在皮中"(《素问·气府论》)。

(3)说明人体整体功能联系

对基于实体组织、起始于四肢部位描述的"经脉",按照对机体功能活动(气血生成与运行、身体上下内外联系、整体功能协调等)认识表达的需要,通过添加分支联系、配齐脏腑联络、改变半数经脉起始部位等主动性调整,形成新的十二经脉形式。新形式十二经脉的具体内容,虽然仍以实体组织表达,但在形成基础、意义指向等方面都有别于原初。

(4)说明外邪路径,指导诊察方法

始见于简帛脉学文献的身体结构二分法,在《灵枢》中发展为理论程度更高的发病原理表达,如"邪之中人也,无有常,中于阴则溜于腑,中于阳则溜于经""身之中于风也,不必动脏。故邪入于阴经,则其脏气实,邪气入而不能客,故还之于腑。故中阳则溜于经,中阴则溜于腑"(《灵枢·邪气脏腑病形》)。

十二皮部(《素问·皮部论》),将皮肤按照三阴三阳划分,为十二经脉所统辖,是相应络脉(浮络)分布的最浅层,所谓"凡十二经络脉者,皮之部也",内连脏腑的经脉以此外达皮肤,从而沟通身体内外,这样就完善了以经络连接内外的身体整体联系理论。因此,皮部代表身体的最外层次,且这种联系也为感受外邪而发病提供了理论说明:外邪犯人,由皮肤而入络脉,进而入经脉,最后至脏腑,即"邪之始入于皮也,泝然起毫毛,开腠理;其入于络也,则络脉盛色变;其入客于经也,则感虚乃陷下""夫子言皮之十二部,其生病皆何如? ……皮者脉之部也,邪客于皮则腠理开,开则邪入客于络脉,络脉满则注于经脉,经脉满则入舍于腑脏也。故皮者有分部,不与而生大病也";而通过诊察"络脉盛色变",可判断所病经脉及其性质,如在阳明经范围的皮部,其浮络形色异常,则提示病在阳明经络,即"视其部中有浮络者,皆阳明之络也。其色多青则痛,多黑则痹,黄赤则热,多白则寒,五色皆见,则寒热也"。

体表脉动,早在简帛脉书中就有专门论述,然而,对"脉"的这一现象的关注,并没有更多地引向对其组织结构的进一步具体探究及功能分析,而是集中于观察、探寻脉动与病变之间的关联,将积累的经验,在十二经脉框架内基于阴阳观念来说明意义,发展出人迎寸口诊脉法,独用于针灸临床。

这些认识,形成察络色以诊外、按脉动以知内的诊察方法。

理论认识的特点与意义

以上列举的古代文献有关论述及形式,都表明对身体体表认识和表达与针灸治疗手段密切相关。

"脉"是身体组织构成之一,在身体认识中被赋予特殊意义。这起源于脉与针灸的早期密切关系,也是身体结构划分为体表与体内的认识基础。体表,以皮肉脉筋骨表达;体内,以五脏六腑表达。脉所分化的经、络,被用来说明机体联系途径、气血循环通路、腧穴主治规律等。以十二经脉为核心,又产生形式相似的十二经筋、十二皮部等,共同构建起有关身体知识理论体系,用以阐明功能活动、病变机理及诊察方法,说明针灸经验规律、指导刺法运用等。具有一定层次结构特点的皮、肉、脉、筋、骨等身体组织概念,被广泛用来说明针刺操作的方法与特性。这些由"针灸"关联起来的身体认识,基于身形组织构成实体的知识,拓展数量有限的概念的外延,在一定观念指导下,架构起内容丰富、解释力强的人体说明理论,具有明显实用化倾向,是一种以应用为目的的身体观(理论)。在一定程度上,针灸本身就是发现和认识人体本身的方法与过程,且针灸角度身体认知的这种特征,也是偏重实用理性的中国传统思维的结果[1~3]。上述特点与演化,实际上反映或者蕴含于理论概念本身,也是不少针灸概念内涵缺乏确定性与明晰性的主要原因之一。

所谓针灸理论,其自身性质首先是古人对身体的认知,进而,是针灸视角的身体理论。在对其研究、理解中,如果囿于"针灸"方面,就容易游离"身体",反而不利于认清针灸"自我"。站在人体认识层面看待针灸理论体系,才能对针灸角度的人体认识有所自觉,更易于分辨其不同于其他医学体系的根本特质。

针灸理论体系构建,有关身形概念理论,应是完整体系结构

[1] 陈志良.论中国传统思维方式的基本特点[J].社会科学战线,1992(1):74-81.

[2] 黄文贵.中国古代哲学思想对科技发展的影响[J].科学技术与辩证法,1998,15(6):44-46.

[3] 陆航.作为中西哲学桥梁的身体哲学[N].中国社会科学报,2011-07-05(017).

的一个范畴,为针灸疗法特点在理论层面的体现。综合《黄帝内经》有关认识,人体由头身与四肢构形,以五体和脏腑组成。以这种二分法,将人身整体分为身形与脏腑,相应有体表和内脏两个层次。杨上善分类和注解《黄帝内经》,尚有这种身体意识,对有关针灸内容的理解认识自有不同,在《太素》中设"身度"卷,将经筋内容归入其中(与骨度、肠度、脉度等内容并列),而不是归于"经脉"卷。然而,此后更普遍的情况是有关身形理论范畴的缺失,包括现今以教科书为代表的针灸理论体系框架。有关身体的理论概念,在针灸理论体系结构中唯有由脉演化的经络范畴,其理论统领地位的一再强化,滥用也就不可避免;尤其是与体表组织直接相关的刺法,其理论明显薄弱,对多样刺法的原理说明作用有限,不仅影响其临床指导性,也有碍技法的新创丰富,而转换认识视角,从具体组织结构考虑,则或形成效验显著的针刺方式,或寻得相应原理解释,皆与此不无关系。从针灸学术演化来看,这些"新"内容多数实为前人认识的再发现。对诸如"在筋守筋""在骨守骨"这类针灸治疗原则,以及《灵枢·官针》针刺体表不同组织层位等内容的合理解释,就要跳出视经络理论为圭臬的认识窠臼,区别不同性质的理论成分,明确皮肉脉筋骨等身形范畴概念与经络范畴概念的不同意义,而除了考辨性分析或长时间实践的经验体悟以外,在理论层面的"先验"性解决则需要在体系结构中纳入身形范畴。

———————

　　除却其他因素,简单来说,针灸治疗手段与身体的直接关系,形成针灸视角特点的人体认识。基于数量有限的人体组织结构概念,既用其形体本义,也表达推演的功能、原理等,使其理论概念含义与性质复杂。因而,对其诠释的角度就不能是单一的,理解也不可能是容易的,其完整理论体系结构则不应缺失身形范畴。进一步来说,深透理解和研究针灸理论,丰富和发展针灸疗法,需要针灸与身体不同视角的全面把握。

《甲乙经》针灸学术意义

体现于成书结构中的理论认识

腧穴主治及妇儿病针灸治疗

皇甫谧改动原文的得失

皇甫谧编撰的《针灸甲乙经》,是我国现存最早的针灸学专书,在针灸学的发展过程中占有重要地位,并且很早就传到邻国,对国外(如日本、朝鲜等)的医学也有深远影响。这里主要从常被忽略的成书组织结构这一视角,分析认识本书的重要学术理论意义。

体现于成书结构中的理论认识

《针灸甲乙经》乃类编性的医书。皇甫谧所做的主要工作是将三部黄帝书(《素问》《九卷》《明堂》)重新分类编排,在其学术观念指导下对既有针灸理论、知识、方法进行系统分类整理,且整理思路、类编框架有充分预设。他本人的医学认识及原书的一些特点,主要凝固为《针灸甲乙经》成书结构形式,通过全书的编写方法,诸如内容取舍、归类编排、文字改动等间接地传达和体现,潜在地却是巨大地影响着后人对针灸学内容的认识,也因此成为研读《针灸甲乙经》的非常重要的切入点。

(1)针灸理论基础的确定

《针灸甲乙经》虽以"针灸"名之,然而书中内容的编排顺序,却是第一卷先论脏腑气血阴阳,第二卷始论经络。卷一目录如下:

卷之一

精神五脏第一

五脏变腧第二

五脏六腑阴阳表里第三

五脏五官第四

五脏大小六腑应候第五

十二原第六

十二经水第七

四海第八

气息周身五十营四时日分漏刻第九

营气第十

营卫三焦第十一

阴阳清浊精气津液血脉第十二

津液五别第十三

奇邪血络第十四

五色第十五

阴阳二十五人形性血气不同第十六

这样的安排体现了皇甫谧要突出脏腑气血阴阳是针灸学基础理论的重要构成,示人掌握针灸疗法亦须明了脏腑气血阴阳,强调医学基础理论的共通性。在日渐忽视针灸学中医特性的今天,这一认识更具意义。此外,皇甫谧视体质为医学理论基本内容,在该卷专列一节收入《灵枢》中《阴阳二十五人》《五音五味》《行针》三篇有关体质的论述,通过这样的位置安排、集中汇编,凸显出这部分内容的地位与意义,符合中医临床尤其针灸临床的特点,其理论意义和实用价值都不应忽视。而现代中医统编教材编入体质内容不过是近年的事。

(2)针灸理论知识的系统化

《针灸甲乙经》全书内容的安排,依照脏腑、经络、腧穴、诊查(脉诊)、刺法、各科病症治疗的顺序,呈现出基础理论知识、临床技法、病症治疗等各部分内容之间的内在逻辑关系,系统而明确。将理论与临床结合为一个整体,反映了皇甫谧对针灸学体系构成的认识。其中各类病症的总体次序是:外感病、内伤病、头面五官病、妇人病、小儿病,前两类又各有经脉辨证和脏腑辨证的分别。经过皇甫谧的这番梳理编次,黄帝三书的针灸内容得以系统化,一门独立的"针灸学"体系至此已经呈现并得以确立。《针灸甲乙经》为后人系统学习经典著作中的针灸论述、把握内容的主次先后,提供了一个很好的文本。作为一部学科专著,对专业理论的系统和内容的结构,起到了一种典范的作用,至今同类针灸书的基本编写模式仍然如此。

试看第二卷的篇目安排:

十二经脉络脉支别第一(上)

十二经脉络脉支别第一(下)

奇经八脉第二

脉度第三

十二经标本第四

经脉根结第五

经筋第六

骨度肠度肠胃所受第七

与卷一论脏腑气血的内容相对,本卷主要安排与经络有关的内容,由此可见两卷的类别划分明确。本卷主体内容为经脉理论,其中一些内容未完全反映于目录,实际包括的内容按出现次序为:十二经脉(循行分布、经脉病候、盛虚脉诊、经脉气绝表现、经脉脉动);经络诊察,十五络脉/穴,十二皮部,十二经别;奇经八脉;脉度;十二经脉标本;经脉根结;十二经筋;骨度;以及消化道度量。这些原本散见的经络理论及相关知识，通过皇甫谧的分类编排，得以系统化呈现。

在卷二的七节内容中，第一节《十二经脉络脉支别》中列入十二经脉、经脉气绝、十五络、皮部、十二经别等内容，视为同一体系的理论。在十二经脉络脉、奇经八脉两部分之后列《脉度》，知其以这两部分为经络系统的组成。《经筋》的部分没有紧排于十二经脉和奇经八脉之后，而是列于《脉度》《十二经标本》《经脉根结》等之后，与《骨度肠度肠胃所受》等论身形、肠胃解剖的内容置于卷末，这透露出皇甫谧视经筋近于身形组织而远于直接构成"经络系统"的成分，偏于形而少于用。持这种认识的不仅只皇甫谧，如在《太素》中，经络内容在第八、九、十卷，经筋则与骨度、肠度、脉度编在一起而远在第十三卷。但其后有影响的针灸书中，明代高武的《针灸节要》将十二经筋紧列于十二经脉、奇经八脉和十五络脉之后，并被《针灸大成》仿照。皇甫谧以十二经脉络脉体系为经络理论核心，以十二经脉络脉和奇经八脉为经络系统，以经筋为经络相关理论，继承了《黄帝内经》的经络理论认识，引导后人正确理解十二经脉及其相关理论。

（3）四肢与头身不同部位腧穴的意义有别

据《针灸甲乙经》自序，《明堂》以腧穴及针灸治疗等实用性内容为主，这部分内容在《针灸甲乙经》中主要见于第三卷及第七卷以后。第三卷集中记述腧穴的定位、取法、与经脉关系、刺灸方法等，其最为特别之处是腧穴的排列顺序。这部分内容的意义要从两个方面来认识：

第一，以自然身形为总体记穴顺序。书中对腧穴的记载，有一定的顺序，总体依照头、躯干、四肢的自然身形部位，上下中旁依次排列，头身穴自上而下，由中而旁，四肢穴始于末端的顺序来记述。具体来说，其顺序为：

由头→项背(腰骶),面→颈→肩→胸→腹,上肢→下肢。

从阴阳属性来看,身形主干部位的先后次序为先阳后阴,贯穿着阴阳思想。总体上,指导腧穴记述顺序的原则是身形部位和阴阳,分为头、躯干、四肢三部,先上后下,头身先阳后阴,四肢先阴后阳。这种排列方法,使读者如同面对人体点穴,依照自然身形的特点,在阅读腧穴的具体定位之前,已经意会腧穴在人体的大致区域;掩卷而思,则如见人形,依自然身体部位回忆、再现腧穴所在,可以说是充分利用了形象记忆法。而且在第七卷以后论病症针灸治疗取穴时,腧穴出现的顺序总体上也是如此。这表明皇甫谧在"撰集三部"时,对全书内容安排有周密的计划。了解这种统一的体例、潜在的规律性,对我们研读《针灸甲乙经》、正确理解其内容,是很有帮助的。请看记载腧穴部位的卷三之部分目录(注意部位的先后):

头直鼻中发际旁行至头维凡七穴第一

头缘耳上却行至完骨凡十二穴第五

背自第一椎循督脉行至脊骶凡十一穴第七

面凡二十九穴第十

胸自气户侠输腑两旁各二寸下行至乳根凡十二穴第十六

腋胁下凡八穴第十八

腹自鸠尾循任脉下行至会阴凡十五穴第十九

手太阴及臂凡一十八穴第二十四

足阳明及股凡三十穴第三十三

第二,头身穴与四肢穴的记述方式不同。第三卷记穴实际由两大块组成:第一块为头身,第二块为四肢。头身穴按部位、四肢穴分经脉来排列。头身部依上下、中旁的线型位置记穴,在不违逆这一顺序的情况下按经脉列穴。四肢部则直接按经脉记穴。头身部腧穴与经脉的关系,大量的是以"某脉之会"的形式出现,一穴与数脉相关联,作为经脉体表循行线的基点,实际反映了头身部腧穴的经脉归属有不确定的一面,而确定的经脉划分体现于四肢部尤其是肘膝关节以下腧穴。这种看似自然简朴的记述方法,却恰恰蕴含着腧穴的特性与规律。其中很特殊的是:四肢腧穴按经脉排列,皆由手足末端按向心性顺序记述。这是基于四肢腧穴对远道部位所具有的特定治疗作用,以经脉形式体现和表达的腧穴主治规律。经脉表达形式的差异,反映腧穴主治的纵向规律性不同;腧穴表达形式的差异,意味着腧穴主治的横向部位间区别。

这种情况已经反映于《黄帝内经》的有关论述,尽管不如《针灸甲乙经》的形式明显。《灵枢》中论述指趾端至肘膝之五输穴内容的篇名称作"本输"。南宋史崧说:"井荥输经合者,本输也。"(《灵枢经》叙)《素问·气府论》记述归经腧穴,肘膝以下穴皆为一致的简略形式,其他部位腧穴则一一列出,如:

足少阳脉气所发者六十二穴:两角上各二,直目上发际内各五,耳前角上各一,耳前角下各一,锐发下各一,客主人各一,耳后陷中各一,下关各一,耳下牙车之后各一,缺盆各一,掖下三寸,胁下至胠,八间各一,髀枢中旁各一,<u>膝以下至足小指次指各六俞</u>。

手太阳脉气所发者三十六穴:目内眦各一,目外各一,颧骨下各一,耳郭上各一,耳中各一,巨骨穴各一,曲掖上骨穴各一,柱骨上陷者各一,上天窗四寸各一,肩解各一,肩解下三寸各一,<u>肘以下至手小指本各六俞</u>。

四肢远端腧穴位于人体最下处(取四肢着地的姿势更为直观),这个"远端"以肘膝为界,凡肘膝以下腧穴《黄帝内经》视为同类,这类腧穴的意义都是对上(头身)的。对四肢部腧穴作用特点和规律的这种认识,《针灸甲乙经》中有两种体现形式,一

是如上所言四肢部穴按经脉记述；一是卷三的篇目名，其形式
为：经脉名+部位名，即上肢经脉名+臂，下肢经脉名+股，如：

手太阴及臂凡一十八穴第二十四

足太阴及股凡二十二穴第三十

其手太阴、足太阴之经脉名谓肘膝以下腧穴，其臂、股谓肘
膝以上的四肢穴。以四肢而言，同一经脉腧穴以肘膝部位区别
为两种不同表述方式；以全身而言，同一经脉腧穴按照头身与四
肢两种方式记述，正是腧穴在四肢以肘膝为界、经脉在全身以四
肢为界的不同形成背景及意义在记述形式上的清楚体现。

《黄帝内经》中系统论述全身腧穴与经脉关系的是《素问·
气府论》，篇中的腧穴都按经脉而顺序排列，尽管只论及手足六
阳经和督任冲三脉，但指导思想明显是以经统穴，腧穴归经。然
而《针灸甲乙经》没有完全采取这种方法，而是头身穴分部、四
肢穴分经，这很可能就是《明堂》的体例，其中蕴含着对腧穴与
经脉关系、经脉规律的深刻认识。编者皇甫谧对腧穴排列方法
的取舍，体现他对这种认识的一种认同。

上述记穴方法，与后世乃至现代多数针灸书按照经脉并且
常以经脉流注次序列穴的方法，有着根本的区别。这是很值得
我们深思的重大学术问题。

腧穴主治及妇儿病针灸治疗

《针灸甲乙经》所汇集的三部书中，《明堂》主要为腧穴及针
灸治疗内容，加之《九卷》和《素问》的腧穴记载，使该书的腧穴
内容大为丰富，集中反映了积累至汉代的腧穴成就。概括而言，
包括腧穴的量与用两个方面，而关于腧穴数量方面已有不少论
述，此不赘述。这里主要分析与用穴相关的腧穴主治内容。

（1）关于腧穴主治概念

针灸治疗经验丰富的主要方面之一是腧穴所治病症逐渐增

多,使医家对腧穴主治病症范围的认识逐渐深入,这是腧穴主治概念的形成基础。就《针灸甲乙经》腧穴所治病症的范围来看,较之《黄帝内经》有了很大扩展。如手阳明经的曲池穴,在《灵枢》中未见单独取用,如《经脉》篇载手阳明经的病候为"是动则病齿痛颈肿。是主津液所生病者,目黄口干,鼽衄,喉痹,肩前臑痛,大指次指痛不用。气有余则当脉所过者热肿,虚则寒栗不复"。《针灸甲乙经》中曲池穴所治疗的病症,在其经脉病候的基础上扩大了许多:

伤寒余热不尽,曲池主之。(卷七第一下)

胸中满,耳前痛,齿痛,目赤痛,颈肿,寒热,渴饮辄汗出,不饮则皮干热,曲池主之。(卷八第一下)

肩肘中痛,难屈伸,手不可举,腕重急,曲池主之。(卷十第五)

目不明,腕急,身热惊狂,躄痿痹,瘛疭,曲池主之。(卷十一第二)

癫疾吐舌,曲池主之。(卷十一第二)

喉痹不能言,温溜及曲池主之。(卷十二第八)

仅从此例已可看出,至《针灸甲乙经》时古人在腧穴的应用方面已经积累丰富的实践经验,对腧穴所能治疗的病症进行归纳整理,形成一定的认识和形式,用以指导临床应用。

对于腧穴的选用,早期以单穴为主,这在《黄帝内经》中很明显,然《针灸甲乙经》卷七以后的治疗部分也仍然如此,其中《明堂》内容的主要形式是"病症+某穴主之"。"某穴主之"类似腧穴主治的表述,但却是"以病统穴",而不是后来习见的"以穴统病"的表达方式。此外,《针灸甲乙经》中还有一些多穴条文。因此,学者们对这部分内容的性质归属是治疗用穴(针灸方)还是腧穴主治,尚存有不同看法。从针灸学术形成发展过程来看,腧穴主病(认识)的形成,基于治病用穴经验的总结;对这种经验的记载形式,则是从"病症+腧穴"演进到"腧穴+病症",只不过后一种形式更易被认可。《针灸甲乙经》中对关联腧穴与病症二者的内容,除很少部分外,都放在论述治疗的第七至第十二卷,且大量"某穴主之"形式的条文与其他形式的治疗内容合编在一处(尽管要弄清这是《明堂》原貌,还是皇甫谧所为,尚期待有更深入的文献考辨)。从隋唐杨上善《黄帝内经明堂》注本残卷、孙思邈《备急千金要方》卷三十《孔穴主对法》等涉及腧穴主治内容的表述方式来看,都与《针灸甲乙经》有关,表明后人视其为腧穴主治的认识,其表述方法当属向固定而统一形式过渡的阶段。

(2)首次专论妇儿病针灸治疗

《史记·扁鹊仓公列传》所载"扁鹊名闻天下。过邯郸,闻贵妇人,即为带下医……来入咸阳,闻秦人爱小儿,即为小儿医",说明对妇女与小儿疾病的特殊性较早时已有认识。对于妇儿病,《黄帝内经》虽有论及,但内容很少且分散;专门论述见于《金匮要略》和《脉经》,前者为妇人病,后者为妇儿脉诊,都置于书末。《针灸甲乙经》首次将妇科病和儿科病的针灸治疗一并专门单列("妇人杂病第十""小儿杂病第十一"),置于全书的最后一卷。这部分内容从编排上看可能保留了《明堂》面貌或是受上述等前人著作的影响,但仍体现了编者对这类病症的重视,为后人保存了针灸治疗妇儿病的宝贵经验,客观上促进了针灸疗法在该领域的应用和发展。

皇甫谧改动原文的得失

皇甫谧所做的撰集工作,不仅仅是"使事类相从,删其浮辞,除其重复",还按照自己对所"撰集三部"的理解直接改动原文。所改之处,有的使原书"论其精要"更加显明。例如对《灵枢·逆顺肥瘦》两段问答：

黄帝问于岐伯曰：余闻针道于夫子，众多毕悉矣，夫子之道应若失，而据未有坚然者也，夫子之问学熟乎，将审察于物而心生之乎？岐伯曰：圣人之为道者，上合于天，下合于地，中合于人事，必有明法，以起度数，法式检押，乃后可传焉。故匠人不能释尺寸而意短长，废绳墨而起平木也，工人不能置规而为圆，去矩而为方。知用此者，固自然之物，易用之教，逆顺之常也。

黄帝曰：愿闻自然奈何？岐伯曰：临深决水，不用功力，而水可竭也；循掘决冲，而经可通也。此言气之滑涩，血之清浊，行之逆顺也。

经皇甫谧删改后，缩减为《针灸甲乙经》(卷五第六)中的一小段：

黄帝问曰：愿闻针道自然？岐伯对曰：用自然者，临深决水，不用功力，而水可竭也；循掘决冲，不顾坚密，而经可通也。此言气之滑涩，血之清浊，行之逆顺也。

显然，《灵枢·逆顺肥瘦》原第一段文字被皇甫谧按照"删其浮辞"的原则删掉，原文阐述的道理被提炼为"针道自然"，加"用自然者"四字于原文比喻句之前。这样，虽然改动较大，但未失原意，而道理、意思更加明白突出。

然而，有的修改有失原文之意，是不妥的。如关于针刺补泻方圆，《灵枢·官能》和《素问·八正神明论》都有论述，但《素问》属后出的解释，文字与《灵枢》有异。这两篇的有关内容在《针灸甲乙经》中被集于一处，但文字有了变化。试比较三本书的文字：

《灵枢·官能》：

泻必用员，切而转之，其气乃行，疾而徐出，邪气乃出，伸而迎之，遥大其穴，气出乃疾。补必用方，外引其皮，令当其门,左引其枢,右推其肤,微旋而徐推之,必端以正,安以静,坚心无解,欲微以留,气下而疾出之,推其皮,盖其外门,真气乃存。

《素问·八正神明论》:

泻必用方,方者,以气方盛也,以月方满也,以日方温也,以身方定也,以息方吸而内针,乃复候其方吸而转针,乃复候其方呼而徐引针,故曰泻必用方,其气乃行焉。补必用员,员者行也,行者移也,刺必中其荣,复以吸排针也。故员与方,非针也。

《针灸甲乙经》卷五第四:

泻必用方,切而转之……补必用员,外引其皮……

泻者,以气方盛,以月方满……补者,行也,行者移也……

《灵枢·官能》的"泻必用员""补必用方",在《针灸甲乙经》中为"泻必用方""补必用员",与原文正相反。从下文的改动来看,似不是皇甫谧所据文本的不同,而是他按照《素问·八正神明论》所作的修改,以使两篇文字一致,在此基础上"除其重复",而将《素问·八正神明论》中"泻必用方,方者……补必用员,员者……"简化为"泻者……补者……"以《针灸甲乙经》对后世的巨大影响,后人多从《素问·八正神明论》解释针刺补泻方圆问题而致误,恐怕与此不无关系。

概言之,《针灸甲乙经》具有极高的学术理论价值,尤其是腧穴内容和系统化针灸理论知识。因此,是书问世后,即受到高度重视,至今奉为针灸经典著作。对皇甫谧汇集黄帝三书,宋臣林亿等赞曰:"历古儒者之不能及也。"对《针灸甲乙经》一书,《四库全书提要》谓之:"至今与《内经》并行,不可偏废,盖有由矣。"

针灸理论体系构建的早期过程与方法

针灸理论体系的构建,直接关系和反映针灸学术的水平和发展,是针灸学科建设的一项极重要工作。作为历史悠久的传统医学方法,针灸疗法的实践过程、知识积累与理论提升主要在古代,考察和研究有关古代文献,是认识和理解针灸理论及其体系形成所必需的程序,也是为现代针灸理论体系建设提供不可或缺的基础。

《黄帝内经》奠定了针灸理论基础,后人逐渐构建形成针灸理论体系,而构建过程主要反映于后世医籍对针灸知识的系统整理加工、理论提升,形成概念范畴及内在相互关系。相关医籍主要包括对《黄帝内经》针灸内容的分类编次,以及源自其他医家医著的针灸内容汇集整理。这个过程及其呈现面貌有古今两个历史阶段,而《针灸甲乙经》与现代统编教材可以说分别代表了这一历史过程的两端。古代有关针灸理论体系的建设,主要是对积累的丰富知识分门别类而初步条理化,明确基本范畴和概念间的简单关系,使针灸理论知识的整体具一定系统性和结构化。这方面的理论性专著极少,较系统的阐述多限于某一理论范畴,如《十四经发挥》《奇经八脉考》等。涵盖较全面针灸知识范围的著作,则主要以针灸知识文本的编撰,即卷篇划分、篇章标题,内容的分类、取舍、主次先后及层次关系等,间接反映编著者对针灸理论知识的理解认识和框架勾勒,并对他人产生影响(参见本章《〈甲乙经〉针灸学术意义》)。因此,分析古医籍的编次结构与内蕴,是研究和认识古代针灸理论知识系统化过程、形成理论体系结构的一个重要方面。

(一)

《黄帝内经》是中医经典之作,其中的针灸内容占大半以上,为基本范畴、大量核心概念及理论内容的来源,富有理论深度和启迪性;作为经典针灸理论,在一些范畴内也有一定的系统性,如经络、九针理论等。《灵枢》开篇已谈到《针经》的编撰目的是使针刺治病的原理方法条理层次分明,便于掌握流传,即"欲以微针通其经脉,调其血气……令可传于后世,必明为之法……为之经纪。异其章,别其表里;为之终始。令各有形,先立《针经》"。杨上善也指出:"八十一篇者,此经之类。"(《太素·真邪补泻》)虽然这是对针灸理论知识的第一次汇总整理,但篇章设置都以数字八十一为框框,就不能完全按照内容的性质来划分。而该书毕竟属文献汇编性质,虽经一定编排,但不同时代不同医家的认识不少还未按内容的性质与关系进行分类,予以系统组织,而处于汇集的"堆积"或错杂状态,存有不同说法甚至自相矛盾,一些篇章有明显的单篇文献痕迹。故后人也说:"《素问》《灵枢》各八十一篇,其中病证、脉候、脏腑、经络、针灸、方药,错见杂出,读之茫无津涯,难以得其窾会。"(《素问灵枢类纂约注·凡例》)所以,《黄帝内经》本身并未直接提供现成的针灸理论体系结构(形式),而是后人逐渐完善的,对这一点的认识也越来越明确[1,2]。《黄帝内经》之后,有关针灸理论知识的较全面内容的系统化,经考察主要体现在两类文献中,即《黄帝内经》类编著作和全书性针灸专著,而一些针灸专著中还专设卷篇类编或汇编《黄帝内经》针灸原文,所以实有三种内容形式。此外,一些综合医籍的针灸卷篇,也有参考价值。

前已述及,针灸理论体系的建设,先是将针灸理论知识分

[1] 任秀玲.中医理论范畴——《黄帝内经》建构中医理论的基本范畴[M].北京:中医古籍出版社,2001:150.

[2] 李如辉.关于《黄帝内经》学术地位的再认识[J].中医药临床杂志,2013,25(4):283-285.

类,使之条理化,而"通过目录系统研究中医理论体系"[1],现代开展也有年。"通过类分合编,不仅系统了《内经》的理论体系,同时也初步构划出了中医理论体系的基本框架。""它在分类研究《内经》,使中医的理论体系出现了一个纲目清晰的雏型方面,其价值不应低估。"[2]

针灸理论知识的初步系统化、结构化,由皇甫谧完成于《针灸甲乙经》(参见本章《〈甲乙经〉针灸学术意义》)。皇甫谧将《素问》《九卷》(《灵枢》)及腧穴经典专著《明堂经》的内容首次按类别范围重新整理编排,以卷篇划分、章节标题和先后顺序的方式,使之条理化和结构化,从而系统呈现针灸医学认识。他在序言中对此有清楚说明,并指明分类对认识事理的意义:"撰集三部,使事类相从,删其浮辞,除其重复,论其精要,至为十二卷。《易》曰:'观其所聚,而天地之情事见矣。'况物理乎。事类相从,聚之义也。"皇甫谧所做工作的意义,不仅在《针灸甲乙经》首开类编《黄帝内经》的先河,更重要的是在针灸理论建设进程中为针灸知识系统化的开端。全书内容,划分为基础理论(阴阳、脏腑、气血、津液等)、经络、腧穴、诊察、刺法、发病、证治(外感、内伤、妇科、儿科)等范围。而且,皇甫谧处理针灸理论的经典内容与后出内容的关系和方法,也较为成功,类似的融合后世罕见,对针灸理论体系的现代建设中如何吸收新发展内容有一定借鉴价值。《针灸甲乙经》创立的针灸理论知识的范畴与结构关系的体系,学术影响广泛而深远,在历史上国内外都曾作为

[1] 徐精诚,曾庆春,陈铁青,等.《内经》研究与整理——《内经类集》[J].武汉职工医学院学报,1995,23(3):28-32.

[2] 徐春波.《黄帝内经太素》的分类特点探析[J].中华医史杂志,1999,29(2):109-112.

官方针灸教材。同时,也应指出,《针灸甲乙经》编次《黄帝内经》的内容偏于针灸;所整理的针灸内容系"最出远古"的三部黄帝书(林亿新校正序),主要反映了经典针灸理论范围的基本框架;对理论内容的划分是以分卷形式和二级概念范畴使人意会和提示的,尚未直接表达为最高层级的概念范畴,处于理论体系构建的初始阶段。

隋唐杨上善将《灵枢》《素问》分类编注,为最早的《黄帝内经》全文类编著作。杨上善对《黄帝内经》的理论知识作了类概念区分,徐春波等认为共分 21 大类[1],包括摄生、阴阳、五行、人合、脏腑、经脉、输穴、营卫气、身度、诊候、证候、设方、(缺类)、九针、补泻、伤寒、寒热、邪论、风论、气论、杂病。杨上善的分类,尽管有的不在同一层次(如病证治疗),但不难看出,其划分内容的共性明显,概念范畴的层次分明,使《黄帝内经》理论内容得以系统地组织起来,形成了两级结构为主的中医理论体系的框架,在整体上包括、反映了此时的生命理念和医学认识的主要方面。就针灸内容而言,首次明确针灸内容的最高层范畴,确定不同层级范畴的主要概念,并创造了不少新概念。所确定的针灸范畴,有的已经是三个层次,只是第二层次还未能概念化。比如"经脉"范畴,分为"经脉之一""经脉之二""经脉之三"第二层范畴,"经脉之一"又分为"经脉连环""经脉病解""阳明脉解"第三层范畴,其中的第二层范畴未形成概念表达而是以序号区分(实际未完成范畴生成)。就分类编次的整体而言,其概念范畴的层次结构具有较强逻辑性,体现了基础理论与应用理论的关系、由抽象到具体的抽象思维过程,理论性相当

---

[1]　徐春波,臧守虎.《黄帝内经太素》类目研究[J].中医文献杂志,1999(4):7-8.

强,是杨上善对《黄帝内经》理论内容认知的反映,也表达出针灸理论在中医理论体系中的结构位置。《太素》针灸相关内容分类如下:

经脉之一/经脉连环、经脉病解、阳明脉解

经脉之二/经脉正别、脉行同异、经络别异、十五络脉、经脉皮部

经脉之三/督脉、带脉、阴阳乔脉、任脉、冲脉、阴阳维脉、经脉标本、经脉根结

输穴/本输、变输、腑病合输、气穴、气府、骨空

营卫气/营卫气别、营卫气行、营五十周、卫五十周

身度/经筋、骨度、肠度、脉度

九针之一/九针要道、九针要解、诸原所生、九针所象

九针之二/刺法、九针所主、三刺、三变刺、五刺、五脏刺、五节刺、五邪刺、九刺、十二刺

九针之三/量缪刺、量气刺、量顺刺、疽痈逆顺刺、量络刺、杂刺

补泻

杨上善的类编具有创造性质,在中医的理论化进程中迈出了决定性的坚实一步,所达到的理性程度较之皇甫谧要高出许多,在整体上古代几无超越者,故其后的《黄帝内经》类编多仿照之,对今天完善针灸理论体系建设也仍具基础作用和重要参考价值。

元代滑伯仁《读素问钞》,将《素问》内容分作 12 类——藏象、经度、脉候、病能、摄生、论治、色诊、针刺、阴阳、标本、运气、汇萃。滑伯仁的分类有《太素》影响痕迹而更为精当,有的概念范畴如"论治""针刺"等较之《太素》的"设方""九针"具更高概括性和抽象性。

张介宾《类经》,将《素问》《灵枢》的全文类编为 12 大类,即摄生、阴阳、藏象、脉色、经络、标本、气味、论治、疾病、针刺、运气、会通(其中"会通类"也分为 12 类,但与全书整体分类稍异,为摄生、阴阳五行、藏象、脉色、经络、标本、气味、论治、针灸、运气、奇恒、疾病),又进一步分作 390 细目,这是其特点之一。其中,针灸内容集中在"经络类"(35 目)、"针刺类"(64 目),部分在"疾病类""会通类"[1]。《类经》的分类基本同《读素问钞》,显然是以滑伯仁的工作为基础,突出特点是细目的分条缕析,使具体内容得以条理清晰地展现,但这些细目皆简单并列,类目之名多数缺乏提炼,失于进一步归纳和区别概念范畴的层次。有关针灸理论性内容只分为经络类、针刺类两大范畴,且腧穴内容包括在"经络类"而不予单独分类,故范畴划分失于笼统。此外,其 12 大类的有些部分也是相对的,如:《灵枢·邪气脏腑病形》论头面与经络关系,是有关头为诸阳之会的重要内容,但张介宾仅将其归于"藏象类",则"经络类"中就缺失这部分重要内容;该篇论不同脉象的不同针刺方法内容,张介宾放在"脉色类"及"会通类"之"针灸"目,则"针刺类"中反而不见。又如,"针刺类"中实际包括灸法内容,则分类应作"针灸"为妥(这颇类似现今常概称"针灸"而不论指称对象是否涉及灸法)。对专用于针灸临床的诊脉法——人迎寸口脉法内容,张介宾将其主要归于"针刺类"之"四盛关格之刺"和"约方关格之刺",部分在"脉色类"之"关格"、"疾病类"之"寒热病"、"会通类"之"脉色",皆未以脉法称谓,在概念上是不妥的。

---

[1] 赵含森,刘红旭.《类经》分类初探.中医文献杂志,2005,(1):17-19

清代李中梓《内经知要》，将认为重要的《黄帝内经》内容分为8类——道生、阴阳、色诊、脉诊、藏象、经络、治则、病能。虽然简要，但涵盖了中医理论体系的基本范畴。其中"治则"术语似应属首见。

清代汪昂《素问灵枢类纂约注》分为9类——藏象、经络、病机、脉要、诊候、运气、审治、生死、杂论。条理清楚简明，突出藏象、经络。是书《凡例》说："除针灸之法不录，余者分为九篇，以类相从。"

上述对《黄帝内经》理论内容的具有代表性的诸种分类，虽各有不同，但若参考《太素》分类顺序重新排列后，可以看出是大同小异，且先后关联也显而易见（表19）。《太素》的分类显然具有奠基作用。《读素问钞》虽然仅限《素问》内容，但在分类上并无明显偏颇，有的概念范畴较之《太素》更为恰当，例如"论治"较之"设方"、"针刺"较之"九针"等，故为后人称道仿效，成为大体固定的基本分类。《类经》基本同《读素问钞》，其后则越发精简。类编《黄帝内经》著作中，无一例外地都含有"经络"范畴，时代越早则越重视针灸内容，如《太素》《读素问钞》《类经》等都设针刺范畴，尤其是《太素》，一级范畴还包括"输穴""九针"，而"营卫气""身度""补泻"诸范畴的涵盖内容也与针灸密切相关。而"针刺"类在清代的两部书中已经去掉。说明经络理论的意义不仅限于针灸学，而被公认为是中医理论体系的一个不可或缺的重要范畴。

表19　对《黄帝内经》分类的比较

书名	分类	类数
《太素》	摄生、阴阳、五行、人合、脏腑、经脉、输穴、营卫气、身度、诊候、证候、设方、（缺类）、九针、补泻、伤寒、寒热、邪论、风论、气论、杂病	21

续表

书名	分类	类数
《读素问钞》	摄生、阴阳、藏象、经度、色诊、脉候、病能、标本、论治、针刺、运气、汇萃	12
《类经》	摄生、阴阳、藏象、经络、脉色、气味、标本、论治、疾病、针刺、运气、会通	12
《内经知要》	道生、阴阳、藏象、经络、色诊、脉诊、治则、病能	8
《素问灵枢类纂约注》	藏象、经络、病机、脉要、诊候、审治、生死、运气、杂论	9

注:类别的顺序参考《太素》重排,以便比较。

此外,他们对针灸理论的不同理解认识,也有启发意义。例如:经筋与经脉的关系,诸书对经筋有不同编排分类:

《针灸甲乙经》卷二共七篇,第一至五篇分别为《十二经脉络脉支别》《奇经八脉》《脉度》《十二经标本》《经脉根结》,第六篇为《经筋》,第七篇为《骨度肠度肠胃所受》。

《太素》卷十三为"身度"类,共4篇,分别是《经筋》《骨度》《肠度》《脉度》。而卷八、卷九、卷十为经脉类,卷十一为输穴类,卷十二为营卫气。

《类经》卷七、卷八、卷九为"经络类",卷七共12篇,经筋在第四篇,紧排在十二经脉、十二经别内容之后。

三部书中,对经筋与经脉的关联,《太素》认同度最低,经筋不在经脉类,且杨上善认为经筋与经脉二者属不同组织,性质有别,如"但十二经脉主于血气,内营五脏六腑,外营头身四肢。十二经筋内行胸腹郭中,不入五脏六腑。脉有经脉、络脉,筋有大筋、小筋、膜筋""筋为阴阳气之所资,中无有空,不得通于阴阳之气上下往来",印证了其对经筋内容分类和编排的认识基础。《针灸甲乙经》中,经筋虽然和经脉在同一卷,却位于"脉度"之后,与骨、肠胃等内容紧邻。《类经》认同度最高,不仅与经脉内容紧邻,也反映于"手足十二经之筋"(卷七第四)的称谓上。

(二)

部分针灸著作也专设卷篇辑录《黄帝内经》及《难经》针灸原文,并有程度不同的分类梳理,其中所辑内容范围较宽的,主要是明代的几部书。

(1)高武《针灸节要》,卷一《难经》、卷二《灵素》及卷三,将《难经》(及部分注家注文)、《灵枢》《素问》有关针灸的部分论述"立题分类",使之具一定条理性[1]。在同类书中,本书所取《内》《难》针灸之文较全,但没有完全按类编排,而是先《难经》后《黄帝内经》,且卷三还有部分取自《针灸甲乙经》等。内容顺序是先针刺、次穴、后经脉,如"《难经》节要,先取行针补泻,次取井荥俞经合,又次及经脉""《素问》节要,先九针,次补泻,次诸法,次病刺,次经脉髎穴"(见《凡例》),认识的层面仍偏于经验,使知识(加工)的理论化不够。在分类方面,所做归纳提升不够,如将《灵枢》因人针刺内容分作五类并列,即"黑白肥瘦刺、刺常人、刺王公大人布衣、刺壮士、刺婴儿",而没有更高层次的类概念。

(2)杨继洲《针灸大成》,卷一《针灸直指》辑录了《素问》《灵枢》《难经》的针灸论述,但以《素问》和《难经》内容为主,而《难经》只是对《难经本义》的按顺序摘录,所以整体上有失偏颇和条理。

(3)吴崑《针方六集》,卷三《遵经集》梳理《黄帝内经》

---

[1] 张建斌,董勤.《针灸素难要旨》对针灸学术体系的界定[J].中国针灸,2012,32(12):1139-1142.

《难经》的部分针灸内容,较有条理,所做归纳分类也有较强逻辑性。如对针刺与气的关系,细分作"候气、见气、取气置气、不得气、定气、受气、调气、邪气谷气";有关确定刺法的依据,分作"刺因于形、刺因于病、刺因于脉、刺因于时"等。但所辑内容主要集中在刺灸方面,此与本书内容的整体安排有关;其实上两部书也存在类似问题,只是偏倾方面或程度不一。

以上诸书,总体来说涵盖内容不够全面,多数归类的概念范畴层级较低,关系也简单。

古医籍中,针灸专著不是很多,其中较全面涵盖针灸学内容的专著更少。《灵枢》在早期曾被称作《针经》,书中引用文献有《针经》,这应是目前见到的最早针灸专著名。此后的现存第一部针灸专著是皇甫谧的《针灸甲乙经》。明代高武《针灸节要》《针灸聚英》、杨继洲《针灸大成》、吴崑《针方六集》,都属集大成性专著,辑入的文献资料、医家经验较多,着眼点主要在临床实用,虽然内容较全,但系统性差,结构亦散。清代李学川《针灸逢源》也属此类。

一些综合医著的针灸卷,不仅内容丰富,较为全面,而且条理性、系统性甚至胜过不少针灸专著。如《圣济总录》的《针灸门》(卷一九一至卷一九四),内容分类编排首列骨度统论、骨空穴法,次为经脉统论、十二经脉各论,奇经八脉、奇经八脉各论,九针统论、刺节统论、灸刺统论,病证灸刺法,灸刺禁忌论,最后为误伤禁穴救针法;在结构上较为合理。张介宾的《类经图翼》,为《类经》附著,且全书 11 卷中除前两卷外皆为针灸内容,集中于经络、腧穴和病症选穴处方;这些都是更关涉联系、原理、规律等理论性的内容,张介宾于此论述最详,条理清楚,系统性强,而刺灸等技术方法类内容,多散在腧穴内容中,很少专论。这是张介宾本人的治学特点,在其《类经》《景岳全书》等著作中也有体现。若以针灸学内容整体衡量,则诊查内容亦缺,病证治疗内容较简单,概念范畴划分笼统,仅为"经络""针灸要览"两大类(与《类经》中针灸经文主要分为"经络类"和"针刺类"是一致的)。清代官修《医宗金鉴》之《刺灸心法要诀》,专论针灸,深受《类经图翼》影响,内容全面而简要,切合实用,影响很大;其编撰纲目分明,但正文为歌赋形式,内容类别及结构关系全赖卷目划分和歌赋名,而有失概念范畴的明确表达。

(三)

纵观针灸理论知识系统化的简要历史过程,可以看到:

(1)《黄帝内经》类编著作的分类范畴,提供了针灸理论的基础及其在中医理论体系框架中的位置,尤其是二级范畴(包括结构)。《针灸甲乙经》的性质较为特殊,既是首次类编《黄帝内经》之作,也是首部针灸专著,是对晋以前针灸主要理论知识的总结。《太素》对《黄帝内经》针灸内容的分类,勾画出经典针灸理论体系的框架。这两部书所建立的针灸理论体系,在系统性和整体结构上后世尚未超越,对今天完善针灸理论体系建设仍具有非常重要的现实意义。另一方面,由于《黄帝内经》(《难经》)经典理论的地位,后人不断注解经典,使得对经典理论结构的认识也在不断变化和细化,然《针灸甲乙经》开创的分类重编而使理论系统化的方式,又持续而深刻地影响着后来的相应工作;由于《黄帝内经》(《难经》)经典理论的时代性、复杂性,以及载述文献的唯一性等因素,使得部分内容的本义究竟为何几成谜题,对其理解与阐释难有实质性突破,在理论体系中的结构位置、结构关系基本呈固化状态,相应的理论建设也就极其缓慢甚至停滞,相应的理论系统显得面貌依旧,突出的如经络理论。

（2）不同类型医著和医家所达到的系统化、理论化程度有所差别,如《黄帝内经》注家及其类注偏于理论,针灸医家及其专著偏于知识汇总。相对而言,前者在概念范畴确立、内容涵盖、结构关系等方面总体上胜于后者,这一方面与其内容限于《黄帝内经》、为理论知识的二次整理归纳有关,一方面与作者如皇甫谧、杨上善、滑伯仁、张介宾等自身具有深厚文化素养和较高理性思维能力有关。这提示应重视和考察经典文献注家对针灸理论建设的作用与意义。针灸专著则为归纳、确定针灸理论概念范畴,提供初步整理的专业基础知识。

（3）其理论知识体系的结构化较弱,概念之间的关系模糊或简单,概念在体系中的位置不甚明确。其原因除了与概念本身的内涵及外延多模糊不清有一定关系外,可能还与中医思维方式有关。一般认为,中医思维主要是直觉或顿悟式的,长于辩证逻辑,以这种思维方式形成的理论概念(思维语言),相互之间界分有的不是明晰、严格或绝对的,并且容易演变,在关系结构上也就显得不严密,这或许是针灸理论体系在早期构建阶段的一种先天特性。

（4）在整体上,针灸理论知识系统化过程所呈现的体系还是一个结构简单的基本框架,理论化程度较低,尤其是刺灸方法范畴,理论共识、理论提升、概念范畴划分等都较为薄弱。这可能有学科自身因素,针灸疗法的技术性较强,临床操作看似具一定的程式化,而实际上施术者操作感悟(对施术的部位、术式,受术者反应,过程重点的把握等)及经验的个体差异很大。因此,对针灸理论概念的理解认识和意义判断,影响因素就不仅有研习者的理性思维能力,还有其自身对针灸实践感悟的下意识参照。

总之,古人对针灸理论知识的系统化奠定了重要基础,但仍是初步的,还需要针对存在问题做大量而深入的研究探讨,并综合近现代形成的针灸理论体系结构,充分吸收借鉴二者之长和现代发展,立足学科特点,不断完善现代针灸理论体系的构建。

从理论到实践

13. 两类刺法:补泻与对症

刺法,尤其补泻刺法,是针刺技法的重要内容,亦是临床掌握和理论认识的难点之一,褒贬自古即有,争论至今不休。最早记载刺法的《黄帝内经》,有些内容长期被忽略;补泻刺法尽管较突出,却仍属其诸刺法之一。此后的载述,补泻刺法渐成一枝独秀,而临床应用并不尽然。对症刺法形成于针刺适用病症的早期实践,实用价值至今不减;补泻刺法需要澄清认识上的模糊。以下主要就这三个方面进行分析。

两类刺法

(1)关于术语

专用于一定病情的针刺操作方式,现有刺法、针法、手法的不同称谓。《黄帝内经》中对针刺方式皆称"刺法",无"针法"之谓,引用的古文献有《刺法》。《针灸甲乙经》同此。至南北朝《刘涓子鬼遗方》始见"针法",唐《备急千金要方》录其文而并用"针法""刺法"。"手法"一词,初用于按摩,元代《针经指南》始见"补泻手法"称谓(后还有称"指法"者)。这些文献对"刺法"与"手法"的使用,前者用于所有针刺操作方式,后者偏用于补泻操作,也用于一般辅助操作。从术语的产生先后、准确程度来看,以"刺法"称谓为妥。

(2)关于补泻刺法

要正确认识针刺补泻,须首先搞清其开始出现时的相关理法。尽管,自《难经》以来有关补泻刺法的阐释就未曾间断,但基本都集中在方式方法上,而多忽略《黄帝内经》中施用补泻刺法的两个要素,即脉象和腧穴,尤其后者,尚未见有究其缘由者。

1)补泻与四肢穴:《黄帝内经》记载刺法的专篇《灵枢·官针》,首段论针具大小和针刺深浅文字,直接化裁于更早的简帛医文献论砭石用法的内容[1],提示该篇内容可能更接近源头性认识,而这对明了刺法的形成及两千多年来发展变化,意义非常。其论九针用法,提及补泻的刺法明显不同于他者:不言补泻者,只刺病处——即"于病所",病在皮肤和分肉,所谓"病在皮肤无常处者,取以镵针于病所""病在分肉间,取以员针于病所";言补泻者,须刺特定部位——即"于井荥分输"之穴,病在(经)脉和五脏,所谓"病在脉,气少当补之者,取以鍉针于井荥分输""病在五脏固居者,取以锋针,泻于井荥分输"。对补泻与腧穴的这种关联,《灵枢·邪客》也有论及:"故本腧者,皆因其气之虚实疾徐以取之。"本输,为《灵枢》主要记载五输穴的篇名,正与《灵枢·官针》补泻刺法言井荥相合。《素问·离合真邪论》:"有余不足,补泻于荥输。"《灵枢·官能》概括为"明于五输,徐疾所在"("徐疾"指代补泻)。

[1] 赵京生.针灸经典理论阐释[M].上海:上海中医药大学出版社,2000:111.

对这种要求腧穴的刺法,《灵枢·官针》有专门称谓,列于九种刺法之首:"一曰输刺;输刺者,刺诸经荥输脏腧也。二曰远道刺;远道刺者,病在上,取之下,刺腑腧也。""输刺"和"远道刺"均落实于腧穴,称"脏腧"与"腑腧",是从腧穴角度的对应表述。脏腧即五输穴之"输",乃五脏原穴,在上下肢的阴脉;腑腧当指六腑下合穴,在下肢的足阳脉。这些腧穴都位于肘膝以下,是经过分类的腧穴——类穴,共同特性在于远道治疗效应,皆主治内脏病。与此相对的则是:"三曰经刺;经刺者,刺大经之结络经分也。四曰络刺;络刺者,刺小络之血脉也。"

脏、腑、经、络,这种划分及其与针刺井荥合穴的关系,《灵枢·寿夭刚柔》有明确的原则性论述:"审知阴阳,刺之有方……故曰病在阴之阴者,刺阴之荥输;病在阳(按:阳,当为阴)之阳者,刺阳之合;病在阳之阴者,刺阴之经;病在阴之阳者(按:阴,当为阳),刺络脉。"下划线的部分,与《灵枢·官针》所论一致。以上所论,以及刺经筋病只须"以痛为输"等,都反衬补泻刺法对腧穴的突出要求。

2)补泻与脉象:补泻刺法的施用依据,原本主要为脉象,故《黄帝内经》强调脉诊与针刺的关系为"凡将用针,必先诊脉,视气之剧易,乃可以治也"(《灵枢·九针十二原》)。强调脉诊的原因,不是一般意义上的脉诊辨证,而是对虚实的判定初时仅以脉动为据,如张家山汉简《脉书》"脉盈而泯之,虚而实之",反映于《黄帝内经》,即《灵枢·九针十二原》所说的"凡用针者,虚则实之,满则泄之",因"脉之盛衰者,所以候血气之虚实有余不足"(《灵枢·逆顺》),如王冰所说"脉者神之用"(《重广补注黄帝内经素问·诊要经终论》)),故《灵枢·小针解》只从脉象盛虚释之。对用针的条件要求,《灵枢·邪客》认为有三,其中脉动虚实直接与补泻相关,即"黄帝曰:持针纵舍奈何? 岐伯曰:必先明知十二经脉之本末,皮肤之寒热,脉之盛衰滑涩……持针之道,欲端以正,安以静,先知虚实,而行疾徐"。《医学入门·诊脉》即指出:"医家由脉以识经络虚实。"

所以,对《黄帝内经》中许多有关脉诊与针灸方法关系的论述,应体会其特别之处,判断经脉(气)虚实,而脉象盛虚乃是其时最主要的甚至唯一的依据。《灵枢》中《经脉》篇十二经脉下皆有人迎寸口盛虚之文,以及《禁服》《终始》两篇皆有据人迎寸口脉法行阴阳(表里)经脉补泻的长篇大论,都因于和反映了这种情况。也就是说,至《黄帝内经》,补泻刺法的施用,与脉诊和四肢穴有不可分割的关系。故《素问·离合真邪论》说:"经言气之盛衰,左右倾移,以上调下,以左调右,有余不足,补泻于荥输。"后世的发展与此有很大不同。

这种对虚实补泻与脉诊及类穴关系的强调,还反映在与缪刺相比较的有关论述中。"凡刺之数,先视其经脉,切而从之,审其虚实而调之,不调者经刺之,有痛而经不病者缪刺之,因视其皮部有血络者尽取之,此缪刺之数也""夫邪客大络者……其气无常处,不入于经俞,命曰缪刺"(《素问·缪刺论》);"身形有痛,九候莫病,则缪刺之"(《素问·调经论》)。是说身有病痛者,须诊其脉动,若脉有虚实之象,说明内在气有虚实之变,须以补泻调气,补泻之处为经脉之穴("经刺");若脉无病象,则病不在经脉脏腑,而不必取经穴,只刺血络("缪刺")。

脉动和诊脉处多在腕踝,而五输穴尤其五脏的"输"穴亦多在腕踝上下。刺法之视脉"气之盛衰"而"补泻于荥输",提示了补泻刺法的着眼所在,即于四肢远端(腕踝上下)脉动处腧穴,以相反相成的两种规定针刺操作方法,调(经)脉气虚实。这应是源自汉简《脉书》"脉盈而洫(泄)之,虚而实之"认识而形成的金属针补泻刺法的初始面貌。后人阐发补泻刺法,未见关涉

《黄帝内经》反映的这些原本情形,不能不影响其认识和运用。

(3)关于对症刺法

这类刺法的运用,首先,其操作没有统一的特定方式,而是根据病痛特点和病处组织形态特点,以一定形制(长短粗细)或经某种方法处理(如火针)的针具,主要通过针刺的角度、方向、深度、运动及数量等因素,形成对病痛处及周围组织的不同刺激,产生治疗效应,达到治病目的。其次,主要用于肌肤筋节之病,不强调腧穴。这里所说的腧穴主要指四肢的类穴,因为这些类穴的突出特性是远隔治疗作用,而外经病之病痛在肌肤,刺病处即可。刺病处,用其局部治疗作用,所以,非穴或当其穴皆可。《灵枢·官针》的多数刺法属于此类。这些刺法,充分利用针具与体表组织的不同接触方式,形成不同刺激。其方法之繁多,后世还罕有能比者,但是,至今没有相应的总体概念和恰当术语,只是按原文论刺法种类而称作九刺、十二刺、五刺等。考虑到这些刺法多对应症状,或可称"对症刺法"。

相关问题

(1)补泻刺法的定性与定量

补泻刺法,因为要对应虚与实两种性质相反的状态,操作的形式及其属性也就相应为相反的两种。所以,补法与泻法的操作必须相反相成(这种规定性也是理解其操作方式的路径之一)。其特定操作形式,无论徐疾或开阖或呼吸补泻,都是直观地象征、体现"气"的(补)入或(泻)出的实现途径。持异议者,也以此质疑针刺"补泻",以为古人针刺补泻纯属想象,因而否认其作用的实际存在或术式与"补泻"作用对应关系的客观性。不可否认,补泻的操作方式,确有出于臆想的部分,但这不是补泻方法的主体及实质所在。其本质,是古人区别病变征象的不同属性,予以相应属性的调整方法,属性一致是证治相合治疗观念的体现。证异法异,法随证变,针刺方式随病证而有异,形成的刺激相应相适于病,才有预期效果。这是针刺补泻方法的本质和启示所在。可以说,针刺操作方式的补或泻的性质给定,是中国古人重属性分析的观察思考方式的特点与结果体现。

正因为刺法的补与泻是属性的对应,所以操作上不求"量"的精确,而体现为一种量度的范围、程度,仍为属性。如徐疾补泻法,补法要求徐进针、疾出针,但是徐疾的速度并无明确的具体规定,而只有状态的形容,进针"意若妄之,若行若按,如蚊虻止,如留如还";出针"去如弦绝"。所以,徐与疾是相对的。术者根据这种属性及对描述状态(程度)的理解,自行把握操作的量度。又如呼吸补泻法,除了把握呼吸时机外,获得得气的方法不同也是区别补泻的重要因素。泻法要"吸则转针,以得气为故",以转针催气;补法要"静以久留,以气至为故,如待所贵,不知日暮",以留针待气。这些具体方式的规定,出于治法与病证二者特性相合的考虑,即以"弱"之操作动势的补法对应(顺应)低下特点的虚证,以"强"之操作动势的泻法对应(顺应)亢盛特点的实证。这两种特点相反的操作,从阴阳角度看,补之术式为阴性,泻之术式为阳性。

《黄帝内经》之后,补泻刺法发生了很大变化。孙思邈所说"欲补从卯南""欲泻从酉北"(《备急千金要方·针灸上·用针略例》),即操作上补法合于阳性,泻法合于阴性;后又提出"补泻之时,以针为之。重则为补,轻则为泻"(《千金翼方·针灸下·杂法》),皆异于《黄帝内经》[1]。定量的方式逐渐出现,以

---

[1] 赵京生.《内经》补泻针法的立意及其演变[J].南京中医学院学报,1994,10(6):35-36.

九、六的倍数计量提插或捻转操作,但其数量计算仍要符合某种属性,即阴阳,以阳数九为补,阴数六为泻,属于术数范围而非单纯计量方法。《医学入门·附杂病穴法》即指出:"盖提插补泻,无非顺阴阳也。"比较而言,《黄帝内经》针刺补泻术式的规定,主要考虑对应病变表现的特性;后世以九、六计数为代表的量化补泻术式的制定,则主要基于阴阳术数。《窦太师秘传·补泻集要法》[1,2]载:"六数属阴,九数属阳。若有实火,当用泻法,以六阴之数成之;若虚寒,当用九阳之数成之。"不仅在属性上,以补法为阳,泻法为阴,与《黄帝内经》相反,而且这种九六补泻操作所形成的总刺激量,与原本《黄帝内经》补泻刺法操作的刺激轻重,也是相反的。试问,无论从量度还是属性,何时的补泻刺法与病证相合? 若皆有效,何为补泻?

此外,具体量的把握仍然只是术者心中有数,"病轻提插初九数,病重者提插三九二十七数,或老阳数,愈多愈好"(《医学入门》)。这种由施术者从总体属性上自行把握操作量度的特点,是造成针刺补泻方法难以言传、经验因人而异的内在因素。

在缺乏精确判定病情的技术方法条件下,处理疾病的方法就无从也无须精确量化,即便有某种量化的方式,也只是量度的范围。把握治法与病症在特性上对应,而具体方式之量视情调节,乃是这种情形下的高明处理方式。但这并不意味着是前人有先见之明的自觉选择,不过是要求治与病的特性相合的思维

[1] 清·佚名氏.窦太师秘传[M].北京:中国中医科学院图书馆藏抄本.

[2] 岗卫娟.《杨氏家传针经图像》考[D].北京:中国中医科学院,2007.

方式支配下的结果。反之，以严格规定具体量度的针刺操作定式，对应、处理所有患者，恐怕多数结果会事与愿违。补泻刺法的精髓和启示在于，如同非补泻刺法一样，法随病异，只不过病情（虚与实）和治法（补与泻）皆为两类而已。针刺补泻操作术式本身，并不具有使所有受术者皆产生"补""泻"效应的特异性、必然性，"补""泻"只是对针刺方法的相对属性划分。其预期效应的产生、实现，取决于针刺操作形成的刺激与个体体质[1]及病情的相适。对这种相适的把握，即《灵枢·五禁》所说"补泻无过其度"。

对今人而言，领悟古人创设这些刺法的理念，是把握刺法的首要。在针灸发展过程中，补泻刺法因所依观念不同而方式先后有异，其操作特性甚至相反[2]。对此，如果不追问观念，则不易明白先后方法之间巨大差异的缘由；如果至今仍只是照用不误，而不予对比验证，究其效应异同及其原理，岂非自欺欺人？观念是本，方法是末，理解补泻刺法的立法观念，才能明了具体补泻操作的运用。遗憾的是，现实情况多本末倒置，以为操作其术式即可获补泻之效应。至此，想到导师杨长森教授，先生理论与实践并重，强调用针因人而异，研究补泻刺法颇有心得，然临证观其术却非在形迹，却每每解疑难、起沉疴；先生常告诫我辈，拘于刺法则昧于刺法，此人此病明辨于心，捻转提插徐疾久暂，总以适人为度。

（2）"补泻"的泛化

对"补泻"的认识，随着对"虚实"的认识及其判定方法的变

［1］ 赵京生.试论《内经》中针灸的体质观［J］.中医杂志，1988，29（2）:9-11.

［2］ 赵京生.《内经》补泻针法的立意及其演变［J］.南京中医学院学报，1994，10（6）:35-36.

化而变。《素问·通评虚实论》说明"虚实"形成的机制:"黄帝问曰:何谓虚实? 岐伯对曰:邪气盛则实,精气夺则虚。"《素问·调经论》解释:"黄帝问曰:余闻刺法言,有余泻之,不足补之,何谓有余? 何谓不足?"《素问·调经论》认为:"百病之生,皆有虚实""皆生于五脏也""五脏之道,皆出于经隧,以行血气,血气不和,百病乃变化而生,是故守经隧焉""帝曰:夫子言虚实者有十,生于五脏,五脏五脉耳……经脉之病,皆有虚实"。这奠定了从病因病机上认识虚实的理论基础,进而从病变表现的性状上分别虚实。判定"虚实"的方法,由以脉象虚实为决定性依据的脉诊,逐渐变为望闻问切数法综合,对症状、(病因)病机性质的判别渐成"虚实"判定的主要方法,其对理解刺法补泻的概念及应用范围的影响不可低估。要而言之,对病症及治法皆从虚实而论的简单认识方法,与之相关。唐代孙思邈所说"凡用针之法,以补泻为先"(《备急千金要方·针灸上·用针略例》),体现了上述认识的转变。清代周学海说:"虚实者,病之体类也。补泻者,治之律令也。"并借日人丹波氏之语申明其意,"为医之要,不过辨病之虚实也已"(《读医随笔·虚实补泻论》),所议仍囿于邪正盛衰机制的认识方法。但实际上,补泻只是诸刺法之一,并非所有疾病都用补泻,即补泻有一定适用范围,许多情况下不用也不必补泻,如《灵枢·官针》记载的大量外经病。但其后补泻概念及补泻刺法运用逐渐泛化。如果不扭转仅从邪盛正虚分析病机的简单化认识,在治法上就缺乏理论支撑,则论病施治唯虚实一理、补泻一途。此外,简单化认识五脏的中心地位,以为五脏联系形体官窍,将肌肤筋脉之病统统对应、推论至五脏,而皆从脏腑角度选穴、补泻,亦是泛化的一种表现。

(3)对症刺法的特点及启发

对症刺法不重腧穴,但重病痛部位,强调病位层次,因为针对的是肢体肌肤筋节之病。杨上善已经明白指出"疗痹之要,以痛为输"(《太素·痹论》)。重针刺方式对所刺组织直接刺激的影响。经筋病候是个很好的例子。《灵枢·经筋》所列病候,特点为肢体疼痛、麻木、寒冷、肿胀、活动不利等,治疗不求之于穴,直接刺病痛处即可,即所谓"以痛为输",后世谓之"天应穴""不定穴";对针具有所要求。《灵枢·官针》总结的一些刺法就是为经筋病而设,如"恢刺者,直刺傍之,举之前后,恢筋急,以治筋痹也""关刺者,直刺左右,尽筋上,以取筋痹,慎无出血,此肝之应也"。《灵枢·卫气失常》说:"筋部无阴无阳,无左无右,候病所在。"《灵枢·四时气》说:"转筋于阳治其阳,转筋于阴治其阴。"故杨上善说:"筋痹,燔针为当,故偏用之。"(《太素·经筋》)相对于经筋病位之固定,还有痛处移动的病症,如"报刺者,刺痛无常处也,上下行者,直内无拔针,以左手随病所按之,乃出针复刺之也",而周痹、众痹即是。病位层次深浅,如毛刺为浅刺,刺浮痹皮肤;直针刺为浅刺,治寒气浅者。齐刺,治寒气小深者;扬刺,治寒气博大者。等等。从当今针灸临床来看,对症刺法实具广泛应用价值,亟待将前人的经验认识系统化、理论化,形成自身体系,从更高的理性认识层面指导临床应用及研究。

对症与补泻,两类刺法的作用原理实有不同。对症刺法,强调针具对局部组织的直接影响,是对病痛的直接处理。在这一点上,部分作用类似于外科手术治疗,今天的针刀即属此类。补泻刺法,在远离病位的特定部位即腧穴,运用具有抽象共性的特定术式,象征性地将"气"充入体内或放出体外,以经脉与病位的联系来实现及说明治疗效应,是对病痛的间接调整。

因此,从术式与病情的具体对应来讲,用针并无绝对的定式,就如同临证无不变之法,具体的恰当的治法、操作,必须依据病情而定、由实际而来。治病如此,行事亦如此,这就是前人总结强调的"适事为故"(《素问·至真要大论》)。所谓"法无定体,应变而施。药不执方,合宜而用"(《医经小学·三法》),这虽是对遣方用药而言,于刺法亦然。杨继洲说:"治法因乎人,不因乎数;变通随乎症,不随乎法。"(《针灸大成·穴有奇正策》)但是,行事、治病的一般方法,又必须从定法定式学习入手、了解认识,这是"粗守形"的阶段;一旦能够把握其中规律,为适应具体情况变化而能不拘定式,视情变法,新法适于新情况,这就达至"上守神"的境界。既圆机活法,又万变不离其宗。"宗"乃总的根本的规律(道),而"变"的是具体方法(术)。在此层面上,可以说补泻刺法既有亦无,可以理解为什么说"粗守形者,守刺法也。上(工)守神者,守人之血气有余不足,可补泻也……刺之微在数迟者,徐疾之意也。粗守关者,守四肢而不知血气正邪之往来也。上(工)守机者,知守气也"(《小针解》);可以理解为何刺法及四肢穴这些有形内容皆属次要,而"针意"这类无形之理却须"尽知"。

———————

可以看出,在针灸理论和方法的奠基著作《黄帝内经》中,刺法总体上分为对症和补泻两大类。二者的"要求"不同,对症刺法重术而不重穴,术无一定之规,但求合乎病痛特点;补泻刺法重术也重穴,术有严格规定。虽然,一直以来临床上这两种刺法都在运用,但对症刺法极少理论上的阐发,难以认清其独立性与价值,以及两类刺法之间的关系,造成刺法之中一般只重补泻,甚至只知补泻的偏误。

刺灸方法的理论与应用,须纠正以补泻为中心的认识,不应忽略对症刺法(非补泻刺法)的实际意义。对补泻刺法发展中事实存在的相异相反理法,不应无视甚或回避。无论应用和研究,若不施补泻方法,则言明具体方法即可,而无须必以"平补平泻"法,否则无异于百病一法,置针灸刺激与病症关系、针灸取效关键因素于不顾。这既不符中医治病理念,也不合应用实情。刺法的量化研究,须考虑病情与体质因素;补泻刺法还涉及术式立意之异的比较。

总之,对于补泻刺法,概念解释与原理分析,不能脱离其语境和观念背景,否则,所议与本意就会南辕北辙。应用上的困惑,缘于认识上的模糊,对其态度,就常表现为夸大或不屑两种极端。因此,刺法的理论研究,需要以严谨科学的态度方法,正确理解和诠释文献载述,明了形成与演变的历史过程,综合考虑立意观念、适用病情及患者体质等诸方面因素;以实事求是的态度,正视实践经验所关理论问题;以开放的理论建设,解决实践所需的理性认识。

14. 针灸临床特点与治疗理论

以针灸治痹为例

> 《黄帝内经》针灸治痹的方法
> 方法传承
> 针灸临床特点与认识误区

针灸临床上,对于具体治疗方法如何形成、形成的依据及其特殊性的问题,一般认为,中医临床思维过程和方式是辨证,辨证决定着具体治法的形成。在这一关键环节,业内人士普遍感到现代针灸的辨证方法未能充分体现针灸疗法特点,与实际应用有所脱节,也有一些不同角度的分析探讨。笔者认为,这个问题在应用层面的切实解决,还须基于对影响针灸治法形成的要素及特点,以及所含经验认识的具体分析。

痹证,自古至今都是针灸疗法的优势病。针灸治疗痹证,突出的是重视具体病位及其刺法,并有多种相应的治疗手段。这些代表和反映了针灸疗法的部分特点和临床运用的一个方面,对此,由于思维定式或主流观念的影响,多被忽略或回避,不仅影响对传统理论和方法的理解,也加大了针灸治疗理论与临床的距离。这里试以针灸治疗痹证为例进行分析,期望能对认识针灸治疗理论问题有所启发。

《黄帝内经》针灸治痹的方法

《黄帝内经》最早记载了痹证的具体针灸治疗方法,且《灵枢》和《素问》都有专篇论述。专论刺法的《灵枢·官针》篇中多数方法也是为痹证而设的,代表着针灸作为主要治疗手段时期的经验认识,奠定了针灸治疗痹证的理法基础。这里所讨论的痹证,指感受外邪所致肢体肌肤筋节的疼痛、酸胀、沉重、麻木、活动不利等,即《素问·玉机真脏论》所说"今风寒客于人……或痹不仁肿痛,当是之时,可汤熨及火灸刺而去之"的范围。

(1)痹证分类与意义

首先,《黄帝内经》对痹证的认识,可从分类上体现。按病位分为:皮痹、肉痹、肌痹、(十二)筋痹、脉痹、骨痹(阴痹)、浮痹、深痹(远痹)、足痹(痹厥)。按症状分为:痛痹、周痹、众痹、行痹、著痹。按病程分为:暴痹、久痹。按病因病机分为:寒痹、风痹、血痹、厥痹。按脏腑分为:心痹、肺痹、脾痹、肝痹、肾痹,及肠痹、胞痹。其中的脏腑痹,由皮、肉、脉、骨之痹"病久而不去"

"内舍五脏六腑"发展而来,已非这里所论病症的范围。所以,诸种分类中,以身形病位和症状特点的分类尤为突出,究其原因,在于这样分类与针灸治法直接关联。

(2)施术部位的确定

说分类与治法直接相关,是因为针刺治疗痹证的方法主要依病位和病症特点而创设的。例如周痹和众痹的刺法,恰是综合考虑病位和症状这两个因素。众痹病在分肉,痛处众多而各有定处,各处疼痛时发时止,整体呈此起彼伏的特点。周痹病在血脉,痛无定处而随血脉(经脉)走向而移。针刺众痹,要求"痛虽已止,必刺其处,勿令复起"。因为众痹的痛处不移,只是多个痛处时发时止而似不定,所以要刺各个痛处(即便刺时其痛暂止),才能防其复起。针治周痹,要求"痛从上下者,先刺其下以遏之,后刺其上以脱之;痛从下上者,先刺其上以遏之,后刺其下以脱之",因为周痹疼痛沿经脉走向移动,故先刺将痛之处而遏制其势,后刺其已痛之处而治本。这两种截然不同的刺法,完全是针对症状各异的两种痹证特点而设。可以看出,治疗痹证,针灸施术以病痛处为主,不强调腧穴。因为病痛所在之处就是病变处,所病组织为肌肤筋节之身形,直接针刺这些部位及周围,就能减轻乃至解除病痛。

而相对于此的脏腑之痹,针刺方法要求就完全不同,当邪气由外而内舍脏腑,形成脏腑病症时,针刺治疗就须择用与脏腑有特异关系的腧穴,所谓"五脏有俞,六腑有合,循脉之分,各有所发,各随其过,则病瘳也"(《素问·痹论》)。之所以强调腧穴,因为具有广泛调整脏腑功能效应的施治处,位于特定部位,即四肢腕踝附近的五脏原穴(五输穴之输)和膝附近的六腑下合穴。可见,病及脏腑之痹,就需选取与脏腑有特别关系之经穴,而不是或不仅是痛处。例如,对于病在肾之骨痹、阴痹的针治,因症状不单纯为肢节疼痛不利,则要求取相应的经脉腧穴,如"骨痹,举节不用而痛,汗注烦心,取三阴之经补之"(《灵枢·寒热病》);"邪在肾,则病骨痛阴痹。阴痹者,按之而不得,腹胀腰痛,大便难,肩背颈项痛,时眩。取之涌泉、昆仑,视有血者尽取之"(《灵枢·五邪》)。杨上善已指出:"五脏输者,疗痹法取五脏之输。问曰:疗痹之要,以痛为输,今此乃取五脏之输,何以通之?答曰:有痛之痹,可以痛为输;不痛之痹,若为以痛为输?故知量其所宜,以取其当,是医之意也。疗六腑之痹,当取其合,良以脏腑输合,皆有脏腑脉气所发,故伺而诛之。"(《太素·痹论》)

(3)刺灸方法的创设

1)针具与诸刺法:九针中,言明用于"痹"的针具有三,为员利针、毫针、长针;直接关系痹证主要病位(皮肤、分肉、关节)的,还有镵针、员针、大针(《灵枢·九针十二原》《灵枢·九针论》)。

刺法专篇《灵枢·官针》,在以数目相称的总计26种刺法中,明确主治"痹"者达10种,即毛刺(浮痹皮肤)、焠刺(痹)、偶刺(心痹)、恢刺(筋痹)、齐刺(痹气小深)、短刺(骨痹)、傍针刺(留痹久居)、关刺(筋痹)、合谷刺(肌痹)、输刺(骨痹)。实际还有4种刺法:"报刺"同刺众痹方法,"扬刺……治寒气之博大者也""直针刺……治寒气之浅者也""浮刺……治肌急而寒者也",也都是用于痹证。除去属于治疗脏腑痹证的偶刺,则主治痹证的刺法居半。

这些刺法,通过"直刺傍之,举之前后""直入一,傍入二""左右鸡足,针于分肉之间""直刺左右,尽筋上""致针骨所,以上下摩骨"等方式不一的针刺操作,达到治疗不同痹证的目的。

以上体现了治痹方法所重在"针",包括针具和针术。

2)其他方法：灸法,是治痹方法之一,因施灸须一直燃艾,故称作"火"。如"……或痹不仁肿痛,当是之时,可汤熨及火灸刺而去之"(《素问·玉机真脏论》);主要用于寒证、虚证,如脉象"紧则痛痹……紧则先刺而后灸之"(《灵枢·禁服》),"经陷下者,火则当之,结络坚紧,火所治之"(《灵枢·官能》)。杨上善说:"脉陷下者寒,故灸之也。"(《太素·腑病合输》)

火针,称焠刺,《灵枢·经筋》篇中将其作为每条经筋病症的刺法,也是《灵枢·官针》篇刺法之一。张介宾指出此法乃"治外者也"(《类经·疾病类·六十九、十二经筋痹刺》)。

熨法,称汤熨、药熨。因其与火针都属温热刺激,又总称"纳热"。常与火针合用,如"病在骨,焠针药熨"(《素问·调经论》)。所熨部位,除"以熨寒痹所刺之处,令热入至于病所"(《灵枢·寿夭刚柔》),还可参考治厥方法,常取掌与腋、肘与脚、项与脊等处(《灵枢·刺节真邪》)。肘、腋、髀(腹股沟处)、腘这些大关节,因屈侧呈空陷特点而称"八虚"(《灵枢·邪客》),不仅为药熨常用部位,其中肘和腘也是刺络放血常取之处。

刺络,通过刺体表郁结的络脉,以出血泻邪。所刺络脉,要求"诸刺络脉者,必刺其结上,甚血者虽无结,急取之,以泻其邪而出其血,留之发为痹也"(《灵枢·经脉》)。其原理在于"……结而不通者,此于身皆为痛痹……其结络者,脉结血不和,决之乃行"(《灵枢·阴阳二十五人》)。对放血量的把握,"阴阳相得而合为痹者,此为内溢于经,外注于络,如是者,阴阳俱有余,虽多出血而弗能虚也"(《灵枢·血络论》)。

（4）其他经验

1）各法特点：较之针刺，灸法更适于寒证、虚证，故云"针所不为，灸之所宜"（《灵枢·官能》）。相对而言，灸法多用于（经）"脉"病，熨法多用于"筋"病，如"形乐志苦，病生于脉，治之以灸刺。形苦志乐，病生于筋，治之以熨引"（《灵枢·九针论》）。

2）因人制宜：痹及其治法，还区别不同体质。易患者如"粗理而肉不坚者，善病痹"（《灵枢·五变》）；"足阳明之下……血气皆少则无毛，有则稀枯悴，善痿厥足痹""足少阳之上……血气皆少则无须，感于寒湿则善痹，骨痛爪枯也"（《灵枢·阴阳二十五人》）。治疗方法因人施用，如贵族与平民，因生活条件和方式不同而体质有异，治法就需有别，所谓"膏粱菽藿之味，何可同也？""夫王公大人，血食之君，身体柔脆，肌肉软弱，血气慓悍滑利"，布衣则"气涩"（《灵枢·根结》），"刺寒痹内热奈何？……刺布衣者，以火焠之；刺大人者，以药熨之"（《灵枢·寿夭刚柔》）。

3）体表诊察：通过观察体表络脉颜色形态和切按肌肤，判断郁结络脉所在，以及寒热虚实之性，作为各种治法施用的依据，如"凡诊络脉……其暴黑者，留久痹也"（《灵枢·经脉》）；"故刺痹者，必先切循其下之六经，视其虚实，及大络之血结而不通，及虚而脉陷空者"（《灵枢·周痹》）；"切循其经络之凝涩，结而不通者，此于身皆为痛痹，甚则不行，故凝涩"（《灵枢·阴阳二十五人》）。

痹所表现的肢体筋肉关节肿痛、不仁、活动不利，是先民所处生活时代最为常见的病痛。病因于外，"感于寒湿则善痹"；寒邪收引，致脉血凝涩，寒湿属阴而宜以温热，"凝涩者，致气以温之,血和乃止"(《灵枢·阴阳二十五人》),"寒痹益温"(《灵枢·刺节真邪》)。邪在表而宜从外散,所以,在体表给予针刺和温热刺激等外治方法。

方法传承

如此丰富的针灸治疗方法,包括诊察、辨证、施术等完整诊治过程与内容,实际已成一个痹证针灸诊疗的微系统。

(1)治法经验要点

上述《黄帝内经》论及的痹证针灸治疗方法,可归纳为以下7个方面。

1)体表诊察:在病痛区域及相应经脉循行带上,特别要注意观察血络情况,如是否过度充盈,或呈小结节状,颜色青黑等;按压有凹陷、结节、坚紧等异常感觉。脉象紧涩。

2)痹证分类:以症状特点及病位的分类为主,还有据病因、脏腑、病程等分类。

3)治法与原则:出气,出血,纳热;针所不为,灸之所宜。

4)施术部位:以病痛处及附近为主,即以痛为输;有脏腑病症表现者,循经远道选穴(四肢穴)与病痛处(以痛为输)相配合。刺血部位常在痛处附近或肘窝、腘窝。

5)针具选择:要求按照痹证类型和刺法,选择适用针具,如毫针、锋针、火针、长针等。

6)针刺操作:针刺不拘特定形式,依据症状及病位的特点,以深度、角度、方向、针数及运动等因素形成适宜针刺的刺激方式。

7)治疗手段:丰富多样,充分运用毫针、火针、刺络/血、艾灸、药熨、导引及按摩等各种体表物理刺激方法,以针刺和温热刺激为主,常综合运用。

可以看出,针灸治疗方法特点明显,总体上重术不重穴,具体而言,以痛为输,以对症刺法[1]为主,多用温热刺激。

(2)传承现状

以上这些方法,针对性很强,全从针灸治疗实践中来,可谓是当时技术条件下的极尽所能。此后至今,又陆续出现一些新方法,如温针灸、拔罐(产生虽早而用于此类病症较晚)、神灯、针刀、浮针等,尽管方式等有别于前,但(除拔罐外)仍属前人方法的技术延伸,而运用范围更广。相对于此,在经验的系统整理和理论提升方面却相当欠缺,对前人痹证分类与刺法的关系,亦未完全领会。比如,反映于通行教材的有关针灸治痹部分,内容简单,缺乏特点,采用行痹、痛痹、着痹的(症状)分类,却要依病因风寒湿邪的偏盛选穴,显然因袭中医内科辨证,不免有理论推导之嫌。

针灸临床特点与认识误区

以上提示,现今人们对针灸内容的认识理念有所偏差。而符合临床实际的治法形成,无非基于针灸疗法特点,把握针灸治疗的规律。

(1)针灸临床的整体特点

1)"针灸"自身有两个常被忽略的显著特点。其一,针灸为体表物理刺激疗法,通过激发机体潜在的自我调整功能产生治疗效应,与外源性物质介入的中药作用原理不同;其二,针灸属治疗手段,治病范围宽广。

2)按现在的学科划分,针灸疗法中又含多种治疗手段,其作用特点和适用范围有所不同,也是关系疗效的重要因素。

以上因素决定了针灸诊治疾病的方法体系,有其特殊性。

---

[1] 赵京生.针灸经典理论阐释[M].上海:上海中医药大学出版社,2000:105.

若于此不顾,在辨证方法、治疗原则上就混同于药物疗法的中医内科。在已有理论体系中,丰富的治疗手段多未予纳入或体现其应有的地位,使针灸治疗手段相对单一。医院普遍将"针灸"独立分科,按治疗手段划分的针灸科,一般不限就诊病种,但是,且不说患者能否主动就医,针灸医生面对广泛的病种和有限的诊治手段,实难一一深入认识各病的诊治规律,这迫使针灸科内又设置难符其实的"专病专科",形成针灸科整体上所治病种反而受限的尴尬局面。种种原因,使制订的具体针灸治疗方法针对性不强,各治疗手段的应有作用也难以得到充分发挥。

(2)针灸诊治方法的完善

针灸诊治方法的完善主要涉及以下几方面。

1)关于辨证方法:经脉理论的临床意义,主要在于说明针灸的远隔效应。因此,经络辨证的意义,主要落实于循经远道取穴。痹证等肌肤筋骨肢节病症,病位/病变相对局限,一般直接针灸病痛局部即可达到治疗目的,辨证环节应更重症状特点和病位所在,以明针刺范围、角度、深浅等。辨别寒热等病性,作为艾灸等温热刺激方法的依据。

前人所谓外经病,相对于脏腑病,这种划分方法实有此意,对针灸疗法有实在意义,也有助理解经络、腧穴及刺法等一些理论内容。笼统来讲,外经病,病在外而直观易明,多直接针灸病痛处,因而操作也重在使针具对局部组织所造成的直接影响,需要明确症状特点和病位。脏腑病,病在内而复杂难辨,针灸部位必须与脏腑有特异关系(即经穴中的"特定穴"),才能有明显的相应效应,而针灸操作尤其是针刺重在使形成的刺激合于病变属性而强调补泻。病有内外,治有所别。

下述之例反映了这种治疗经验积累和认识提升的过程,初如《韩非子·喻老》中直言病位与治法关系，"扁鹊曰：病在腠理，汤熨之所及也；在肌肤，针石之所及也；在肠胃，火齐之所及也；在骨髓，司命之所属，无奈何也"；进而如《灵枢·寒热病》具理论意味的施治处与病位关系，"络脉治皮肤，分腠治肌肉，气口治筋脉，经输治骨髓五脏"；还可从有关经筋病论述来体会，如"病在此者，主痫瘛及痉，在外者不能俯，在内者不能仰。故阳病者腰反折不能俯，阴病者不能仰。治在燔针劫刺，以知为数，以痛为输。在内者熨引饮药"（《灵枢·经筋》）。杨上善注："痛在皮肤筋骨外者，可疗以燔针；病在腹胸内者，宜用熨法及道引并饮汤液药等也。"（《太素·经筋》）

不难体会，如痹证一类的针灸"对症"治疗，是实际需要和应用实情。其辨明所病部位，包括皮、肉、筋、骨、（关）节的方法，经络辨证尚不能涵盖；其他基于非针灸治疗手段形成的辨证方法，也难适用，所以，针灸临床应考虑这种辨证方法的设立，按照中医认识人体方法和用语习惯，可称"身形辨证"。

2）关于刺灸方法：痹证刺法，以对症刺法为主。这类刺法的特点是操作方式不预设一定之规，而是根据病痛位置、范围、深浅、久暂等具体情况，以适宜的刺入角度、方向、深度、动静及针数等，直接刺激局部组织，达到减缓、去除病痛的目的。这与补泻刺法有规定术式，强调术式的抽象特性合于病变虚实性质，通过脏腑相关经穴，达到调整经脉脏腑气血的目的，有很大不同。尽管针刺作用原理都以调气解释，但《黄帝内经》论述这两类刺法之意实有内外之别。简单讲，脉象盛虚是补泻的主要依据，脉动反映内在（经脉）脏腑气血状况，而外在肌肤筋节所病则多以行于脉外之卫气失常来说明。对此，后人的理论阐发实际是将前者泛化，或者说简略了后者。

痹证多因风寒湿致病，一般喜得温热，所以适宜火针、艾灸、药熨等各类温热的刺激方法,包括刺络;《黄帝内经》都从寒的角度解释,如"血凝于肤者为痹"(《素问·五脏生成》),"陷下则徒灸之,陷下者,脉血结于中,中有著血,血寒,故宜灸之"(《灵枢·禁服》)等。《灵枢·刺节真邪》所说用针调气、用火调血,即指此而言,如"用针之类,在于调气……脉中之血,凝而留止,弗之火调,弗能取之"。治法以"火"去"寒",在这个意义和作用上,针不如灸,故有言"针所不为,灸之所宜"。无论是发病机制,还是病证分类,寒之病因的意义,主要影响和反映在治疗手段的形成与选择上。因此,以八纲辨证明其寒热,较之风寒湿病因辨证,对治法的选择更具实际价值。

3)关于经络和腧穴理论:在治疗的实施层面,刺处与刺(灸)术,这两点是针灸疗法的核心内容。古称《针经》的《灵枢》,以《九针十二原》为首篇,突出的正是针和穴这两个因素。辨证分析的意义,体现、落实在治法的形成上。含有大量痹证表现的十二经筋病,以其病在筋,而有"燔针劫刺,以知为数,以痛为输"的治则治法,强调的是刺法和直取病处,并提示了适用的相应范围。临床上,一般痹证的针灸治疗,基本方法如同经筋病,对症施治即可。这就涉及对针灸理论的理解问题,例如,经脉与经筋的异同何在? 对比《灵枢·经脉》与《灵枢·经筋》两篇各经脉、经筋下的治则治法,二者临床意义的区别显而易见。然而,对经筋内容范围的取病痛处而不需选经取穴,施术只以火针或对症刺法等,后人却纳入经络和腧穴理论范畴来表述。所以,治法虽是临床治疗问题,却必然会涉及对基础理论的认识。对此,这里不展开讨论,然仅从认识方法角度来说,人们普遍了解的现代整理的针灸理论,远非完善甚至存有偏误,在充分认识和重视经络理论意义和临床指导价值的同时,也应看到针灸不同理论成分、范畴的意义区别,深刻理解传统理论,提升对针灸方法、规律的理性认识,积极探索对新理论的构建,方为科学的态度,否则将会自陷于理论困境。

上述简要分析说明,施术于病痛局部的一类针灸方法,主要是以"术"解决病痛,重要的是怎样在施术处操作,而施术处的确定相对简单,对施术处的关注也是出于操作要求。这是针灸治疗手段的重要特点之一,相关的理论性阐述虽然较少,却并非没有,但整理和发掘得不够,或在针灸理论中未予应有的反映,因而理论性不强;或以经脉、经穴原本表达远隔部位间特异性关系和治疗规律的理论成分涵盖之,因而理论的临床指导性不强。责之于主观方面的因素,主要有两方面。一是忽视理论研究,针灸学的系统化理论建设一直薄弱,尤其是治疗理论缺少细致扎实的主动研究,部分系统整理工作主要在统编教材编写层面。二是理念偏差,对针灸学与中医学的关系,强调整体性有余,体现特殊性不足[1];针灸理论内容有简单化的单一倾向,以此应对多样实践方法,在中医学模式下塑造针灸学,就难以切合针灸临床实际而降低理论的普遍指导意义。

针灸临床上诸多治法和新疗法的情况与上述之例相类似,反映了针灸治疗理论建设的滞后,如何在针灸诊疗体系构建中恰当处理,是针灸学现代发展所不可回避的亟待解决的理论问题。只有深刻理解和正确把握针灸的理论本义与疗法特质,立足实践,使针灸理论建设不脱离临床实际,针灸治病

[1] 赵京生.针灸经典理论阐释(修订本)[M].2版.上海:上海中医药大学出版社,2003:175.

方法的评判以实践而不是以符合某种理论为标准，才能建立起符合针灸治疗规律的现代针灸学科理论体系，提高理论的临床指导性。

从应用角度检视针灸理论

> 针灸方法的特点及与理论关系
>
> 针刺施治处
>
> 腧穴和经脉认识问题

在针灸疗法的漫长发展中，近几十年来的相关研究和新方法涌现可谓是最丰富的，同时，对针灸理论理解的困惑也是空前的。这里试从针灸运用的一般方法特点，简析对经脉、腧穴和刺法理论的一些认识问题。

针灸方法的特点及与理论关系

针灸疗法是一种外治方法，以针刺、燃艾等刺激体表为治疗手段，从而产生自身调节作用来防治疾病。针灸疗法的实施，除了诊查诊断之外，主要就涉及两大方面，一是施治处，一是施术法。施治处，主要是选择施行针灸的具体部位、位置或组织。施术法，主要是选择治疗方法问题，即怎样进行针刺和艾灸技术操作。

这两方面中的临床直接相关内容，在针灸理论中处于何种状态？针灸理论体系的范畴，一般分为经络、腧穴、刺灸和治疗四大方面。在理论化程度上，总体上是前两者强，后两者弱；其中理论性最强的范畴是经络，次为腧穴，且这两个范畴构成理论性内容的主体。与针灸实践直接相关的施治处和施术法，其中施治处方面，在上述理论范畴中以腧穴部分论及最多，并进而关系到经脉理论；施术法方面，属于刺灸范畴，包括传统针灸方式和现代多种(纳入针灸学范围)体表刺激方式,多为技术性内容,理论性较弱。而在治疗范畴中,有关论述极少。所以,这两方面内容在针灸理论体系中处于弱势。要增强针灸理论对临床实践的指导性,既需要提升这些内容的理论化程度,也要调整和完善针灸理论范畴内容,使之与临床实际相合。

针刺施治处

针灸理论与临床关系的问题,更多集中在理论性较强的腧穴和经络方面。问题的本质,主要不在理论内容本身,而是缺乏深入研究,属于如何认识和理论构建的问题。针刺的施治处与施术法,二者既各自独立,又相互关联,后者多取决于前者。因此,理清对针刺施治处的认识尤为重要。

(1)不唯腧穴

论及针刺施治处,一般首先想到的就是"腧穴"范围。重温文献可以发现,针灸尤其针刺施治处,远不止腧穴,《黄帝内经》对此已有较为全面载述,但以往对此缺乏深入探讨,未能形成理论层面的系统认识。《灵枢·官针》篇"九刺"中的多数内容属于这方面,其性质分别概括如下:

刺穴/经穴:一曰输刺;输刺者,刺诸经荥输脏腧也。二曰远道刺;远道刺者,病在上,取之下,刺腑腧也。

刺结/结络(经脉区域):三曰经刺;经刺者,刺大经之结络经分也。

刺络/络脉:四曰络刺;络刺者,刺小络之血脉也。

刺肉/分肉:五曰分刺;分刺者,刺分肉之间也。

刺皮/皮层:七曰毛刺;毛刺者,刺浮痹皮肤也。

刺病位对应点:八曰巨刺;巨刺者,左取右,右取左。

刺痈脓:六曰大泻刺;大泻刺者,刺大脓以铍针也。

火针:九曰焠刺;焠刺者,刺燔针则取痹也。

所论"九刺",是为了适应九种不同情况("九变")。而九种不同情况,实际主要是关于刺处的选择。其中:

①第一至五、第七,即刺经穴、刺结络、刺络脉、刺分肉、刺皮,完全是讲针刺之处,而非刺法;

②第八之"巨刺者,左取右,右取左",是刺病位对称点,仍属施治处选择(不及具体病症,径以施治处定法);

③第六、九,是刺痈脓、焠刺,与其他内容不相类,应属于凑九之数目。(但之所以是这两法,也非随意)

此外,篇中所论"五刺",也属于针刺处的内容,只是角度在于层次,即以皮、脉、筋、肉、骨等五种不同组织层位,表达刺及的深浅。五层与五脏呈对应关系,虽然是出于一种立足五脏的医学观念,却也含有刺之深浅(所及组织层位)不同则治疗作用有别的意味。

凡刺有五,以应五脏。

一曰半刺……皮……肺之应也。

二曰豹文刺……脉(取经络之血)……心之应也。

三曰关刺……筋……肝之应也。

四曰合谷刺……肉……脾之应也。

五曰输刺……骨……肾之应也。

"九刺"和"五刺"的相关内容,基本反映了《黄帝内经》时代对施治处的认识,其完整内容,当包括:穴(经穴)、结(结络)、络(血络),皮、肉、脉、筋、骨。前三者(穴、结、络)大致为从皮肤可及的部位或组织,后五者(皮、肉、脉、筋、骨)是从皮肤向内里的垂直组织层位,八者共同构成立体(组织结构)的针刺施治处。腧穴,不仅止于体表位置,其刺入深浅就涉及(不同的)垂直组织层位,是有一定纵深的立体结构,所以,"五刺"之垂直组织层位也涵盖腧穴。显然,在立体的针灸施治处类别中,腧穴仅占其一。

（2）多种刺处

除腧穴外的施治处，实际还有多种，《黄帝内经》专篇论及的有《灵枢·经筋》《灵枢·血络论》，内容涉及的还有《灵枢·官针》《素问·三部九候论》《素问·缪刺论》《素问·长刺节论》《素问·皮部论》等篇。

1）刺血络：刺血络，是针灸临床治疗的方法特点，不仅常用，在针刺诸法中本是首要考虑的，强调"凡治病必先去其血，乃去其所苦，伺之所欲，然后泻有余，补不足"（《素问·血气形志》），"必先去其血脉，而后调之，无问其病，以平为期"（《素问·三部九候论》）。血络的诊察及处理是，"切而从之，索其结络脉，刺出其血"（《素问·三部九候论》），"孙络盛坚而血者皆取之"（《素问·疟论》）。

尤其寒热证、痹证等的针刺治疗，如《灵枢·经脉》："凡刺寒热者皆多血络，必间日而一取之，血尽而止，乃调其虚实。"《灵枢·周痹》："刺痹者，必先切循其下之六经，视其虚实，及大络之血结而不通，及虚而脉陷空者而调之。"

《官针》九刺的第三、四，将刺络分为"经刺""络刺"，所谓"经刺者，刺大经之结络经分也"，其中"大经之结络经分"指经脉区域内有血结、结节者，而更为细小的血络则为"小络之血脉"，可参《经脉》"诸刺络脉者，必刺其结上，甚血者虽无结，急取之，以泻其邪而出其血，留之发为痹也"及《灵枢·四时气》"小腹痛肿，不得小便，邪在三焦约，取之太阳大络，视其络脉与厥阴小络结而血者"。

正因为施治处选络脉的方法为常法，在理论上，出血与出气，遂成为刺法的两大类特性，所谓"刺营者出血，刺卫者出气"（《灵枢·寿夭刚柔》），"取血于营，取气于卫"（《素问·调经论》)。

2)刺经筋:经筋,有《灵枢·经筋》专篇论述,是具较高理论程度的内容完整的一种理论形式。篇中对经筋病的针刺治疗,施治处为"以痛为输",施术法为火针("燔针劫刺")。

常见筋病为筋痹,其具体刺法,《灵枢·官针》篇十二刺之"恢刺"、五刺之"关刺",分别为筋痹刺法、筋的层位,即"恢刺者,直刺傍之,举之前后,恢筋急,以治筋痹也""关刺者,直刺左右,尽筋上,以取筋痹,慎无出血,此肝之应也"。还可参考《素问·长刺节论》:"病在筋,筋挛节痛,不可以行,名曰筋痹,刺筋上为故,刺分肉间,不可中骨也,病起筋炅病已止。"

可知,对"筋"病的针灸治疗,其施治处是直接选取病痛部位。

3)刺分肉:刺分肉,是一种独立刺法,为《灵枢·官针》"九刺"之一,称"分刺",其法"刺分肉之间也",强调"取分肉间,无中其经,无伤其络"(《素问·调经论》)。明代注家马莳释作"刺各经分肉之间也",代表了一种较为普遍的理解角度:对凡是针刺、针刺之处多视为经络范围。这有违其刺法设立的本义,实际上是理解的简单化。较为可取的解释当属张介宾所云:"刺其痛处筋肉分理之间也。"(《类经·针刺类·五十、刺厥痹》)

4)刺对应点(对称点)

巨刺与缪刺,都是左取右、右取左的方法(只是一在经脉,一在络脉),即施治处选取病痛部的相对一侧,有《素问·缪刺论》专篇论述,还散见于五篇中(《灵枢》之《官针》《终始》,《素问》之《汤液醪醴论》《三部九候论》《调经论》)。这种施治处,既非病痛直接部位,也非相关经或络的分布区域,不同于循经远道选穴。提示:对体表对应针刺位置的选用,不完全依赖经脉理论。

腧穴和经脉认识问题

（1）腧穴认识

对上述内容,如何从理论上去认识? 笔者认为,一个重要方面,是应该全面认识腧穴作用,思考针灸治疗手段的基本作用。众所周知,腧穴治疗作用可分为两大类:近治作用、远治作用。所有腧穴都具有近治作用,部分腧穴还有远治作用。具有远治作用的腧穴,大多位于四肢,集中在肘膝以下部位,主要治疗内脏病,如五输穴、十二原穴、下合穴等类穴。对远隔于腧穴部位的治疗作用,古人以经脉的联系和功能来解释,除十二经脉、奇经八脉外,还有十二经脉标本、六经根结、根溜注入等。其内容丰富,形式多样,为经脉和腧穴理论的主体内容,受到历代医家的重视。而近治作用,虽然可见于每个腧穴,但相关理论阐述极少,内容简单,加之易于理解,历来失于应有的关注和探讨。

此外,对腧穴作用的重远轻近,重视远取四肢穴,除了所治病症的层位更深、病情更重、具全身性等以外,还有另一个很少被论及的重要临床因素,即安全性问题。四肢穴尤其肘膝以下腧穴,较之头面躯干部穴,在针灸操作上具有更高安全性。《黄帝内经》中记载:"夫子之言针甚骏……能杀生人,不能起死者……请著之玉版,以为重宝,传之后世,以为刺禁,令民勿敢犯也。"(《灵枢·玉版》)《素问·刺禁论》专篇讨论针刺安全问题,从中可见,从头至手足,针刺意外都有经验,首列躯干之刺伤内脏,如"黄帝问曰:愿闻禁数。岐伯对曰;脏有要害,不可不察,肝生于左,肺藏于右,心部于表,肾治于里,脾为之使,胃为之市。鬲肓之上,中有父母,七节之傍,中有小心,从之有福,逆之有咎。刺中心,一日死,其动为噫。刺中肝,五日死,其动为语……"所以,从针刺安全角度考虑,应该尽量避免靠近内脏及头面器官处施术,如《医学入门》所说"后世每以针四肢者为妙手",这在解剖知识不足的古代,是一种经验性选择。

尽管如此重视腧穴远治作用,但近治作用因其普遍性而与针刺多样方式更为相关。比如临床最为常用的以痛为输、阿是穴等,都是基于近治作用;刺血络、结节,刺筋,刺肉等多样的施治处,也是基于近治作用。所以,近治作用不仅仅是"腧穴"的作用特性,实际上是针灸刺激的基本作用,现代发展起来的头针[1]、腹针、浮针、筋针[2]等方法亦属于此,而针灸方法也不过是体表刺激方法之一,其他如拔罐、刮痧等等,这些方法基本不依赖经脉理论解释和指导[3],之所以纳入针灸学范围,在于治疗手段仍然是体表刺激。

因此,如果不能很好地理解经脉、腧穴理论,不能清楚认识这些问题,误以为其他施治处和施术法在传统针灸理论中没有相应依据或解说,不仅使之缺乏理论提升和理性认识,长期停留于技术经验层面,甚至转而以现代医学角度解释替代之。

(2)理论适用性

对传统针灸理论,怎样去理解和对待,并不是个简单问题。比如在经络和腧穴理论方面,有过于强调、强化的倾向,在一定程度上反映了人们偏重理论化(抽象)程度较高的内容,满足于

[1] 周楣声,杨明.对经络学说的认识应有生理与病理的区别[J].中国针灸,1991(1):39-41.

[2] 刘农虞,任天培,向宇."筋针"对软组织损伤即刻镇痛效果临床观察[J].中国针灸,2015,35(9):927-929.

[3] 王鸿度.试论腧穴认识模式的历史演化[J].中医药学报,1988(5):53-55.

理论(构建)的完善化和自我圆通的解释力度。

经络腧穴,是所有针灸方法的基础,还是部分内容范围的解说?从前面简要分析中已不难看出,本是后者,而后人将其过分强调和放大,不仅失其本貌本意,还导致理论的架空,反而不利于经络腧穴理论的理解、建设和运用。

以"经脉皮部"为例。这个理论,直接的意义在于建立皮与经脉关系,完善经脉内外联系机制。经脉联通身体内外,通过分支之络脉分布至皮肤,气血相互通贯,体表与内脏之间形成联系,人身由经络系统联结为有机整体。张志聪说:"十二经之络脉,分络于皮肤之间"(《黄帝内经素问集注·皮部论》);"络脉外见于皮部,经脉内连于脏腑"(《黄帝内经素问集注·缪刺论》)。皮肤是外邪由外向内传变的起始层位,皮部——络脉-经脉——脏腑的内外组织结构及其功能的联系,也是外邪致病的途径、机理,如"夫子言皮之十二部,其生病皆何如? ……皮者脉之部也,邪客于皮则腠理开,开则邪入客于络脉,络脉满则注于经脉,经脉满则入舍于腑脏也"(《素问·皮部论》)。针灸作为外治方法,施术部位即在体表,皮肤为针灸刺激的第一层,所以,十二皮部为针灸治病原理提供了理论说明,其引申意义,在于提供体表施治原理的理论基础。相较于经脉循行、经穴部位都有其限域,相互之间尚有"结构空白",皮部理论则使皮肤与经脉、肌表与内脏完全成为一个整体联系的结构,在理论上,只要于体表针灸,就关涉了经络和气血。在理论构建上,皮部理论扩展了理论的涵盖面,增强了理论的说明作用,是一种完善化发展。

此外,上述左病取右、右病取左的选取体表对应位置方法特性,也表明经脉理论尚有不能完全涵盖的针刺治法规律。

如果不认识到这一点,就会放大经络、腧穴理论的原本适用范围,泛化其理论说明意义。导致的后果,陷入编织完善的理论之网;具体理论与临床实践的不对应,指导性不强或缺乏;束缚创新思维和新方法的理论解说[1]。

———————

综上,针灸理论,尤其经典理论,与临床实践并不脱离,指导性很强,关键在于正确解读和传承。①施术部位及组织,作为针灸疗法实施的首要因素,本有多种,腧穴只是其中之一而非唯一,只重腧穴则失于简单(与此相关的针刺深浅层位亦是如此)。②近治作用,是腧穴普遍具有的,也是针灸刺激体表的普遍作用。③经脉理论主要说明腧穴远治作用的特殊规律和原理,针灸的普遍作用并不依赖其表达。④经脉和腧穴,对针灸治疗规律的理论说明意义有适用范围,不应夸大或泛化;其对人体生命活动和异常变化的理论说明意义属(概念)外延扩大,不可混淆于治疗范畴。⑤针灸新方式方法的产生,不脱离也不止于或受制上述因素,更多是一再反映上述因素的确切程度。

针灸辨证的思维方法

辨证问题,说到底是中医临床思维方法问题,在这个层面上,古今已经完全不同。解决临床辨证问题,实际是要解决中医临床思维问题。而这一点,又绝离不开对中医针灸基础理论的深入认识和透彻理解。因为,辨证方法渗透、贯穿和体现着中医认识疾病、治疗疾病的观念、经验和理法。强调"辨证",不过是强调以中医诊治思想方法指导临床实践,从而充分运用积累丰富的针灸治疗经验,充分提高针灸治疗效果,充分发挥针灸临床

———————

[1] 常存库.中医文化:它的思想、理论和技术.中医药学报,2009,37(4)3-8.

作用,而不是为了辨证而辨证,为了特色而特色。

诊断是确定治法的依据,无论证、病、症状,都是传统针灸治疗方法的根据;辨证、辨病、辨症状,也都为针灸临床所需。辨证治疗、辨病治疗、对症治疗,三者相互之间不是排斥关系,需要根据具体病情而用;《黄帝内经》已是如此,现在依然这样。辨证治疗虽然突出体现了中医诊治方法的特色,但因于针灸治疗手段特点,对症治疗的方法也广泛应用于针灸实践,且不重理法、但刺病痛的现象也相当普遍。元代医家就曾说:"近世指病直刺,不务法者多矣。"(《子午流注针经》阎明广序)汪机也指出:"世之专针科者,既不识脉,又不察形,但问何病,便针何穴。"(《针灸问对》卷上)所以,若片面强调、过度突出三者中的某法,原本多样方法就渐趋简化、单一,难免理论脱离实践,影响针灸方法的运用和效果。针灸辨证之所以成为需要讨论、甚至被质疑存在价值的问题,究其原因,与现代套用中医内科辨证之例、强调过度甚至给人以"唯一诊疗模式"之感等直接相关,根本则是对传统针灸诊治的思想方法及其特点已不甚了了。

针灸治病方法,属体表物理刺激疗法。其实施的关键两点——刺灸处,刺灸术——都与辨证相关;其施行,既可以在病痛局部实施而获效,也可以在远离病痛处的特定部位施与而获效,前者属于近治,后者属于远治。近治方法更多地关涉刺法,尤其是对症刺法,广泛运用于临床,在操作上还需要对局部病痛的微观辨查。远治方法则需依据经络腧穴理论及辨证。而辨证方法本身,还有适用性问题。针灸临床上,在八纲辨证之外常用经脉辨证和脏腑辨证。就脏腑辨证而言,因经脉属络脏腑,一般将二者等同,根据脏腑辨证选取所病脏腑的相应经脉。但经脉与脏腑之间并不是完全对应的,二者是不同认识、不同体系的理论。最具针灸临床特点的经脉辨证,经脉循行和经脉病候是其依据,一般以此判断症状表现和病痛部位的所病经脉,起着一种类似诊断标准的作用。但这些内容,情况也较复杂,有的是对部分腧穴主治规律的说明,有的出于理论构建之需,有的限于阶段性治疗经验认识等,并非都源自实践经验或已涵盖全部针灸治疗规律。

可以说,针灸辨证既十分重要,也研究不足,认识上还存在偏颇,所反映的仍是针灸学在当代如何传承与发展的深层问题。无论是古典理论方法,还是现今临床实际,哪一方面认识的水准,都将影响针灸辨证本身的存续。

15. 针刺"叩钟"论

> 针刺作用的基本要素
> 论针刺"叩钟"

针刺疗法的治疗手段、基本方法和作用原理,是以针具刺激体表而产生效应,其特征颇似叩钟而鸣。笔者以"钟"之原型为喻,以理解和思考针刺疗法的一些基本且重要的问题。

针刺作用的基本要素

在人体体表施以针刺,可以防治疾病。针刺作用的产生,最基本的要素有哪些? 简言针刺治病的一般方法与实施过程包括:根据诊查患者病痛情况,确定在患者体表的施术部位,以及针刺的技术方式,经针刺该部位而即时产生、或累积产生治疗、调整作用。病痛可发于身体各处,而针刺的一般部位是在病痛处及其周围。这意味着,在身体各处施以针刺都会有一定治疗效果,但不予针刺则机体并不能自行产生这种作用。因此,尽管针刺疗法的各环节都涉及复杂因素并有诸多规则,但统而言之,其最基本要素就是:针刺刺激和刺激部位。

这两个要素,从受术者角度而言,一为外来,一在自身。针刺作用的产生,机体自身为基础,针刺刺激为外来引发条件。这两个要素之间是一种关联关系。这种关系,也是认识和研究两个要素本身所需把握的。

针刺理论之源《黄帝内经》,已对这两个要素有所提示,见于《灵枢》开篇《九针十二原》。其中,九针为针具,十二原为腧穴,其篇名内涵可以"针""穴"二字概之,代表刺激手段与刺激部位,其位置突显了在针刺疗法中的非常意义。

论针刺"叩钟"

"钟":叩则鸣,不自鸣。

针刺作用基本原理,可以叩钟比之。一般认为,其原理在于启动了机体自我调整功能。那么,这一自调功能的启动,要由外界刺激于体表引发。

身体如同钟,针刺如钟锤;针刺体表即有一定作用,如叩钟即鸣;体内自调作用不能自行发生,如钟有鸣响之用而不自鸣;当受到针刺等外来的体表刺激,才引发体内产生相应作用,如同钟受到钟锤敲击而鸣响一般。

"叩钟"之喻,对认识针刺疗法的基本特点和理论问题,尤其是针刺的普遍作用及其原理,颇有助益。

(1)叩之即鸣

在钟上叩击,无所谓部位,都会鸣响,只是钟声有别而已。

针刺施术部位,在传统理论中主要以"腧穴"概念表达。对身体上经验有效的针刺部位,予之定位、定名乃至理论解释,谓之腧穴,使之有了形式上别于一般的特殊性。在腧穴之处针刺,都可治疗其局部病痛,即近治作用,具有普遍性;其中一些腧穴还可以治疗远隔处的病痛,即远治作用,是腧穴的特殊性,其相关认识构成现有腧穴理论的主体。其中的特殊性,一直是人们认识和研究腧穴的关注点,其弊端在于对腧穴相对一般特点的忽略,从而使认识失于全面。这一问题在近治作用中体现得尤为明显(参见本书《被忽视的近治作用》)。

近治作用,实际也并非"腧穴"专有,而是针刺刺激的普遍作用,只要在病痛处及周围施术,一般都会产生,无所谓穴。"以痛为输"、阿是穴即是此类。但二者以"输""穴"相称,特别是后者更被列为腧穴之一,而致概念混淆。此外,临床上还常取血脉、结节、分肉间等针刺,总属近治作用。

如此看来,针刺疗法的施治处有多种,腧穴只是其中之一,而非唯一。体表可行针刺的组织或部位,都可产生近治作用,只是作用程度有范围差异。就如叩钟,叩之即鸣,而无论叩击何处,只是鸣响的程度、特点因部位与力度不同而有异。

(2)不叩不鸣

钟有鸣响的功用,但不叩击就不会自鸣。

现有针灸理论认为,"腧穴"和"经脉"为身体的组成部分,在以经脉脏腑为核心的机体功能活动中起着重要作用。腧穴处于这个功能系统的外层,即腧穴—经脉—脏腑,当机体病变时,腧穴会有一定反应,从而作为接受外界刺激之处,针刺之,可以产生治疗病症的效果(《灵枢·九针十二原》:"五脏有疾也,应出十二原""五脏有疾,当取之十二原""十二原者,主治五脏六腑之有疾者也")。

针刺治疗作用的产生,需要针刺刺激,若从不施以刺激,则机体"自调"功能就不会自行发生。也就是说,该功能属非自动性,即使机体有病痛,也"视而不见",唯有外来的体表刺激才能引发。这如同"钟"虽有鸣响之能,但是不予叩击则并不会自行鸣响。这就涉及怎样认识针刺治病基本原理的问题。因此,将上述功能视为机体的一种"目的性"存在,则自陷图圄。若是进化而来[1],那么,从人类整体角度来说,这种几乎从不被有意引发而用的特别功能,怎能形成并延续?

针刺治病的一般方法表明,无论何病,施与针刺刺激这一治疗手段的特性都是一致的。而施治处,特别是于病痛处及其周围施治("以痛为输""阿是穴",乃至放血、刮痧等),因其反应部位不恒定,其作用基础也不可能是特定的。那么,无论针刺刺激,还是刺激部位,首先都不体现为特定或特殊的性质。由此可见,真正发挥作用的可能仍是已知或一般调整系统及其机制。单纯的针刺刺激却能引发机体对异常病变的调整,则针刺体表方法的性质,应为一般意义上的诱因。机体是将外来针刺刺激作为非常状态,从而警醒了固有的调整系统,而针刺只是经验性地启动与运用了这一机制而已。

针刺理论以气血表达机体的物质基础和功能活动。经络运行气血,腧穴输注气血,维持机体的阴阳和调。一旦由于各种因素使气血失常,遂生病痛。通过在经络腧穴处针刺,能够调整体内气血阴阳而发挥治疗作用。按照这种认识,经络和腧穴共为机体功能活动的组织结构,是有特殊功能的一种存在。其概念基于当时医学技术所能观察和理解的身形结构,以及对生命活动方式与特点的认识,本是古人对针刺治病原理的一种理论解释。对此,今人理解时,显然要有历史和文化的视角与思考,如果将其直接对应于现代人体观,并以之引导"科学"研究的思

[1] 朱兵.系统针灸学:复兴体表医学[M].北京:人民卫生出版社,2015:5-9,652-653.

路、方向,恐有南辕北辙之虞。

————

　　针刺治病方法颇似"叩钟"。以钟的叩之即鸣、不叩不鸣的两个特点,类比和分析针刺的体表刺激、施治处与作用原理,有助于形象地理解和说明针刺的一般性质。言明体表刺激、局部作用、警醒机体自调功能,是针刺疗法的基本性质,对认识针刺有重要意义。

针灸古典理论的现代诠释

一门学科体系的知识、方法等内容，通过其学科语言的传达而被理解、认识，基于此而得以研究、运用及交流。尽管理解学科语言的状况对学科内容研究具有基础性影响，但在现代几乎所有学科中，足以能构成一种障碍的唯有中医学，因为只有中医学体系是以千年计的古代面貌，而针灸学作为其分支学科，特性更为突出，这种影响也就更加明显，因此，对承载学科内容的语言理解本身进行研究，就成为进入学科内容研究的不可或缺环节。

为什么要研究这个问题？

在传统医学领域中，针灸学已成为当今具有全球影响的一门显学，也是现代自然科学领域所关注、研究和渗透最多的学科。然而，由于其学术理论源自中国古代，针灸理论学说载于古代文本，其表达仍然停留于古代用语，对这种文字语言的理解和文本的解读，是今人要了解和运用前人针灸实践经验与理性认识的必经之路。理解的程度、正确与否，直接影响、决定着这门学科的传承和发展,因而理解古代语言表达的针灸理论就成为现代针灸学研究的主要障碍之一和首要解决的问题。随着时代的快速发展、针灸学多学科研究的深入、针灸标准化建设以及针灸国际化进程的加快,对针灸理论特别是经典针灸理论基于正确理解的现代语言阐释,不仅需要而且迫切性日益凸显。

我国对针灸学的研究,长期以来,重视的是实验研究、临床研究,而对传统针灸理论研究的投入,相对而言甚至不如古代文献研究。其原因在于根本忽略了中医学针灸学自身的特殊性,这种特殊性的表层是学科语言为古代用语,核心是以古代词语表述的受古代文化思想指导的学科理论。虽然词语表述的时代差异是中国传统医学用语的共同特点,但在针灸学尤其突出。例如:心、肝、肺、肾等源自中医学的内脏名称,随着西方医学传入的需要而被用作西医内脏名称的译名,尽管实际上二者有着多方面的不对等,但所指脏器实体的基本内涵还是一致的。而针灸学中最重要的一些基本概念,如经脉、腧穴、得气等,不但没有对等的西医概念,甚至西医学尚难明其生物学基础,更何况认识基于这些概念形成的理论学说。

这种情况可以从国际针灸教育存在的问题中得到清晰的反观,即由于针灸学科自身尚未对以古文表达的富有文化内涵的针灸基础理论有透彻理解和明白阐释,造成以现代语言为中介的外语译文这种译文的译文(即由古汉语到现代汉语到外语)难以达意的无奈,学习者自然是似懂非懂、甚至不知所云。在具有全行业乃至全球性影响的针灸国家标准、国际标准的制定工作中,这种由于对古代针灸文献及其理论学说的理解差误而产生的分歧,不仅时时困扰甚至阻碍着这项紧迫工作的进程,而且在国际竞争的对手面前直接考验或者说威胁着我国作为针灸发源地的话语权和优势地位。其他相关的现代自然科学学科面对针灸学理论的理解状况与此十分类似,在理解认识的误区中,难免步入那种以寻找经络实体为目标而无果的歧路。

显然,我们至今缺少一个为现代人理解的、不同学科相互沟通的平台,即以现代语言表述的传统针灸理论阐释,而这种阐释基于对文本的文字、理论体系、思想观念和思维方法的系统研究和深入理解。可以说,这个平台构建的滞后,已经严重阻碍针灸学在当代的传承与发展。

对针灸学的掌握和研究,基本的、首要的是在东方文化背景下理解针灸学在"说什么""如何说"和由此表述的理论整体与思想观念。这正是理解的 3 个层次和解释的 3 个要素。当代诠释学认为科学理论总是解释,无论人文科学领域还是自然科学领域,解释具有普遍性。因此,对针灸理论基本概念的澄清与表达,正确阐释古代文本中的针灸理论,发掘与表达针灸理论的科学内涵,乃是立足中医学针灸学自身,进行现代临床研究和实验研究,建立自身标准和评价体系,推动基础理论建设,以及培养传人、促进针灸国际传播而求得发展的前提、基础和要求,而忽视甚至脱离传统针灸基础理论研究,则针灸学的发展将陷入盲目而停滞不前,甚或导致异化。

针灸用语特点与现代表达

中医用语并不全是术语问题,即中医学语言特点并不完全是学术、学科的特点。术语中,很多内容是时代语言问题,仅仅是时代的特点。与其他现代学科不同的是,针灸理论用语体现为一门学科的术语的特点是次要的,而首先是古代用语,即具有时代性和专业性的双重特点。现代人对针灸学乃至中医药学最感困惑的还不是其知识性内容本身,而是表达这些内容的古代用语,就像隔着一层磨砂玻璃,难以透达其内容的本意所在。

今人对针灸学用语及其理论一般只是一种由反复使用而形成的"习惯",谈不上真正的理解,难以摆脱似懂非懂的尴尬局面,以及相伴的非古非今、似是而非、甚至不知所云的表述方式。这种表述方式只是对其词语的"怎么说"进行了(尚不标准的)现代语的转述,至于"说什么""是什么"更无关涉。这里就引出了更深层的问题,即古人对其当时语言的运用是直接的、自然的运用,因为他生活于所用语言的社会时代和文化环境中,无论是用语还是认识问题的思想观念,都不存在一种"理解过渡"。而今人几乎正相反,对其使用的语言和认识方法都脱离其社会时代和文化环境,如同使用外语的现象,需经过一种"理解过渡"或"理解转换",即过渡或转换到"现在"生活的社会时代和环境的语言,然这种(古今)语言"隔离"使得对古代用语的使用多仅止于古今语言的转述形式的把握,而难以在理解的深层变成自觉。这种对语言及思维的"隔离"程度,因使用(阅读)者对这种语言和思维的了解程度而异。

解读针灸学中沿用至今的古文专业术语,仅以一般学科对名词术语进行规范和释义,显然失于简单。理解和解释针灸基本术语,必须基于对针灸基本理论的理解;而理解认识针灸理论整体,必须从历史的角度,充分考虑其社会文化背景和时代演变。

语言文字是思想的载体,词语的含义及其表述的思想理念,相互关联,植根于一定的社会文化土壤,具有历史性。因此,文字诠释的最终目的指向对表述观念意义的理解,而不是仅限于构成语言的文字本身(义项考释等)。阻碍对传统针灸学理论理解的因素,虽然突出表现为文字表达,但占首要位置的实为以语言承载的认识方法和思想观念。细究之,衬托出认识方法和思想观念上的差异,也不是一般意义上的时代距离,而是当今占统治地位的科学理念。科学理念源自西方,我们受源自西方的教育方式培养,养成"科学"认识方法,对我们而言,中医针灸这种"过去的"认识方法、思想观念的产物不仅是一般意义上的时代距离,而是相对我们"现在"所接受认可的"科学"理念。面对中医针灸这个事物,现在的我们也类似于西方人,须穿过语言、时代、认识方法三重理解之门,才能进入其境地而得见真颜。最后一道门乃是最关键的。正因为如此,才需要探讨本不成为问题的"理解"问题。所以,受现代教育方式培养和科学思维训练的现代人,如果不是首先解决用以表述理论内容和观念的用语理解问题,不是在产生这种用语的文化背景中来理解的话,那么面对传统针灸学的理论大厦就不得其门而入。

从这个意义上讲,进行经典针灸理论的现代表达,实际有两个相互关联方面,一个方面是用语,另一个方面是认识方法。用语、时代、认识方法三个方面的差异中,认识方法的差异隐含于前二者之中,表现为用语和时代的差异(实际上,时代差异也是以用语体现的);前二者是形式,后者是本质。对经典针灸理论进行现代表达,在形式上是消除用语和时代的差异,根本则在于显现其原本认识内容,通过表达语言的转换,完成现代语言表达层面的本质内涵的揭示,这是经典针灸理论现代表达的目的。这里所说的语言转换,不仅仅是古今语言转换(将古文译为白话文的基础工作早于几十年前就已经做了,且很有成绩),而是较之字面上的转换,进一步表达出内容本质,同时这也是目前缺乏的、更为紧迫的需要。例如,针刺泻法操作:

①"疾而徐则虚。"(《灵枢·九针十二原》)

②"泻曰:必持内之,放而出之,排阳得针,邪气得泄。"(《灵枢·九针十二原》)

③"泻必用员,切而转之,其气乃行;疾而徐出,邪气乃出……"(《灵枢·官能》)

原文②中首个操作动作是"必持内之",字面意思就是拿针刺入,但仅此翻译根本不能使人明白这个规定的操作方法有何特别之处。这个操作阶段相应于原文①③中的"疾"和"切"。"疾"的含义虽然不难理解,表面上却似不相关。"切",张介宾注:"谓直迫病所。"这里的"病所"非实指病位,而是指应当刺达的深浅层次;直迫,就是"疾"所表达的快速进针过程。这个进针阶段的操作,无论补泻都是由浅入深地刺到既定深度。相对补法渐渐刺至既定深度的操作特点而言,泻法的操作是快速地一下刺到既定深度;"直迫"二字清楚地解释出泻法的进针操作在深度上"一步到位"的径直过程的特点。综合三条原文,并比较补法的同一针刺阶段的操作可知,"必持内之"谓泻法的操作方法是进针时先要直接刺至既定层位(深度)。可表达为进针时快速刺到深层。

因而,对传统针灸理论的认识,必须有两个研究方面,即用语研究和理论形成过程研究;3个理解层次,即文字的理解、理论体系的理解、思维方式的理解。

理解方法分析

如上所说,对经典针灸理论的理解涉及文字、理论体系和思维方式3个层次。为方便说明这个问题,这里以针刺补泻方圆为例试作分析。

(1)文字的理解

这是基本的因而也是易于被忽略的理解层次。关于针刺补泻方圆的完整记述,出《灵枢·官能》:

"泻必用员,切而转之,其气乃行,疾而徐出,邪气乃出,伸而迎之,遥大其穴,气出乃疾。"

"补必用方,外引其皮,令当其门,左引其枢,右推其肤,微旋而徐推之,必端以正,安以静,坚心无解,欲微以留,气下而疾出之,推其皮,盖其外门,真气乃存。"

然而《素问·八正神明论》中的相关文字却不同:

"泻必用方,方者,以气方盛也,以月方满也,以日方温也,以身方定也,以息方吸而内针,乃复候其方吸而转针,乃复候其方呼而徐引针,故曰泻必用方,其气乃行焉。

补必用员,员者行也,行者移也,刺必中其荣,复以吸排针也。故员与方,非针也。"

首要问题是,《灵枢》与《素问》中补泻与方圆的对应差异,以谁为准?古代注家多从《素问》,看法大致有两种:

一种认为《灵枢》原文有误,当从《素问》。如马莳注曰:"泻必用员,补必用方,《八正神明论》:泻必用方,补必用圆……其言如此,此节(笔者按:指《官能》篇)之方圆误可知矣。"而《针灸甲乙经》则本《素问》改《灵枢》之文。

一种认为乃论述的角度不同,即《灵枢》与《素问》所论"方、圆"乃"一言其法,一言其用,不必执也"(萧延平语)。这实际上还是不认同《灵枢》,不愿否认《素问》。

还有模棱两可者,认为方圆二字意义互通。如《灵枢经集注》朱卫公曰:"按《素问·八正神明论》曰:泻必用方,补必用圆。盖方与圆非针也,乃用针之意耳。且方圆者,天地之象也。天气下降,气流于地;地气上升,气腾于天。天地之气,上下相交。是以方圆之意,皆可圆活用之。"

将两篇文字加以对照,可以明显看出:

1)《素问·八正神明论》全篇属解释性文字,所释内容主要为《灵枢·官能》文字,其成文当在《灵枢·官能》之后。

2)《素问·八正神明论》所释"方、圆"词性不一。篇中对原文的解释为:"方者,以气方盛也,以月方满也,以日方温也,以身方定也,以息方吸而内针,乃复候其方吸而转针,乃复候其方呼而徐引针""员者行也,行者移也",方字用作副词,圆字用作动词,词性不统一。而《灵枢·官能》"泻必用员……补必用方……"中,方、圆二字原本用作名词或形容词,词性一致。补与泻是相反概念,故方与圆也应该是与之对应的相反含义,因此词性必定一致。

综上,当以《灵枢》文字为准,即"泻必用员""补必用方"。

其次,对于方、圆的具体含义,《灵枢·官能》并未明言,而是蕴涵、体现于补泻的操作方法中。但是,如果仅仅着眼于《官能》一篇,尚难以解读方圆含义及其与补泻的关系。这就需要全面了解《黄帝内经》中关于针刺补泻方法的论述,整体把握、认识其针刺补泻理论。

(2)理论(体系)的理解

《黄帝内经》中对针刺补泻法有较完整论述的篇章,主要有三:《灵枢·九针十二原》《灵枢·官能》和《素问·离合真邪论》,现综合比较分析如下:

1)针刺补泻操作方式分析

补法

《灵枢·九针十二原》:"徐而疾则实""补曰随之,随之意若妄之,若行若按,如蚊虻止,如留如还,去如弦绝,令左属右,其气故止,外门已闭,中气乃实"。

《灵枢·官能》:"补必用方……微旋而徐推之,必端以正,安以静,坚心无解,欲微以留,气下而疾出之,推其皮,盖其外门,真气乃存。"

《素问·离合真邪论》:"呼尽内针,静以久留,以气至为故,如待所贵,不知日暮。其气以至,适而自护,候吸引针,气不得出,各在其处,推阖其门,令神气存,大气留止,故命曰补。"

在针刺施术过程中三个阶段的操作要求:一是进针,强调进针徐缓,转针动作微小;二是留针,静留针以待得气;三是出针,要迅疾利落,按闭针孔,以防"气"出。

泻法

《灵枢·九针十二原》:"疾而徐则虚""必持内之,放而出之,排阳得针,邪气得泄"。

《灵枢·官能》:"泻必用员,切而转之,其气乃行,疾而徐出,邪气乃出,伸而迎之,遥大其穴,气出乃疾。"

《素问·离合真邪论》:"吸则内针,无令气忤,静以久留,无令邪布,吸则转针,以得气为故,候呼引针,呼尽乃去,大气皆出,故命曰泻。"

操作要点也是三个阶段:一是进针,要快速地直接刺至深层,同时捻转针;二是留针,要求不断捻针,直至出现得气为止;三是出针,速度要慢,并摇大针孔。

2)针刺补泻操作特点归纳:概括和比较上述补、泻两种操作方法:补法轻柔和缓,动作幅度小而不明显,注重由外入内的行针过程;泻法则力重势猛,动作幅度大而明显,注重由内出外的行针过程。

归纳提炼《黄帝内经》补泻针法的操作特点,有以下两点:

补法:以静为主;纳入。

泻法:以动为主;放出。

补泻刺法的第1个操作特点,即补法以静为主、泻法以动为主,是为对应病症虚实的表现特性即"病势"。虚者以低下为特性,表现为一系列不足、虚衰、衰退的征候,所以针刺补法的操作就轻柔和缓,缓缓给予肌体一种轻弱而持久的刺激。以这种动作轻微的手法,随顺其病势,徐缓、逐步地将正气培补调动起来。实者以亢盛为特性,表现为一系列有余、亢盛、剧烈的征候,所以针刺泻法的操作即力重势猛,突然给予肌体一种强重而较短暂的刺激。以这种动作强劲的手法,顺应病势,迅速地削减、祛除其邪气。

补泻刺法的第2个操作特点,是基于对发病机制的朴素认识。古人将邪气和正气视为具体物质,认为正气可以随针输入体内而得以充实,所以补法操作重在针慢慢地由外入内的过程;邪气可以被针从体内排放出来,所以泻法操作重在针慢慢地由内出外的过程。

3)针刺补泻"方圆"的含义:《灵枢·官能》所说的"补必用方""泻必用员"中,方、圆不是指具体的针刺补泻操作方法,而是对补泻操作术式特点的整体概括和抽象。《素问·八正神明论》虽然错误地解释方圆含义,但却正确指出了这一点——"故员与方非针也"。《灵枢经集注》中朱卫公作了更明白的说明:"盖方与圆非针也,乃用针之意耳。"对用针之意,注家之中唯杨上善的阐释最为精辟:"'员'谓之规,法天而动,泻气者也。'方'谓之矩,法地而静,补气者也。"(《太素·知官能》)在全面了解《黄帝内经》有关针刺补泻操作方法的基础上,不难领会杨上善释义的确切和水平。

(3)思维方式的理解

杨上善与朱卫公都从天地的角度解释方圆(朱卫公说:"方圆者,天地之象也"),这已非针灸内容,而转到中国古代认识方法、古代哲学的方面。

在人与自然(天地)的关系上,古人认为人与自然是统一的。《老子》曰:"人法地,地法天,天法道,道法自然。"《吕氏春秋·有始》说:"人与天地也同……故人治身与天下者,必法天地也。"这种"天人相应"(天人合一)观,即借助于对自然规律的认识来解释、指导人事;医学则用来认识人体自身及疾病治疗。这种认识在《黄帝内经》中有充分的反映:

"人以天地之气生,四时之法成。""天地合气,命之曰人。"(《素问·宝命全形论》)

"人与天地相参。"(《素问·咳论》)

"圣人之治病也,必知天地阴阳……"(《素问·疏五过论》)

基于这种认识,才会产生以天地自然的运动规则来说明人体的生理功能:

"故清阳为天,浊阴为地;地气上为云,天气下为雨;雨出地气,云出天气。故清阳出上窍,浊阴出下窍;清阳发腠理,浊阴走五脏;清阳实四支,浊阴归六腑。"(《素问·阴阳应象大论》)

天地自然之道被用以指导针刺治疗方法的制定:

"圣人之为道者,上合于天,下合于地,中合于人事,必有明法,以起度数,法式检押,乃后可传焉……临深决水,不用功力,

而水可竭也。循掘决冲,而经可通也。此言气之滑涩,血之清浊,行之逆顺也。"(《灵枢·逆顺肥瘦》)

"黄帝曰:余以小针为细物也,夫子乃言上合之于天,下合之于地,中合之于人,余以为过针之意矣,愿闻其故。岐伯曰:何物大于天乎? 夫大于针者,惟五兵者焉。五兵者,死之备也,非生之具。且夫人者,天地之镇也,其不可不参乎? 夫治民者,亦唯针焉。夫针之与五兵,其孰小乎?"(《灵枢·玉版》)

这些论述体现了针道必须合于天道的思想,指导产生"夫九针者……合于天道人事四时之变也"(《灵枢·外揣》)的用针之道。《灵枢·师传》说:"夫治民与自治,治彼与治此,治小与治大,治国与治家,未有逆而能治之也,夫惟顺而已矣。"皇甫谧表述为"针道自然"(《针灸甲乙经》卷五第六)。天道即自然之道,符合自然之道的行事方法是因势利导。杨上善谓之曰:"取自然之便。"(《太素·刺法》)马莳指出:"此言针道一本于自然之妙也。"张介宾说:"必顺其宜,是得自然之道也。"(《类经·针刺类·二十、肥瘦婴壮逆顺之刺》)。

用针方法的制定,基于这种顺势的思维方法。《黄帝内经》针刺补泻方式突出体现的就是刺法操作特点与人的气血状态及病势特性的相合相顺。针刺补法的操作,以轻柔徐静的术式特点对应虚弱之势;针刺泻法的操作,以力重动疾的术式特点合于实证亢盛之势。正如张介宾指出的:"为治之道顺而已。"(《类经·论治类》)。

至此,我们可以理解杨上善的解释是从认识观念的高度,阐释出方圆二字隐含的以自然界运动特性概括表达补泻刺法特点。如果不对《黄帝内经》有关针刺补泻操作的论述作整体考察,缺乏文化思想背景的了解,那么,虽然方圆之义体现于补泻刺法的行文中,也难以体察领悟,对后人不同解释的正误也就无从辨别,更谈不上反映针刺补泻方法本质内涵的现代解读。

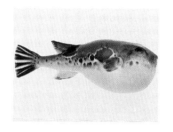

彩图 a

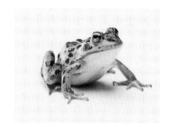

彩图 b

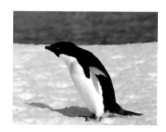

彩图 c

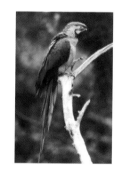

彩图 d

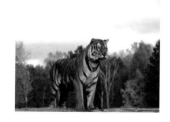

彩图 e

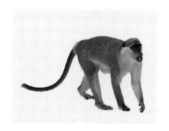

彩图 f

彩图 a~f　脊椎动物(从低等到高等)体表同色区域特征